AF267516

TUBERCULOSE VERTÉBRALE

SOCIÉTÉ ANONYME D'IMPRIMERIE DE VILLEFRANCHE-DE-ROUERGUE
Jules Bardoux, Directeur.

TUBERCULOSE VERTÉBRALE

MAL DE POTT. — MAL VERTÉBRAL POSTÉRIEUR
MAL SOUS-OCCIPITAL. — TUBERCULOSE SACRO-ILIAQUE
TUBERCULOSE DU SACRUM ET DU COCCYX

LEÇONS FAITES
A LA FACULTÉ DE MÉDECINE

PAR

Le Professeur LANNELONGUE

MEMBRE DE L'ACADÉMIE DE MÉDECINE
PRÉSIDENT DE LA SOCIÉTÉ DE CHIRURGIE
CHIRURGIEN DE L'HOPITAL TROUSSEAU

RECUEILLIES PAR

Le Dr V. MÉNARD

CHEF DE CLINIQUE DE LA FACULTÉ

**Avec 36 figures dans le texte et 4 planches
en chromolithographie**

PARIS

ASSELIN ET HOUZEAU

LIBRAIRES DE LA FACULTÉ DE MÉDECINE
et de la Société centrale de médecine vétérinaire
Place de l'École-de-Médecine

1888

TUBERCULOSE VERTÉBRALE

PREMIÈRE LEÇON

MAL DE POTT

Déformations secondaires. — Courbures de compensation du rachis au-dessus et au-dessous de la gibbosité. — Thorax globuleux ou aplati. — Bassin cyphotique symétrique ou quelquefois asymétrique.

Altérations du canal vertébral et des trous de conjugaison. — Ces organes ne sont pas rétrécis ordinairement.

Lésions tuberculeuses des vertèbres.

Forme enkystée. — Description de Delpech et de Nélaton. Les masses tuberculeuses ont leur point de départ dans une granulation, dont l'évolution par ramollissement central et accroissement périphérique conduit à la caverne ossuese. Description de la caverne.

Forme infiltrée. — Indiquée par Nichet, décrite par Nélaton. États divers : infiltration lie de vin, état graisseux. Début de l'infiltration par la tache grise de Nélaton. Nature tuberculeuse de cette tache. C'est une néoplasie peu vasculaire. Éburnation : formation du séquestre d'infiltration.

Altérations superficielles. — Elles sont en surcroît ou indépendantes des altérations profondes.

Carie ou ostéo-périostite tuberculeuse superficielle. — Son histoire varie selon les doctrines régnantes : Doctrines humorales (A. Paré); c'est une inflammation simple (Gerdy, Malgaigne, Nélaton, Gosselin); elle consiste dans une dégénérescence graisseuse des ostéoplastes (Volkmann); ce dernier état est primitif (Ranvier), secondaire (Ollier) ; analogie de la carie avec le tubercule (Ollier). Démonstration de la nature tuberculeuse des fongosités, et par suite de la carie. Processus histologique de la carie, infiltration lente, raréfaction, développement de fongosités, séquestres.

Polyarthrite vertébrale. — Elle est toujours secondaire et consécutive à une lésion de l'os. Aucun fait ne démontre qu'elle soit primitive.

Réparation des lésions osseuses. — Mécanisme de la guérison des ulcérations, dés petites cavernes, des grands foyers. Modifications et transformations du contenu : kystes séreux, consolidation fibreuse, osseuse ; cal périphérique et intermédiaire. Persistance d'amas de matière tuberculeuse au milieu du foyer après la guérison, dans les cavernes : explication des rechutes.

Doctrines anciennes sur la tuberculose des os. — Les phymata d'Hippocrate sont des tubercules. Doctrines humorales des Arabes ; le mal vertébral est un *spina ventosa* (Guy de Chauliac). Doctrine de Bayle et de Laennec; travaux de Delpech, Paletta, Nichet, Nélaton. Doctrine dualiste de Reinhardt et de Virchow. Retour à la doctrine de Bayle et de Laennec.

INTRODUCTION

Deux formes d'altérations pathologiques du rachis, en apparence assez distinctes pour avoir été décrites isolément jusqu'ici, le tubercule et la carie des vertèbres, sont désignées depuis cent ans sous le nom générique de mal de Pott. Le chirurgien anglais à qui la postérité a rendu cet hommage n'a pas cependant découvert, ni même décrit d'une manière complète la maladie vertébrale. Mais dans ses deux mémoires, publiés successivement en 1779 et en 1783 [1], Percival Pott a magistralement tracé le tableau clinique des troubles nerveux qu'on y observe communément. Il a montré plus nettement qu'on ne l'avait fait avant lui les rapports de la paralysie et des abcès par congestion avec les lésions du rachis et la gibbosité. Enfin, mérite plus important et suffisant à lui seul pour légitimer l'opinion des chirurgiens, Pott croyait posséder le moyen d'obtenir la cure des paralysies, d'empêcher cet accidentde se produire, lorsqu'on traitait les malades par les *cautères* dès le début, et même de corriger en partie les difformités existantes.

Bien certainement les faits ayant servi d'appui à une doctrine acceptée avec un empressement enthousiaste pendant près d'un siècle étaient exacts en eux-mêmes ; mais leur interprétation était pour le moins discutable, sinon erronée. Déjà, en Angle-

---

1. Percival Pott, *Œuvres chirurgicales*. Traduit de l'anglais par M*, docteur en médecine, t. III, publié en 1792. — Premier mémoire. Remarque sur cette espèce de paralysie qui accompagne souvent une courbure de l'épine et qui est supposée en dépendre, avec la manière de la traiter; publié en 1779, traduit en 1792. — Deuxième mémoire. Nouvelles remarques sur l'état d'inutilité des membres inférieurs qui accompagne une courbure de l'épine; publié en 1783, traduit en 1792.

terre, les élèves et les contemporains de Pott mettaient en suspicion l'efficacité des cautères. Mais on doit surtout rappeler ici le nom d'un modeste praticien de Rouen, François David[1], qui, à l'époque de P. Pott, faisait ressortir les bienfaits du repos et du décubitus horizontal, ainsi que leur action curative sur les accidents du mal vertébral. Or les malades de Pott étaient aussi tenus au lit, et c'est au repos qu'ils devaient en réalité leur guérison. Il serait superflu à l'heure actuelle de s'arrêter plus longuement sur ce point.

Avant 1780, le mal vertébral n'était pas, il s'en faut, une affection ignorée. Dans le paragraphe 42 du livre des *Articulations,* Hippocrate non seulement désigne et décrit sous le nom de phymata les tubercules enkystés des os, tels que nous les connaissons ; mais il montre les rapports de la gibbosité sus-diaphragmatique avec la déformation et l'étroitesse du thorax, ceux de la gibbosité sous-diaphragmatique avec certaines lésions des reins et de la vessie, avec les *dépôts aux aines;* il indique encore la coïncidence fréquente des phymata dans les poumons, la petite taille de ceux qui portent la gibbosité, le peu de chance qu'ils ont d'atteindre l'âge de soixante ans et, d'une manière générale, la gravité du pronostic : tout cela est inspiré par l'observation. Les mêmes notions, plus ou moins obscurcies et défigurées par les diverses doctrines médicales, se retrouvent dans tous les livres anciens depuis Galien[2] jusqu'à nos vieux chirurgiens, Guy de Chauliac[3] et Ambroise Paré[4]. Partout se retrouve la description de la gibbosité de cause interne, mais peu de chose est ajouté à ce qu'avait dit Hippocrate.

Au xviiᵉ siècle, Séverin[5] décrit longuement les tubercules des

1. F. David, *Sur les effets du mouvement et du repos en chirurgie,* 1779.

2. Galien, *Hippocratis de articulis liber et Galieni in eum commentarius tertius,* édition de Kühn, t. XVIII, pars I, p. 492.

3. Guy de Chauliac, *la Grande Chirurgie de maistre Guy de Chauliac.* Trad. de Simon Mingélousceaux, 1672.

4. A. Paré, édit. de Malgaigne, 1840, liv. XIV, chap. xvii, et liv. XV, chap. xviii.

5. Séverin, *De gibbis, valgis, varis, etc.,* cap. xviii, 1632.

vertèbres et insiste sur la gravité de la maladie ; Wedel [1], de Gotha, en 1671, publie une observation brève, mais très explicite, de gibbosité vertébrale accompagnée d'une paralysie des deux membres inférieurs, qu'il explique par la compression des nerfs. Le malade guérit en recouvrant l'usage complet de ses membres.

Le Dran [2], d'autre part, établit par des faits bien observés que les collections de pus, nom par lequel il désigne les abcès froids pour les distinguer nettement des abcès chauds, sont souvent en rapport avec la carie des vertèbres. Mais il n'est pas exactement fixé sur la question de savoir si la collection symptomatique a précédé ou suivi la carie.

P. Pott eut le mérite de décrire très exactement la paralysie. Ce fut un progrès décisif; mais il était réservé à ce siècle, et en grande partie aux travaux français, de refaire et de compléter l'étude des lésions anatomiques, de déterminer d'une manière définitive la nature de la maladie, de rechercher la juste interprétation de chaque symptôme, et enfin de déduire de ces connaissances les principes d'un traitement rationnel. Delpech (1816), Nichet (1835 et 1840), Nélaton (1836), prouvent par la clinique et surtout par l'anatomie pathologique que le mal vertébral de Pott est une localisation tuberculeuse. Ces deux derniers auteurs, s'inspirant de la doctrine de Laennec, font pour la tuberculose osseuse ce que l'auteur du *Traité de l'auscultation* avait fait pour le poumon et, à côté du tubercule enkysté connu de tout temps sous le nom de tubercule scrofuleux, ils reconnaissent la granulation grise; ce qui les amène à décrire la forme infiltrée du tubercule. Mais leur doctrine gardait nécessairement une certaine obscurité, spécialement en ce qui concernait cette infiltration tuberculeuse, dont l'existence ne fut point généralement admise.

Si l'unité et la spécificité de la tuberculose pulmonaire, créées

1. Wedel, *Acad. naturæ Curiosorum*, ann. II, obs. 230, 1671.
2. Le Dran, *Observations de chirurgie*, etc., 1731.

par Laennec, ont été pendant plus de cinquante ans le sujet de discussions interminables avant de prévaloir définitivement, à plus forte raison le doute a-t-il existé à propos de la tuberculose osseuse ; car l'élément tuberculeux est ici plus difficile à découvrir, et les phases de son évolution sont moins nettes dans un tissu dur où les coupes ne sont pas aisées à pratiquer. Aussi l'opinion de Delpech, de Nichet et de Nélaton a-t-elle été combattue par le plus grand nombre, et les entités morbides appelées *carie* et *nécrose* ont été conservées jusqu'à ces dernières années pour désigner certaines modalités de l'affection qui nous occupe.

Les études histologiques, et en dernier lieu la découverte du bacille spécifique, ont désormais résolu le problème de l'unité de la tuberculose dans les os comme ailleurs. Le mal de Pott, décrit naguère, et encore aujourd'hui même, par beaucoup d'auteurs classiques, tantôt comme du tubercule, tantôt comme de la carie, tantôt comme une inflammation, dite simple, des os et des cartilages, ne répond en réalité qu'à une seule espèce morbide d'origine bacillaire, affectant, il est vrai, des aspects divers en clinique, mais n'en gardant pas moins dans toutes ses variétés une marche générale toujours identique et un caractère homogène.

C'est encore à notre époque que l'étude des troubles nerveux, si bien esquissée dans les mémoires de Pott, a reçu un complément anatomo-pathologique et clinique qui marque une ère vraiment progressive. Car, si les travaux de Louis[1] et d'Ollivier (d'Angers)[2] avaient fourni des données anatomiques importantes, leur interprétation faisait défaut ; l'école de la Salpêtrière, sous l'impulsion puissante de Charcot, a produit la thèse pleine d'intérêt de Michaud[3] sur les lésions des méninges et de

1. Louis, *Recherches sur l'état de la moelle épinière dans la carie vertébrale*, in *Mémoires ou Recherches anatomo-pathologiques sur diverses maladies*, p. 410, obs. 2, 3, 4, 5.

2. Ollivier (d'Angers), *De la moelle épinière et de ses maladies*, 1824.

3. Michaud, *Sur la méningite et la myélite dans le mal vertébral*. Thèse de Paris, 1871, n° 163.

la moelle, et d'autre part les études de Türck[1], de Leyden[2], de
Gull[3], le remarquable mémoire du professeur Bouchard sur les
dégénérescences de la moelle épinière, ont rendu les plus
éminents services à la clinique. Le côté historique de la question ne peut être qu'indiqué ici; il sera exposé plus complètement dans la description propre à chacun de ces sujets.

La tuberculose vertébrale ne comprend pas seulement le
type commun désigné plus spécialement par le terme de mal
de Pott, où l'on a en vue la tuberculose des corps vertébraux
avec effondrement du rachis; elle doit englober également la
variété superficielle correspondant à la carie proprement dite;
elle comprend aussi les localisations qui se produisent isolément non plus sur les corps vertébraux, mais sur les parties postérieures du rachis, sur l'arc vertébral postérieur, c'est-à-dire
sur les lames, les apophyses transverses, articulaires et épineuses. Cette dernière localisation constitue une forme clinique
à part, comportant des indications thérapeutiques spéciales.

De même le mal sous-occipital ou tumeur blanche des articulations mobiles de la partie supérieure du rachis et la sacro-
coxalgie sont inséparables de notre sujet. Envisagées jusqu'ici
comme un résultat de causes multiples, rhumatisme, blennorrhagie, infection puerpérale, traumatisme, etc., ces affections
articulaires d'origines si diverses et d'un aspect très différent
selon leur nature ont été cependant rangées dans un même
plan et décrites sans distinction. Il en est résulté des con-
fusions regrettables, tant au point de vue de la connaissance
vraie de ces affections qu'au point de vue du traitement qu'on
leur a appliqué. En recherchant dans les faits publiés et dans
notre propre observation la part exacte qui revient à la tuber-

1. Türck, *Ueber Secundare Erkrankung*, etc. : Comptes rendus de l'Acad. de
sciences de Vienne, mars, 1851 ; — et *Ueber Secundare*, etc. : Comptes rendus de
l'Acad. des sciences de Vienne, juin, 1853.
2. Leyden, *Die grave degeneration der hinteren ruckenmarksstrange*, p. 117,
Berlin, 1863.
3. Gull, *Observations de paraplégie, in Guy's hospital reports*, 1856, p. 143.

culose, et en la dégageant de celle qui ne lui appartient pas, nous espérons avoir fait œuvre utile.

DIVISION DU SUJET

La marche suivie dans ces leçons est la suivante. En premier lieu, j'envisagerai le *mal de Pott proprement dit ou mal vertébral antérieur,* c'est-à-dire la tuberculose des corps vertébraux. Le *mal vertébral postérieur* ou tuberculose de l'arc postérieur des vertèbres sera décrit en second lieu. Viendront ensuite deux chapitres distincts pour les localisations tuberculeuses siégeant aux deux extrémités du rachis, le *mal sous-occipital* d'une part, et d'autre part la *tuberculose sacrée,* comprenant la *sacro-iliaque* et la *sacro-coccygienne.*

ANATOMIE PATHOLOGIQUE

TUBERCULOSE DES CORPS VERTÉBRAUX

*Aspect général du corps. Foyers multiples de tuberculose.
Plan général de l'étude anatomo-pathologique du foyer
vertébral.*

Lorsque le mal de Pott entraîne la mort, ce n'est qu'à la
suite d'une longue série d'accidents pathologiques, qui sont liés
directement à la lésion vertébrale et à la suppuration inter-
minable des trajets fistuleux ou aux altérations médullaires.
D'autres fois il se produit, à une période quelconque du mal
vertébral, une nouvelle explosion de tubercules sur un autre
point de l'organisme, dans les poumons, l'intestin, le péritoine,
les organes génito-urinaires, les méninges, etc., etc. Ces foyers
infectieux secondaires occupent souvent alors le premier rang
par leur gravité : ce sont eux qui menacent le plus directement
la vie. Quoi qu'il en soit, le malade succombe en général dans
un état de cachexie profonde dont l'empreinte se retrouve à l'autopsie. Le corps est émacié; le système musculaire, réduit à
des couches minces, laisse voir toutes les saillies du squelette.
Cet amaigrissement est souvent voilé sur les membres inférieurs par un œdème blanc ou marbré qui remonte plus ou
moins haut, quelquefois jusqu'à la partie inférieure du tronc.
La peau est sèche, légèrement squameuse, présentant dans certaines régions des poils longs et rares. Ce tableau d'ailleurs
n'est nullement propre au mal de Pott; il est pareil dans la
tuberculose chronique, quel que soit l'organe atteint.

Souvent on aperçoit au pli de l'aine, à la face interne ou

postérieure de la cuisse, dans la fosse iliaque externe, un ou plusieurs orifices fistuleux. A la surface de la gibbosité, il y a fréquemment une ulcération plus ou moins large ou des cicatrices anciennes.

Neuf fois sur dix, pour le moins, un certain nombre de viscères présentent des tubercules en plus ou moins grande abondance et à diverses périodes de leur évolution. Il est de règle qu'on en trouve dans les poumons : souvent on en rencontre aussi sur les plèvres, sur la muqueuse intestinale, sur le péritoine, sur les méninges. D'autres fois ce sont des lésions tuberculeuses extérieures, en voie de développement ou de guérison : tuberculomes sous-cutanés, ostéites et ostéo-arthrites tuberculeuses. Toutes ces altérations, chronologiquement liées au mal de Pott, soit qu'elles l'aient précédé, soit qu'elles l'aient suivi, forment un ensemble dans lequel on ne peut méconnaître le processus de l'auto-infection tuberculeuse. Mais il suffit d'avoir signalé l'importance qui doit leur être attribuée, pour n'avoir plus qu'à se consacrer exclusivement à l'étude des altérations du rachis.

Cette étude comprend l'examen des points suivants :

1° Lésions et déformations du rachis ; leur influence physiologique et mécanique sur certaines autres parties du squelette, particulièrement sur la cage thoracique et sur le bassin ;

2° Altérations des parties molles placées dans l'angle rentrant, c'est-à-dire au-devant de la colonne vertébrale : abcès tuberculeux, altérations des ganglions lymphatiques et des vaisseaux artériels et veineux, semis de granulations tuberculeuses à distance ;

3° Lésions des organes contenus dans le canal rachidien : méninges, moelle, racines des nerfs ; enfin, troncs nerveux en dehors du rachis.

ALTÉRATIONS DU RACHIS. — DISTINCTION DES LÉSIONS PROFONDES
ET DES LÉSIONS SUPERFICIELLES

La tuberculose peut affecter toutes les parties constituantes
du canal vertébral : en avant, les corps des vertèbres et leurs
articulations ; en arrière, les apophyses épineuses, les lames,
les apophyses articulaires et transverses, c'est-à-dire les diverses portions de l'arc postérieur. Mais le *mal vertébral postérieur* est une forme à part, n'entraînant pas de déviation
grave, comportant des indications opératoires particulières et
se terminant en général par la guérison ; la description en sera
faite plus loin dans un chapitre spécial. Le *mal de Pott* proprement dit, celui qui est accompagné en général de gibbosité
et de paralysie, occupe la colonne antérieure du rachis, c'est-
à-dire les corps vertébraux : c'est de lui que nous nous occu-
pons présentement.

A une période avancée de son évolution, le type le plus ordinaire du mal de Pott est essentiellement caractérisé par ce
fait que la colonne des corps vertébraux est interrompue dans
sa continuité par une lésion destructive plus ou moins étendue.
Une, deux ou plusieurs vertèbres ont plus ou moins complètement disparu. Par suite, le rachis s'est infléchi sous le poids
des parties du corps placées au-dessus. Cette inflexion se fait
toujours en avant, tandis qu'en arrière apparaît une saillie médiane, angulaire ou arrondie, la *bosse* ou *gibbosité* du mal de
Pott. Pour interpréter cet état pathologique, il faut tenir compte
de deux éléments : le processus tuberculeux qui détruit, et l'influence mécanique qui produit la déviation.

Il est une autre forme d'altération dans laquelle il n'y a ni
destruction osseuse profonde, ni division du rachis en deux
segments, ni gibbosité angulaire par conséquent. Le processus
tuberculeux n'atteint que la surface des corps vertébraux ; il

s'agit alors de ce qu'on a appelé la carie vertébrale, ou, d'après Boyer, la carie superficielle des vertèbres. Mais la distinction entre ces deux formes n'est rien moins qu'absolue : on observe communément sur un même sujet la lésion profonde avec gibbosité, et ailleurs, au-dessus ou au-dessous, dans le voisinage ou à distance, la lésion superficielle de la carie. Cependant, dans un certain nombre de cas, les altérations sont exclusivement superficielles ou profondes. On peut donc distinguer pour l'étude deux formes anatomiques, le mal de Pott profond avec gibbosité, le mal de Pott superficiel sans déformation apparente. On verra plus loin l'importance qu'il convient d'accorder à cette distinction.

ALTÉRATIONS PROFONDES DU RACHIS. — FOYERS OSSEUX

Dans la tuberculose profonde, celle que nous étudions d'abord, le foyer de destruction a son centre au niveau de la gibbosité, ou mieux dans l'angle rentrant qui lui correspond en avant. Si les altérations se prolongent à une certaine distance au-dessus et au-dessous, elles y restent plus superficielles.

L'étendue de la portion détruite, résorbée ou nécrosée, varie d'un cas à l'autre. Au degré le plus simple et le moins commun, la destruction, pour ainsi dire linéaire, consiste en une simple coupure transversale d'un corps vertébral dans toute son épaisseur. D'habitude elle comprend une portion plus considérable d'un corps vertébral, un corps vertébral tout entier ; elle peut porter sur deux, trois, quatre, six, huit vertèbres, et même davantage. Dans une statistique de 81 cas de mal de Pott, Bouvier a trouvé 22 fois plus de deux vertèbres complètement détruites. Le même auteur, considérant à la fois les altérations superficielles et les profondes, donne une idée de leur étendue par les chiffres suivants. Dans les mêmes 81 cas précédents, il a rencontré des altérations :

De 1 ou 2 vertèbres......   31 fois.

De 3, 4, 5 vertèbres......   26 —

De plus de 5 vertèbres....   24 —

Cette statistique de Bouvier se rapporte à des malades de tout âge et comprend les variétés superficielle et profonde du mal de Pott.

Lorsque l'interruption du rachis est limitée à une seule vertèbre, le corps vertébral est transversalement détruit ; quelquefois il a complètement disparu ; enfin il peut être frappé de nécrose. Dans ce dernier cas, la loge qui tient la place de la vertèbre contient un ou plusieurs séquestres de forme et de volume variables, depuis la presque totalité d'un corps vertébral jusqu'aux fragments les plus ténus. Ces séquestres sont irréguliers, arrondis ou aplatis en lame, déchiquetés à leur surface. Parfois une portion de la vertèbre, échappée à la mortification, reste adhérente à l'un des fibro-cartilages voisins, supérieur ou inférieur.

Le foyer de destruction est souvent étendu à plusieurs vertèbres : quatre, cinq, six corps vertébraux et même davantage peuvent avoir disparu en totalité ; d'autres ne présentent plus que des débris [1].

Il est de règle qu'il n'y ait qu'un centre principal d'infection tuberculeuse, qu'une seule solution de continuité de la colonne

---

1. Pièce nº 258-B. M. Dupuytren. — Cette pièce présente peu de déviation, et il n'y a pas trace de réparation. Les troisième, quatrième, cinquième, sixième corps des vertèbres dorsales ont disparu complètement ; les septième et huitième sont ulcérés profondément en avant et en haut.

Pièce nº 258-C. — Gibbosité à angle droit, réparation très complète. Le malade était guéri de sa lésion rachidienne. Les troisième, quatrième, cinquième, sixième et septième corps dorsaux sont entièrement détruits ; il ne reste que des vestiges du deuxième et du huitième. La première et la deuxième vertèbres dorsales sont venues se souder à la face antérieure de la huitième.

vertébrale ; s'il existe au-dessus et au-dessous de ce foyer d'autres lésions, elles sont moins profondes, ne compromettent pas la solidité du squelette, et, par suite, ne sont pas suivies d'une déviation nouvelle ou surajoutée. Il est tout à fait exceptionnel d'observer deux coupures du rachis amenant deux gibbosités superposées et à une certaine distance l'une de l'autre. Dans ces cas, les vertèbres intermédiaires sont d'ailleurs tantôt saines, tantôt altérées superficiellement. Le fait indiqué ci-dessous[1] appartenant à un enfant est un exemple de cette disposition : on y trouve deux interruptions dans la série des corps vertébraux, l'une dorsale inférieure, l'autre lombaire, et deux gibbosités correspondantes. On est autorisé à voir dans ce cas un exemple d'infection de proche en proche. En effet, on constate entre les deux gibbosités l'existence d'une série non interrompue de lésions qui indiquent le chemin suivi par la propagation du mal. Dans quelques observations rares, il en est autrement ; les deux maux de Pott coexistants sont indépendants l'un de l'autre, au moins anatomiquement.

D'habitude les altérations destructives s'arrêtent d'une manière brusque, soit au niveau d'un fibro-cartilage intervertébral resté intact, chose rare, soit en plein tissu osseux au milieu d'un corps vertébral. Au-dessus et au-dessous, tout est dans l'état normal. Cette délimitation nette s'observe plus fréquemment chez les jeunes enfants. Mais le contraire est assez commun chez l'adulte. Un certain nombre de vertèbres des deux segments séparés présentent alors des altérations superficielles jusqu'à une certaine distance du foyer principal ; ce sont des dénudations partielles, de petites excavations qui siègent sur la face antérieure, sur les parties latérales des corps vertébraux,

---

1. Pièce n° 262. M. Dupuytren. — Destruction des huitième, neuvième et dixième vertèbres dorsales ; la colonne vertébrale est affaissée ; le septième corps dorsal est en contact avec le onzième. Les onzième et douzième dorsales et la première lombaire ne présentent que des lésions superficielles. Mais le corps de la troisième est résorbé en grande partie, celui de la quatrième l'est complètement. En ce dernier point existe une deuxième et légère inflexion du rachis.

au niveau de leurs bords supérieur et inférieur, ou même assez souvent en arrière du côté du canal rachidien[1]. (*V.* pl. II, p. 56.)

INFLEXION DU RACHIS : ANGLE RENTRANT. — VARIÉTÉS DE GIBBOSITÉ

La solution de continuité des corps vertébraux entraîne presque toujours l'inflexion du rachis. En avant, les deux segments vertébraux dessinent par leur rencontre au niveau du foyer de destruction une ouverture angulaire plus ou moins développée, c'est l'*angle rentrant*. En arrière, au contraire, il se forme un angle saillant, la bosse ou *gibbosité*. Sur le cadavre, on peut dans beaucoup de cas rétablir en grande partie la forme normale, c'est-à-dire redresser la courbure pathologique ; les deux segments séparés se meuvent l'un sur l'autre dans une certaine étendue, la partie rompue jouant le rôle de charnière. La flexion se trouve limitée au point où le contact s'établit entre les extrémités de chaque fragment. Le travail de réparation rend la déformation invariable et définitive.

L'angle rentrant diffère d'un cas à un autre ; il est obtus, droit, et quelquefois très aigu. A un premier degré, l'inclinaison du fragment supérieur est à peine marquée, soit qu'il n'y ait alors qu'une simple coupure vertébrale, soit que les deux segments rachidiens séparés par un large foyer ne puissent se rapprocher jusqu'au contact pour une raison quelconque. A un degré plus avancé, le segment supérieur se met à angle droit sur l'inférieur. Lorsque la destruction est très étendue et qu'un certain nombre de corps vertébraux ont disparu, tandis que

1. Pièce n° 258-G. M. Dupuytren. — Les corps de la douzième vertèbre dorsale et de la première lombaire ont disparu. Le rachis est infléchi au point que la face antérieure de la onzième dorsale est venue s'enfoncer à une profondeur de plus de 2 centimètres dans l'épaisseur du bord supérieur de la deuxième lombaire. La soudure s'est effectuée dans cette position. On aperçoit des traces d'ulcérations à une grande distance de l'angle rentrant de l'inflexion, sur les troisième et quatrième lombaires en bas, sur les cinquième, sixième, septième, huitième, neuvième, dixième et onzième dorsales en haut.

quelques autres sont réduits à des débris, il se produit une
disposition intéressante. L'inflexion amène en contact les corps
vertébraux non altérés de chaque tronçon. Or ces corps vertébraux sont quelquefois très éloignés l'un de l'autre, peuvent être par exemple le septième cervical et le sixième dorsal ;
il en résulte que tout le segment intermédiaire est repoussé en
arrière de ces vertèbres, qui forment en réalité le sommet de
l'angle rentrant. Ce segment intermédiaire des corps vertébraux
peut être réduit à une simple ligne en arrière de l'angle rentrant, tandis que la série des arcs postérieurs de ce segment
décrit une courbe en anse à plus ou moins grand rayon [1].

L'inflexion rachidienne se trouve, avons-nous dit, limitée
par le contact des deux segments rachidiens. Il n'en est pas toujours ainsi, et assez souvent il y a pénétration d'un tronçon dans
l'autre. Le supérieur creuse sur l'inférieur une gouttière plus
ou moins profonde dans laquelle il se loge. Il résulte de la
formation de cette gouttière qu'un ou deux corps vertébraux
se trouvent parfois complètement divisés en deux parties
latérales [2].

Il n'a été question jusqu'ici que de l'inflexion du rachis en
avant. C'est elle, en effet, qu'on observe le plus souvent. Le
foyer de destruction étant médian et symétrique, le segment
supérieur du rachis s'abaisse dans le plan vertical antéro-postérieur. Mais, par exception, de nouvelles combinaisons se produisent : l'inclinaison, en effet, s'effectue parfois obliquement
d'un côté ou de l'autre, et il s'opère alors un changement de
rapport d'un nouveau genre, comparable à une luxation. Les

1. Pièce n° 258-A. M. Dupuytren. — Destruction des cinq premières vertèbres
dorsales. La face antérieure de la septième cervicale s'est abaissée jusqu'à venir
toucher la face antérieure des sixième et septième dorsales. La colonne cervicale
s'est par suite mise à angle droit sur la moitié inférieure de la colonne dorsale,
et le sommet de l'angle rentrant s'enfonce entre les débris des vertèbres détruites.

2. Pièce n° 258-H. M. Dupuytren. — Quatre vertèbres ont disparu : les neuvième,
dixième, onzième, douzième dorsales ; la gibbosité est extrêmement prononcée.
Les corps des trois premières lombaires sont creusés en avant d'une gouttière
profonde, qui loge la face antérieure de la huitième dorsale et les débris de la neuvième. Même disposition sur les pièces n°ˢ 265 et 258-E.

deux tronçons vertébraux venant à la rencontre l'un de l'autre ne se correspondent plus exactement. Le supérieur se dévie latéralement, en sorte que les deux extrémités ne se touchent que par une partie de leur surface ou même par leur bord opposé. Cette luxation par déplacement latéral est généralement incomplète. L'observation 39 (*V.* fig. 29, p. 195) montre un exemple de luxation latérale de la cinquième vertèbre lombaire sur la base du sacrum. Dans l'observation 42 (*V.* fig. 25 et 26, p. 186), où il s'agit d'un mal de Pott lombaire, le tronçon supérieur est fortement incliné à droite ; sa dernière vertèbre, la deuxième lombaire, est transportée à gauche de plus d'un centimètre. Dans ce cas, la déviation latérale était aussi prononcée que l'inflexion en avant ; la gibbosité était peu marquée.

La luxation latérale est toujours formée par le déplacement du tronçon supérieur ; on ne doit pas la confondre avec l'inflexion latérale qui peut exister sans luxation.

En somme, sur la face antérieure de la colonne vertébrale, la déformation caractéristique de la tuberculose profonde, destructive, est un angle rentrant à sommet acuminé, du moins dans le principe : car plus tard la production de tissu osseux nouveau, venant combler la perte de substance, peut transformer le sommet de l'angle en courbure arrondie.

La formation de l'angle rentrant a pour conséquence une saillie postérieure, la *gibbosité*. Celle-ci a des caractères importants à connaître, car elle est la marque la plus probante du mal de Pott. L'étude en est d'autant plus importante qu'elle éclaire certains points controversés. Pour n'en citer qu'un exemple, on a cru longtemps que la gibbosité à grande courbure non anguleuse était la caractéristique de la polyarthrite vertébrale et qu'elle correspondait non à des altérations osseuses, mais à la destruction d'un certain nombre de fibro-cartilages. L'anatomie pathologique démontre que rien n'est moins exact.

La gibbosité est à la fois postérieure et médiane : tel est son caractère général, essentiel, le plus utile à connaître pour distinguer le mal de Pott des autres déviations vertébrales, en particulier de la scoliose rachitique et de la scoliose essentielle, dans lesquelles la saillie du dos, la bosse, est déjetée à droite ou à gauche. Toute la série des apophyses épineuses de la région malade décrit une courbure dans le plan médian antéro-postérieur. Il y a pourtant quelques exceptions à la règle, et nous les connaissons déjà ; elles résultent des inclinaisons latérales du tronçon supérieur. Dans ce genre de faits, si l'on tient compte des courbures de compensation qui s'établissent avec le temps, on conçoit que la gibbosité se trouve déjetée à quelque distance de la ligne médiane. (*V*. fig. 1, p. 19.) Il n'est pas inutile d'ajouter que, dans ces cas de gibbosité latérale du mal de Pott, l'inclinaison latérale du rachis est peu accentuée, qu'elle est accessoire par comparaison avec l'inflexion antéro-postérieure, qui est beaucoup plus marquée. Cette prédominance est un point qu'il importe de retenir en clinique lorsque le diagnostic présente quelque difficulté.

Le degré de la gibbosité diffère d'un malade à l'autre : tantôt elle est à peine sensible : une ou deux apophyses épineuses font seulement une légère saillie ; tantôt le tronc vu par derrière semble plié à angle droit ou à angle aigu même ; toutes les variétés intermédiaires ont été constatées.

La plupart des auteurs attribuent à la gibbosité du mal de Pott une forme angulaire, et cette forme est indiquée comme caractéristique par opposition à la forme arrondie de la gibbosité scoliotique. Cette distinction se justifie très généralement en pratique ; cependant il faut se mettre en garde contre ce qu'il y a souvent de trop absolu dans l'expression de gibbosité angulaire. La vérité est que l'aspect des courbures diffère beaucoup, et qu'elles présentent un grand nombre de variétés en rapport direct avec le nombre des vertèbres atteintes, avec le degré plus ou moins profond de leur destruction, avec l'affaissement plus ou moins considérable du segment supérieur du rachis.

A la destruction d'un corps vertébral correspond la saillie

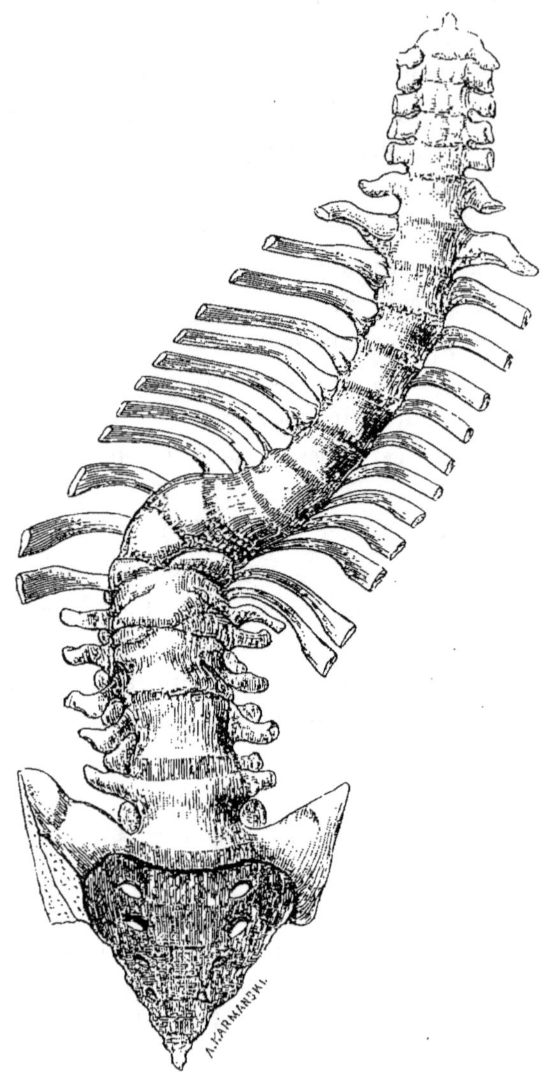

Fig. 1. — Mal de Pott dorso-lombaire avec réparation complète. Les 11e, 12e vertèbres dorsales et les 1re, 2e et 3e lombaires sont soudées. La 11e dorsale et la 2e lombaire sont divisées en deux fragments latéraux ; les 9e et 10e dorsales sont déformées en coin. Le segment supérieur de la colonne est fortement incliné à gauche. (Musée Dupuytren.)

angulaire proprement dite, mais avec plusieurs degrés. Dans

un premier, la série des apophyses épineuses au-dessus et
au-dessous est normale ; seule une apophyse épineuse se détache brusquement pour proéminer en arrière. Ce type est assez
commun aux lombes et au cou. Dans une seconde variété,
la ligne des apophyses épineuses supérieures et inférieures
décrit déjà une courbe anormale à convexité postérieure, mais,
au point culminant de cette courbe, une apophyse épineuse se
détache postérieurement, constituant une saillie angulaire
surajoutée. Ce second type n'indique pas une altération de plusieurs vertèbres, mais bien une inflexion assez marquée avec
disparition d'un corps vertébral.

Lorsqu'un plus grand nombre de corps vertébraux ont disparu, la gibbosité est plus ou moins accusée et cesse d'être à
proprement parler angulaire. La partie culminante est arrondie, décrivant une courbe à rayon plus ou moins long. Parfois, cinq ou six vertèbres étant complètement supprimées en
avant, ou du moins réduites en débris, la région malade se plie
sur elle-même par suite de l'affaissement. Les deux tronçons
viennent se toucher en rejetant en arrière toute la partie altérée
et flexible qui s'est adossée à elle-même. La ligne des apophyses épineuses des vertèbres malades décrit une courbe en
anse plus ou moins allongée, qui se superpose en quelque sorte
au sommet de l'angle saillant. Comme l'inflexion est alors
très prononcée, la gibbosité dans son ensemble peut encore
être dite angulaire : sa partie culminante seule est arrondie.

Enfin, dans un certain nombre de cas, le caractère angulaire
disparaît complètement : la déformation consiste en une vaste
courbure qui peut comprendre, par exemple, toute la longueur
des régions dorsale et lombaire, s'étendant par suite régulièrement de la région cervicale au sacrum. Ce type de gibbosité
se rencontre surtout dans le mal dorsal inférieur avec destruction de plusieurs vertèbres. C'est alors qu'on peut voir les
vertèbres dorsales supérieures descendre jusqu'à une distance
de 10 à 12 centimètres du sacrum.

En résumé, on arrive, par l'examen d'une série de faits classés par ordre de gravité ascendante, à distinguer un nombre plus ou moins grand de types. Il nous a semblé que les cinq variétés suivantes renfermaient à peu près l'ensemble des cas :

1° Gibbosité, très peu accentuée, formée par la proéminence angulaire d'une seule apophyse épineuse ; l'ensemble du rachis garde à peu près sa direction normale. Cette variété se voit dans les premières phases de la maladie ; elle peut persister définitivement sous cette forme, mais en général la déviation s'aggrave.

2° Proéminence d'une vertèbre unique, formant un angle aigu sur une bosse arrondie à rayon variable. Cette forme se rapporte à la destruction d'un seul corps vertébral, compliquée d'inflexion prononcée des deux tronçons.

3° Gibbosité plus ou moins régulièrement convexe, mais non angulaire ; quatre, cinq, six, sept ou huit apophyses épineuses contribuent à former la courbure. Il s'agit alors d'une destruction de plusieurs vertèbres.

4° Lorsque, avec la même étendue des lésions que dans le cas précédent, l'inflexion et l'affaissement du rachis sont très prononcés, la gibbosité est encore arrondie, mais sa courbure est surajoutée à l'angle produit par la rencontre des tronçons ; elle a la forme d'une anse, dont les origines sont plus rapprochées que les côtés de l'anse elle-même.

5° Enfin dans quelques cas où la lésion destructive est très étendue, la gibbosité est formée par une vaste courbure médiane, antéro-postérieure, comprenant presque toute l'étendue de la colonne vertébrale, par exemple depuis le sacrum jusqu'à la région cervicale.

MÉCANISME DE L'INFLEXION VERTÉBRALE ; FORMATION DE LA GIBBOSITÉ

A côté des lésions destructives qui constituent la condition nécessaire, deux influences mécaniques concourent à produire l'inflexion vertébrale dans le mal de Pott ; ce sont la contracture musculaire et le poids des parties. Aussi longtemps qu'un foyer tuberculeux reste inclus dans l'épaisseur d'un corps vertébral, il ne provoque aucun trouble apparent, il est complètement latent ; mais dès qu'il atteint la surface osseuse ou qu'il se complique d'ostéite de voisinage, il provoque en général des contractures musculaires qui ont pour effet d'immobiliser la région atteinte et de la fixer dans une attitude déterminée. Or cette attitude n'est ni indifférente, ni subordonnée au siège ou à l'étendue du foyer ; elle est invariable dans un sens déterminé, toujours le même : c'est la flexion antérieure, qui a pour conséquence une proéminence en arrière. La constance de la gibbosité postérieure, jointe à son caractère médian, est un fait des plus remarquables dans le mal de Pott,'et qui demande à être expliqué. Elle se comprendrait aisément, si les altérations initiales siégeaient toujours à la partie antérieure des corps vertébraux et si le processus ulcéreux se propageait d'avant en arrière ; mais cela n'a pas lieu dans beaucoup de cas, et des conditions différentes se rencontrent fréquemment.

La question revient donc à considérer ce qui se produit dans une région du rachis devenue immobile par le fait de la contracture. Or ici il est impossible de ne pas faire intervenir l'état statique du corps lui-même. Lorsque le sujet est debout, le poids des parties supérieures, auquel s'ajoute successivement celui des parties antérieures, des viscères du thorax et de l'abdomen, des membres supérieurs eux-mêmes, selon le siège de la gibbosité, tend sans cesse à incurver le rachis en avant. Il en résulte nécessairement que, dans la région immobilisée, la force de transmission de ce poids ne se déplace plus et qu'elle est toujours appliquée au même point. Il y a, en un mot, dans la vertèbre malade un point fixe par lequel est transmis le poids des parties supérieures ; ce qui revient à dire que ce point est le siège d'une compression non interrompue. Et il est évident, d'après ce que nous avons dit précédemment de l'inégalité du poids des parties du corps placées en avant et en arrière du rachis, que le lieu d'application principal de cette force est la partie antérieure des corps vertébraux : c'est là que la compression s'exerce avec le plus d'intensité. Il va de soi que, si les foyers tuberculeux siègent dans la région antérieure, la compression viendra accroître les désordres et hâter la propagation ; mais lorsqu'ils occupent des parties des corps vertébraux plus éloignées, la compression intervient encore par un autre mécanisme. L'ostéite granuleuse, propagée à une certaine distance de ces foyers, amoindrit la résistance du corps vertébral même en avant ; les parties comprimées deviennent alors le siège d'une destruction plus active ; l'ulcération y fait des progrès beaucoup plus rapides. C'est donc sur les parties antérieures des corps vertébraux que les désordres doivent être le plus prononcés.

Il se fait là un agrandissement progressif du foyer, produit par une ulcération compressive semblable à celle qui affecte la tête du fémur et le rebord cotyloïdien sur les points qui se compriment réciproquement dans la tuberculose de la hanche. Ce mécanisme est tellement évident qu'on voit, en anatomie pathologique, les corps vertébraux plus intéressés en avant qu'en arrière, taillés en biseau aux dépens de leur face antérieure. Dans certains cas, l'*ulcération compressive* ne se borne pas à une seule vertèbre de chaque tronçon ; un certain nombre de corps vertébraux présentent des altérations plus ou moins prononcées ; l'ulcération atteint alors de préférence les surfaces qui se compriment, c'est-à-dire la face antérieure des corps vertébraux. Il arrive parfois que l'un des segments se creuse sur l'autre une gouttière plus ou moins profonde, pouvant aller jusqu'à réduire une ou deux vertèbres en deux fragments qui consistent en quelques débris rejetés en dehors ; on a voulu voir dans ces lésions le résultat d'une usure par frottement. Cette interprétation n'est pas exacte, car il n'y a aucun frottement entre les surfaces des segments en contact.

La théorie de l'usure par frottement invoquait un argument plausible en apparence : c'était la présence de débris osseux, d'une sorte de poussière calcaire dans le foyer tuberculeux. Mais l'existence de cette poussière n'est pas constante, et d'un autre côté on la rencontre dans certains cas où l'on ne peut invoquer ni le frottement, ni l'usure, ni même la compression, dans les cavernes osseuses centrales, par exemple ; elle résulte uniquement de la destruction de l'os par l'envahissement tuberculeux et par l'ulcération compressive.

Ainsi donc, si l'on analyse les différentes étapes de la formation de la gibbosité, on peut dire que, dès l'origine des lésions, la contracture musculaire ouvre la scène en immobilisant le rachis dans la région malade ; à partir de ce moment les altérations progressent jusqu'à la coupure plus ou moins complète d'un corps vertébral ; le poids des parties placées au-dessus agit de concert avec la contracture, non seulement pour infléchir les deux segments l'un sur l'autre, mais pour aggraver les lésions, par le mécanisme de l'ulcération compressive. Si le sujet reste dans le décubitus horizontal, l'action du poids des parties est supprimée à peu près complètement, il n'y a plus que la contracture musculaire qui continue à produire des résultats semblables, mais à un moindre degré ; nous verrons, en effet, que la gibbosité augmente même après avoir supprimé la marche des sujets et les avoir condamnés à un séjour permanent au lit.

Dans certains cas, la formation de la gibbosité ne suit pas la marche lente et progressive que nous venons d'indiquer. L'affaissement peut se produire tout d'un coup, brusquement, ce qui est fort rare, ou rapidement, en quelques jours. La saillie dorsale est quelquefois doublée entre deux examens faits à une semaine d'intervalle. On doit penser alors que l'altération osseuse avait une grande étendue avant le commencement de l'inflexion, et que les vertèbres malades ont cédé à

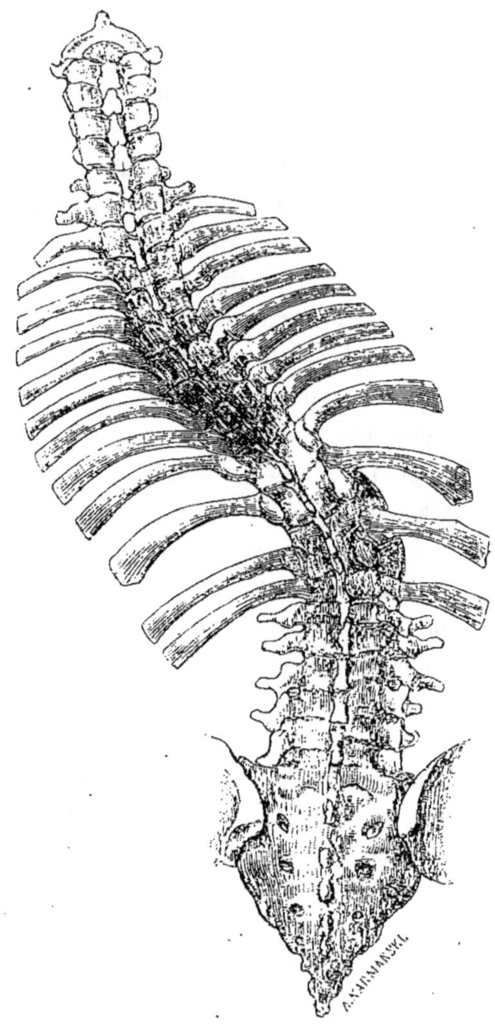

Fig. 2. — Déviation du rachis simulant assez exactement la scoliose. — Cette figure est
une vue postérieure de la pièce représentée par la figure 1. (Musée Dupuytren.)

la pression du poids et de la contracture par une sorte d'écrasement de leur tissu.

D'autres fois, au contraire, l'affaissement n'est pas complet, en ce que les tronçons rachidiens ne se mettent pas en contact ; il reste entre eux un intervalle occupé par un abcès, ou par des fongosités. Les faits de ce genre se voient surtout lorsque l'action du poids des parties supérieures est supprimée par le décubitus dorsal ou par les appareils.

DÉFORMATIONS SECONDAIRES

1° Courbures de compensation du rachis.

Les courbures de compensation sont la conséquence de la déformation désormais permanente qui constitue la gibbosité. Ayant pour but de rétablir l'équilibre du tronc sur de nouvelles bases, elles se présentent sous une forme et avec un degré variables, selon que le sujet est couché ou se tient habituellement debout. Elles se développent infiniment plus chez les jeunes sujets que chez l'adulte, à cause de la mobilité extrême du rachis et des modifications apportées par un développement qui s'accomplit dans des conditions nouvelles et toutes spéciales. Presque nulles dans les cas les plus simples de saillie angulaire d'une seule vertèbre, alors que l'inflexion vertébrale est à peine marquée, elles prennent parfois au contraire des proportions assez considérables pour corriger en grande partie des gibbosités volumineuses, et permettent ainsi de nouvelles attitudes; mais elles peuvent amener à leur tour des modifications désavantageuses du thorax et du bassin; si donc elles sont utiles dans la majorité des cas, elles entraînent parfois certains inconvénients.

Les courbures de compensation sont en général au nombre de deux, l'une supérieure, l'autre inférieure à la gibbosité. Elles se produisent toutes deux dans la même direction, et cette direction est opposée à celle de la gibbosité : elles sont donc nécessairement concaves en arrière, directement en arrière lorsque la gibbosité est médiane, obliquement en arrière et à droite ou à gauche lorsque la gibbosité est déjetée latéralement. La correction se fait, en un mot, de la même manière que dans toute autre variété de déviation du rachis. S'agit-il d'un mal de Pott cervical inférieur ou cervico-dorsal, la concavité postérieure normale de la région cervicale s'exagère pour permettre à la face de se diriger en avant, et la convexité postérieure du dos, s'effaçant au-dessous de la gibbosité, peut se transformer en une courbure concave qui se confond avec celle des lombes. (*V.* fig. 4, p. 31.)

Une gibbosité dorsale inférieure ou lombaire se corrige, au-dessus, par le redressement de la colonne dorsale, qui devient rectiligne sinon concave postérieurement ; au-dessous, par une exagération de la cambrure lombaire. Parfois, lorsque la gibbosité dorso-lombaire est très accusée, les courbures de correction se font d'une manière plus complexe et plus curieuse, ainsi que le montre l'exemple de l'observation suivante. Un mal de Pott lombaire, consistant anatomiquement dans la destruction des deuxième et troisième corps vertébraux de la région, présente une gibbosité considérable, qui supérieurement est corrigée par une concavité postérieure du dos, suivant la manière habituelle. Mais, au-dessous de la saillie, les dernières vertèbres lombaires sont renversées en arrière. La ligne de leurs apophyses épineuses forme un angle droit avec la face postérieure du sacrum ; la ligne des corps vertébraux est devenue horizontale de la base du sacrum vers l'angle rentrant. Cette courbure de compensation exagérée porte aussi sur le sacrum ; la base de cet os a suivi la colonne lombaire, et s'est renversée comme elle d'avant en arrière. Il en résulte que le promontoire est effacé, que la courbure verticale du sacrum est redressée, que la face antérieure est à peu près aplanie ; que de plus l'os, dans sa totalité, a subi un mouvement de rotation autour de son axe transversal. La base est reculée, et le détroit supérieur du bassin est allongé d'autant ; la pointe est au contraire avancée et le détroit inférieur rétréci.

La déviation constituée par le renversement de la colomne
lombaire, qui forme alors avec la crête épineuse du sacrum un
angle droit ouvert en arrière et en bas, est spéciale à la gibbosité du mal vertébral des régions inférieures. Rien de pareil
ne s'observe dans la scoliose, ou du moins nous n'en connaissons pas d'exemple.

Lorsque la déviation primitive s'est faite à la fois en avant
et latéralement, les courbures de compensation se forment,
comme on peut le prévoir, dans la direction oblique opposée.
Si l'on suppose alors que la gibbosité soit arrondie latéralement,
et que la compensation soit largement établie par d'autres
courbures latérales également très marquées, il s'ensuit que
la colonne dans son ensemble décrit une série de courbures,
qui ressemblent parfois à s'y méprendre aux déviations de la
scoliose. (*V.* fig. 2, p. 25.) Cette apparence trompeuse n'existe
que pour la face postérieure de la colonne vertébrale, car en
avant on trouve dans l'angle rentrant les lésions caractéristiques du mal de Pott. Au surplus, avec une attention suffisante,
on découvre même par l'examen seul de la face postérieure
du rachis des caractères distinctifs. C'est ainsi que dans l'ensemble des courbures d'apparence scoliotique propres au mal
de Pott, la courbure primitive a une prédominance antéro-
postérieure dont on doit tenir un grand compte. En tout cas,
ces courbures complexes s'observent assez rarement, et en
général la déformation du rachis a des caractères si spéciaux,
que sur le vivant on reconnaît d'habitude à première vue la
nature de l'affection.

2° *Déformations du thorax.*

Contrairement aux courbures compensatrices, qui sont constantes, les déformations secondaires du thorax et du bassin
sont éventuelles, et ne se montrent que dans certaines conditions déterminées. D'abord elles appartiennent exclusivement

au mal de Pott survenu dans le jeune âge, à la période de

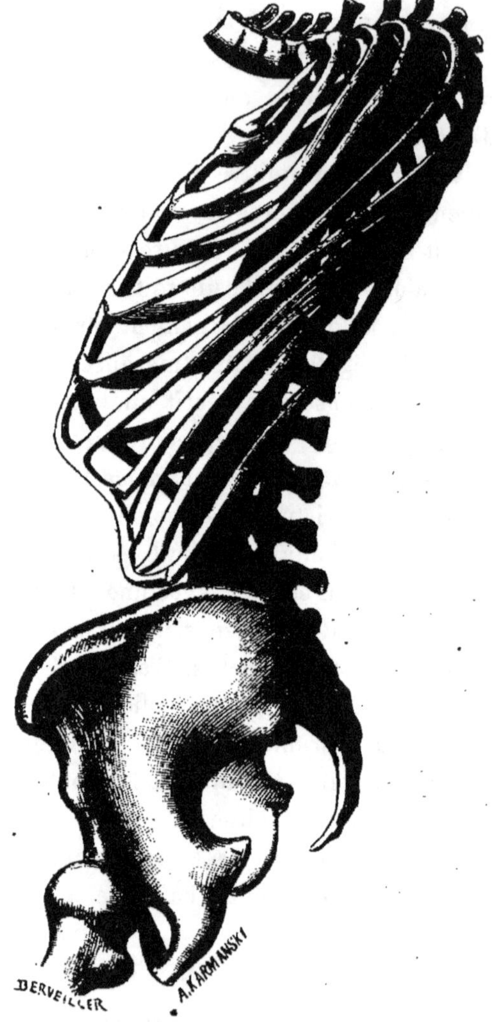

Fig. 3. — Mal de Pott dorsal supérieur avec gibbosité à angle aigu. Aplatissement considérable du thorax d'avant en arrière. Le sternum est très rapproché de la face antérieure du rachis et abaissé. Déviation, amincissement et imbrication des côtes. (Musée Dupuytren.)

développement du squelette ; plus la maladie a été précoce et de longue durée, ou, pour mieux dire, plus le petit sujet survit

longtemps, plus sont profondes les déformations du thorax et
du bassin.

En outre, le thorax n'est dévié et déformé que dans les gibbosités de la région dorsale; de même une gibbosité inférieure
dorso-lombaire peut seule modifier la conformation du bassin.
Ces altérations de forme rappellent quelquefois par leur gravité
ce qui s'observe si communément dans la scoliose; mais, d'un
autre côté, elles en diffèrent notablement en ce que, la gibbosité étant médiane, elles sont presque constamment symétriques,
caractère qui n'appartient pas aux difformités scoliotiques. Le
thorax se déforme différemment selon le siège de la gibbosité
dorsale. D'après mon observation personnelle, le rétrécissement thoracique est beaucoup plus accentué dans les gibbosités de la partie supérieure du dos; la poitrine alors s'aplatit
d'avant en arrière. Au contraire, si la gibbosité est dorsale
inférieure ou dorsale moyenne, la cage thoracique prend une
forme globuleuse ; le sternum est porté en avant, le diamètre
antéro-postérieur du thorax s'allonge. Rien ne peut donner
une meilleure idée de ces deux types opposés qu'un examen
succinct de deux pièces qui les représentent.

La gibbosité représentée fig. 3, p. 29, est due à des altérations
tuberculeuses profondes de cinq corps vertébraux de la région
dorsale supérieure. La colonne cervicale est infléchie à angle
droit sur la colonne dorsale; la face antérieure de la première
vertèbre dorsale touche le bord supérieur de la septième. Les
côtes, très amincies, très grêles, rapprochées, imbriquées même
l'une sur l'autre, sont à peu près rectilignes à partir d'une distance de 4 à 5 centimètres de leur extrémité vertébrale; de
plus elles se dirigent presque verticalement de haut en bas vers
le sternum, qui est fortement abaissé. La fourchette sternale se
trouve au niveau de la neuvième vertèbre dorsale ; l'appendice
xyphoïde correspond à la troisième lombaire. En descendant,
le sternum s'est rapproché du tronçon inférieur du rachis, à
ce point qu'il n'en est qu'à une distance variant de haut en

bas de 35 à 60 millimètres. Le thorax est donc très rétréci
d'avant en arrière, mais il l'est aussi transversalement en rai-

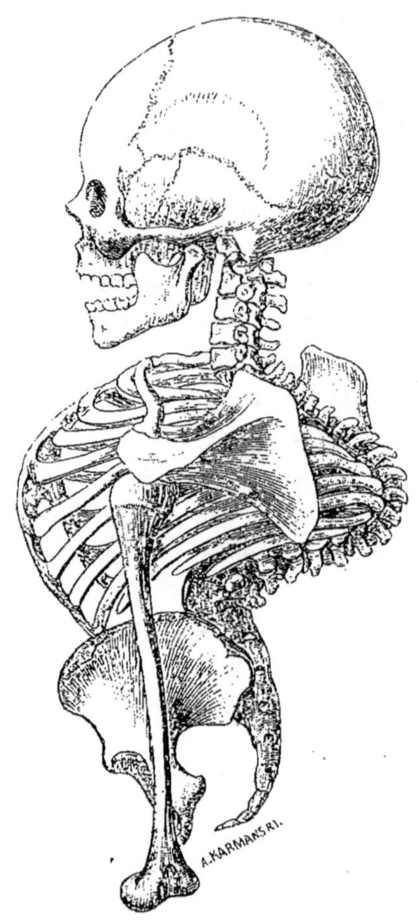

Fig. 4. — Mal de Pott dorsal inférieur. Gibbosité à angle aigu. Déformation globuleuse du
thorax. Agrandissement de son diamètre antéro-postérieur. Sternum déformé en arc de
cercle. (Musée Dupuytren.)

son de l'aplatissement des arcs costaux [1]. Les dimensions exi-

1. Voici les principales dimensions de ce thorax (fig. 3, p. 29) :

Diamètre antéro-postérieur.

1° Derrière la fourchette sternale, du sternum à la neuvième vertèbre dorsale.. 3 cent. 5

guës de la cavité qui loge les poumons et le cœur n'ont pas empêché dans ce cas le malade de survivre assez longtemps, puisque la lésion vertébrale est réparée par une soudure solide entre les deux tronçons du rachis. Dans ce premier type de déformation consécutive du thorax, l'aplatissement antéro-postérieur est le fait dominant.

Une gibbosité dorsale inférieure imprime au thorax des modifications de forme pour ainsi dire inverses. Le diamètre antéro-postérieur est plutôt allongé, tandis que le diamètre vertical est très raccourci. Dans le cas représenté par la figure 4, p. 31, le sternum est beaucoup plus long que la colonne dorsale; sa fourchette remonte au niveau de la cinquième vertèbre cervicale, et la base de l'appendice descend au niveau de la partie supérieure du sacrum. Le menton se baisse à peine pour toucher le sternum, et les fausses côtes plongent dans la fosse iliaque interne. Les différents diamètres de la cage thoracique mesurés sur le squelette sont peu diminués, mais ce n'est qu'une apparence : car, sur ce squelette isolé, on ne peut juger de la hauteur de la voûte du diaphragme durant la vie. Quoi qu'il en soit, le thorax, dans son ensemble, au lieu d'être aplati d'avant en arrière, comme dans le type précédent, est plutôt raccourci de haut en bas; il prend une forme globuleuse, et sa capacité ne paraît pas très diminuée[1].

Les deux types de déformation du thorax qui viennent d'être

2° Au niveau de l'appendice xyphoïde et de la troisième vertèbre lombaire.. 6 cent.

Diamètre transversal.

1° Au niveau du troisième espace intercostal........................ 14 —
2° Au niveau du cinquième espace intercostal........................ 16 —

1. Les dimensions du thorax correspondant à la figure 4, p. 31, sont les suivantes :

La première vertèbre dorsale est à 10 centimètres au-dessus de la base du sacrum.

Le sternum, qui mesure 11 centimètres de la fourchette à la base de l'appendice xyphoïde, est par conséquent plus long que la colonne lombaire et la colonne dorsale réunies.

Diamètre de la fourchette sternale à la cinquième vertèbre cervicale.... 6 cent.
Diamètre de l'appendice xyphoïde à la base du sacrum................. 10 —

opposés l'un à l'autre ne comprennent pas la généralité des cas. Une cause particulière du rétrécissement de la cage thoracique est l'aplatissement de la courbure costale ; or cet aplatissement n'est pas constant ; assez souvent les côtes sont normales. Ordinairement leur déformation coïncide avec un amincissement de dehors en dedans et avec une diminution de leur largeur d'un bord à l'autre. C'est cette variété d'altération caractérisée par un aplatissement de la courbure et une diminution de volume qui a été attribuée par quelques auteurs au rachitisme. Si l'on s'en tient seulement à l'aspect extérieur, on peut, en effet, trouver une certaine ressemblance avec ce qui s'observe sur les thorax aplatis des rachitiques. Mais de là à admettre une combinaison entre le rachitisme et le mal de Pott, il y a une distance considérable. L'influence seule de la tuberculose osseuse suffit amplement à produire toutes ces altérations des côtes, et on rencontre dans le mal de Pott ce qui est observé sur les os des membres dans les cas d'ostéo-arthrites tuberculeuses. Dans la coxotuberculose, non seulement l'extrémité supérieure du fémur est raréfiée et vascularisée, mais souvent cet os est altéré dans toute sa longueur, il est plus grêle, son extrémité inférieure est ramollie comme la supérieure. Quelquefois les mêmes altérations se retrouvent sur tous les os du membre malade. Enfin les côtes, amincies, atrophiées, moins compactes, faciles à redresser, ne présentent pas à leur extrémité antérieure, dans le mal de Pott, le renflement caractéristique du rachitisme.

Parmi toutes les variétés de maux de Pott, le dorsal, avec forte gibbosité, est celui qui a la plus grande influence sur le raccourcissement du tronc. Nous avons vu des adultes en pareil cas ne mesurer que 45 centimètres de la tubérosité ischiatique au vertex.

Toutès ces considérations relatives au thorax, un peu trop oubliées par les auteurs classiques, ne sont pourtant pas nouvelles, puisque Hippocrate les indique avec précision en quelques lignes : « Quand la gibbosité survient dans l'enfance, dit-il, alors que la croissance du corps n'est pas terminée, dans ce cas le rachis ne suit pas le progrès de la croissance ; mais les jambes et les bras se développent complètement, tout en étant plus maigres ; et si la gibbosité est au-dessus du diaphragme, les côtes se développent, non en largeur, mais en avant ; la poitrine devient pointue et non aplatie ; il y a difficulté de respirer et enrouement : car les cavités qui reçoivent et envoient le souffle sont moins amples. »

3° *Déformations du bassin.*

Les déformations du bassin consécutives au mal de Pott, déjà indiquées au siècle dernier par Herbiniaux[1], ont été décrites avec soin par Rokitansky[2]. Chantreuil[3], en France, en a fait une étude approfondie. Ces auteurs, se plaçant au point de vue gynécologique, ont rapproché le bassin vicié du mal de Pott des bassins déformés par toute autre variété de cyphose. Rokitansky a, en effet, créé un genre de déformation pelvienne sous le nom de bassin cyphotique. Ici nous n'avons en vue que le bassin cyphotique du mal de Pott.

Pour que le bassin se déforme secondairement dans le mal de Pott, il faut que la gibbosité se soit produite pendant l'enfance, à une période peu avancée du développement du squelette. La croissance du sacrum et de l'ensemble du bassin se fait alors d'une manière vicieuse, par suite de la transmission irrégulière du poids du corps ; chez l'adulte rien de semblable ne se produit.

Chantreuil décrit deux types de bassin vicié, selon que la gibbosité est dorso-lombaire ou lombo-sacrée. Dans ce dernier

---

1. Herbiniaux, *Traité sur divers accouchements laborieux et sur les polypes de la matrice,* Bruxelles, 1782.

2. Rokitansky, *Lehrbuch der path. anatomie,* 2 Bd, Wien, 1856, p. 171.

3. Chantreuil, *Étude sur les déformations du bassin chez les cyphotiques,* thèse de doctorat, Paris, 1869.

cas, la déformation a une double origine ; d'une part le corps
du sacrum est altéré directement par le foyer tuberculeux, il
est plus ou moins largement détruit, ou se trouve recouvert
de dépôts ostéophytiques ; d'autre part, le sacrum et les os iliaques subissent des changements de forme et de position plus
ou moins apparents ; la concavité antérieure du sacrum est redressée ; les fosses iliaques sont portées en dehors, et les ischions
se rapprochent. Les diamètres du détroit supérieur sont augmentés, ceux du détroit inférieur sont diminués.

Dans le cas de gibbosité dorso-lombaire, la viciation du
bassin est exclusivement secondaire et d'origine mécanique.
La partie supérieure du sacrum est portée en haut et en arrière,
son excavation longitudinale antérieure est diminuée, quelquefois redressée complètement en haut, de sorte que la courbure antérieure se déforme en S. La pointe se porte en avant.

Les os iliaques sont renversés en dehors par leur partie supérieure ; il en résulte un éloignement des deux fosses iliaques
l'une de l'autre et un rapprochement des ischions.

Si nous ajoutons que la cavité pelvienne prend la forme
d'un entonnoir, par suite de l'agrandissement du détroit supérieur et du rétrécissement de l'inférieur, nous aurons énuméré
les traits principaux du bassin cyphotique.

Cette déformation est symétrique dans les cas ordinaires. Mais
l'intervention de certaines complications, en particulier de la
tuberculose sacro-iliaque, de la coxotuberculose et de la déviation latérale de la gibbosité, entraînent une certaine asymétrie ;
le bassin est alors à la fois cyphotique et oblique-ovalaire. Ce
fait, déjà indiqué par Chantreuil, a été bien mis en relief dans
une bonne thèse récente de Mme P. Conta [1].

Le mécanisme de la production du bassin cyphotique chez
les jeunes sujets atteints de mal de Pott dorso-lombaire a été
bien exposé par Chantreuil. Le poids des parties supérieures du

---

1. Mme P. Conta, *Du Mal de Pott au-dessous de la moelle chez les enfants, et de
ses conséquences au point de vue de l'accouchement*, thèse de Paris, 1887.

corps, en se transmettant au tronçon rachidien sous-jacent à la
gibbosité, le repousse en arrière et en bas : de là un tiraille-
ment d'avant en arrière de la base du sacrum. Le même tirail-
lement est transmis aux os iliaques par les ligaments iléo-sacrés.
Les trois pièces du bassin basculent de telle sorte que leur partie
supérieure s'écarte excentriquement et que leur partie inférieure se rapproche de l'axe pelvien.

MODIFICATIONS DU CANAL VERTÉBRAL ET DES TROUS DE CONJUGAISON

Quels que soient le degré et la forme de la gibbosité, le canal
vertébral n'est pas rétréci, ou bien il l'est si légèrement que
la moelle revêtue de ses enveloppes n'y saurait être à l'étroit,
s'il n'y avait d'autres causes de compression. Il n'est même pas
rare de trouver au niveau d'une inflexion vertébrale, à angle
droit ou même à angle aigu, une dilatation sensible du canal
rachidien. En tout cas, celui-ci n'est pas rétréci : voilà le fait
essentiel.

Mais il n'en est pas moins gravement déformé en raison de
son changement brusque de direction. On sait que l'inflexion
du rachis forme en général en avant un angle rentrant acuminé, et en arrière une saillie arrondie. Une disposition tout à
fait analogue se retrouve à l'intérieur du canal. La paroi postérieure formée par l'imbrication des lames est arrondie en voûte
régulière. Sur la paroi antérieure, au contraire, la déviation est
brusque, et, à son niveau, l'angle de rencontre des deux plans
osseux forme parfois une véritable arête transversale. Il est
certain que la moelle, qui vient s'appuyer sur cette arête dure
et tranchante, peut subir de ce fait des altérations, sans qu'il y
ait à proprement parler une compression médullaire. La moelle
se coude et se déprime transversalement par sa propre tension
et son propre poids, alors même que la place ne lui manque
pas dans le canal. Les lésions de la moelle ont d'ailleurs le

plus souvent une tout autre origine, ainsi qu'on le verra plus
loin.

Le tassement antérieur qui résulte de l'affaissement et de
l'inflexion du rachis devant aussi se faire sentir au niveau des
pédicules vertébraux, il devrait se produire un rétrécissement
sinon constant, au moins très fréquent, des trous de conjugai-

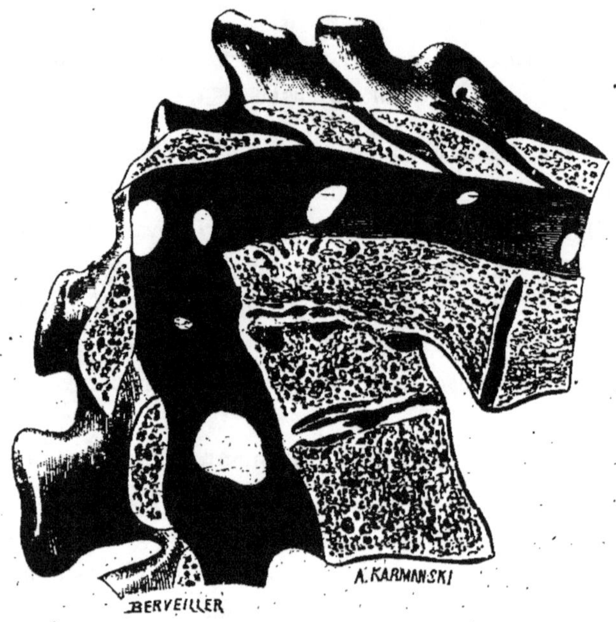

Fig. 5. — Mal de Pott dorso-lombaire. Le canal vertébral n'est pas rétréci. Vive arête sur
la paroi antérieure, à l'union des deux segments rachidiens. (Musée Dupuytren.)

son. Or, dans la grande majorité des cas, les trous de conjugaison conservent leurs dimensions normales ou à peu près ; ils
peuvent même être élargis. C'est qu'il y a là un état complexe :
les pédicules des vertèbres ne sont pas seulement rapprochés
les uns des autres, souvent aussi ils ont été envahis par le processus destructeur de la tuberculose ; ils sont érodés, ulcérés,
creusés de cavités, diminués d'épaisseur, parfois même détruits.
Dans ce dernier cas, deux ou trois trous se confondent en un

large orifice à contour déchiqueté. Le plus souvent le diamètre des trous est légèrement modifié en plus ou en moins, mais ces changements ne peuvent, par eux-mêmes, avoir aucune action sur les nerfs à leur passage. Parfois cependant le rétrécissement de ces trous est très marqué : leur calibre est réduit de moitié et même davantage [1]. Néanmoins il reste toujours un passage amplement suffisant pour les cordons nerveux. Si donc ceux-ci sont comprimés et altérés, ce ne peut être en raison de l'étroitesse extrême des trous de conjugaison.

Les fongosités tuberculeuses, en même temps qu'elles envahissent les pédicules des vertèbres, peuvent aussi atteindre les extrémités postérieures des côtes et détruire leurs articulations avec les vertèbres. D'autres fois ces articulations s'ankylosent par suite de la production d'os nouveau autour d'elles. Les rapports qu'affectent les têtes costales avec la courbure du rachis font qu'elles se rapprochent, qu'elles se tassent les unes sur les autres, qu'elles se compriment réciproquement ; à la période de réparation, elles peuvent se trouver confondues dans une masse osseuse commune. On observe aussi parfois des altérations propagées aux parties plus éloignées de l'arc postérieur : les lames sont dénudées, ulcérées plus ou moins profondément ; on y voit des productions osseuses nouvelles ; deux arcs voisins peuvent ainsi être soudés ensemble. Les apophyses articulaires et les petites jointures qu'elles forment sont le siège du même désordre ; j'en ai vu qui présentaient une destruction profonde, qui étaient remplies de fongosités ; d'autres, au contraire, avaient subi un travail de réparation allant jusqu'à la soudure osseuse.

---

1. Sur une pièce complètement macérée, les parties molles étant parfaitement enlevées, les trous de conjugaison présentaient une forme régulièrement arrondie par suite d'ossifications de nouvelle formation. Le diamètre des trous, qui variait de 10 à 15 millimètres sur les parties saines, était réduit à 4, 5, 6 millimètres dans la région malade. C'est le rétrécissement le plus marqué que nous ayons rencontré.

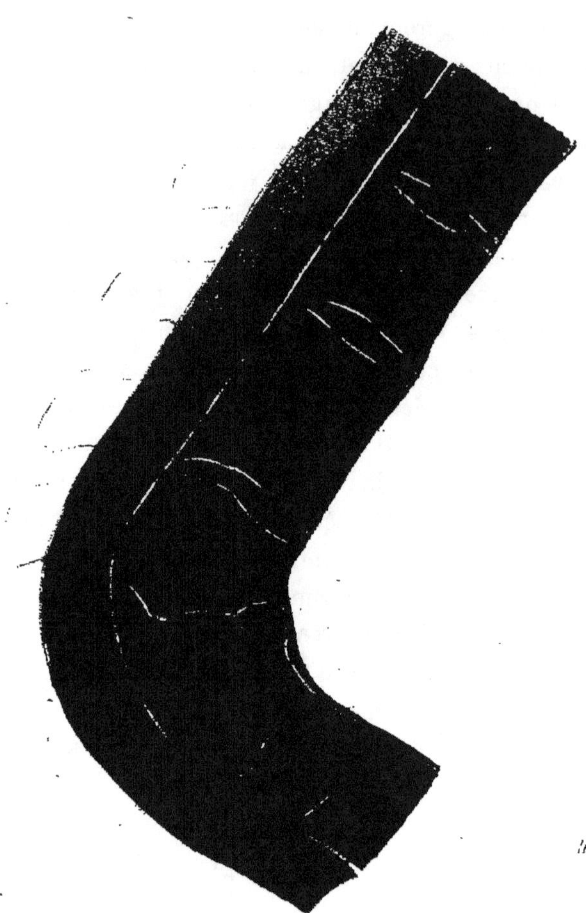

MAL DE POTT ET TUBERCULES VERTÉBRAUX.

Coupe verticale médiane et antéropostérieure du rachis. Une grande caverne contenant un volumineux séquestre, qui présente lui même des taches d'infiltration tuberculeuse, existe au niveau de la gibbosité.

Cette caverne a pour limites une couche de fongosités tuberculeuses.

On remarque en outre deux tubercules jaunâtres, placés au centre de deux corps vertébraux d'une région plus élevée. C'est là une variété des lésions initiales de la tuberculose osseuse.

LÉSIONS TUBERCULEUSES DES VERTÈBRES AU-DESSUS ET AU-DESSOUS
DE LA GIBBOSITÉ. — INFILTRATION TUBERCULEUSE ET TUBERCULES
ENKYSTÉS

En multipliant sur les corps vertébraux voisins de la gibbosité les coupes faites au couteau, on constate parfois les altérations initiales dont l'évolution ultérieure conduit aux vastes foyers destructifs précédemment décrits. Nichet et surtout Nélaton en ont distingué deux formes, que l'on rencontre quelquefois juxtaposées sur la même pièce anatomique.

Après la deuxième observation de son premier mémoire, Nichet fait les réflexions suivantes, qui méritent d'être rappelées : « Cette observation remarquable, dit-il, méritait d'être rapportée dans tous ses détails, parce qu'on y trouve réunies toutes les circonstances qui se rattachent à l'histoire des tubercules dans les vertèbres. Je vais les rappeler succinctement : 1° la matière tuberculeuse occupe à la fois l'intérieur et la surface du corps des vertèbres ; elle soulève les ligaments antérieur et postérieur ; 2° on la trouve sous le *double état d'infiltration et d'épanchement;* 3° les cavités qui renferment les masses tuberculeuses, ouvertes ou closes, sont tapissées par des membranes cellulo-vasculaires ; 4° des dépôts de matière tuberculeuse se sont développés dans le tissu cellulaire, dans les muscles, dans les poumons, sans doute par la même raison interne qui a produit ceux des vertèbres. » Ces quelques lignes contiennent l'indication brève de tous les traits principaux de la maladie ; elles renferment en outre la distinction, plusieurs fois répétée dans le même mémoire, entre les deux formes enkystée et infiltrée. Mais ce fut Nélaton qui s'attacha tout particulièrement à établir cette distinction en montrant les caractères propres à chacune des deux formes et leur évolution différente.

Pour être plus démonstratif, Nélaton a peut-être même un peu forcé l'opposition entre les deux tableaux qu'il trace. Jusqu'alors on étudiait à l'œil nu surtout, et cependant le secours de l'histologie est indispensable pour constater les analogies qui existent entre les deux états d'infiltration et d'enkystement ; l'un et l'autre ont une origine identique d'ailleurs ; et si l'évolution est différente plus tard, si dans un cas il y a perte de substance du tissu osseux, c'est-à-dire ulcération, et dans l'autre séquestration, cela ne tient ni à la nature différente de l'élément infectant, ni à une évolution particulière du processus spécifique ; mais bien à un envahissement plus étendu et plus rapide dans un cas que dans l'autre. A côté de ces deux formes, Nichet, Nélaton, et tous les auteurs après eux ont accordé encore une place à une entité morbide qu'ils ont cru être distincte de la tuberculose : je veux parler de la carie. On ne pouvait qu'à l'aide du microscope faire la lumière sur la nature de cette dernière affection, non plus que sur celle des fongosités qui remplissent en partie les foyers tuberculeux, qui forment les parois des abcès froids, ou qui infiltrent les aréoles élargies du tissu osseux. C'est là une œuvre toute récente, à laquelle nous avons contribué pour une certaine part et qui nous occupera plus loin.

FORME ENKYSTÉE ; GRANULATIONS TUBERCULEUSES DES OS, LEUR
DÉVELOPPEMENT ; CAVERNE TUBERCULEUSE, SON ÉVOLUTION

Delpech[1] avait déjà signalé la granulation tuberculeuse des os et l'avait assimilée aux mêmes granulations des parties molles. « Dans le tissu de la peau, dit-il, dans celui des organes qui en tiennent lieu et qui présentent comme elle une surface libre, dans le tissu cellulaire sous-cutané ou intermusculaire, dans le tissu des muscles ou des tendons, des ligaments, des vaisseaux, des nerfs, *des os eux-mêmes,* on voit se former spontanément, le plus souvent du moins sans provocation connue, un

---

[1] J. Delpech, *Traité des maladies réputées chirurgicales,* 1816 ; chapitres *du Tubercule scrophuleux,* p. 629, et *du Mal vertébral.*

ou plusieurs grains sphériques d'un blanc de perle, demi-transparents, d'une consistance demi-cartilagineuse, d'une texture
homogène, mais tout à fait différente des organes environnants,
et cependant en continuité avec eux. » On ne peut douter que
Delpech ait vu la granulation tuberculeuse des os : Nichet et
Nélaton l'ont décrite. Ce dernier insiste sur les difficultés
qu'on éprouve à la découvrir, motif qui a fait longtemps révo-
quer en doute son existence. Cependant, comme le dit encore
Nélaton[1], « ces granulations présentent une identité parfaite
avec celles des parties molles ; on les trouve sur des pièces pathologiques qui présentent en même temps des tubercules avancés,
et cette coïncidence porte à penser à première vue qu'il s'agit
bien de véritables tubercules. Mais la granulation grise peut
être la seule lésion tuberculeuse qui se rencontre sur un os. On
peut même ne rencontrer sur aucun point du squelette de lésions
plus avancées que ces granulations. » Ranvier constate aussi
leur existence isolée dans différents os spongieux des phtisiques,
entre autres dans le sternum et dans les vertèbres[2]. J'en ai
observé un grand nombre de fois, dans les vertèbres, dans les
épiphyses des os longs, dans la moelle des diaphyses, sur des
sujets atteints de mal de Pott ou de tuberculose articulaire.
Mais il faut, dans ce genre de recherches, multiplier les coupes
au couteau, diviser les vertèbres en tranches minces. En se
contentant d'une ou deux coupes, on a grande chance d'arriver à un résultat négatif, mais aussi sans valeur.

On sait aujourd'hui, et nous n'avons pas à y insister, que la
granulation grise constituée à sa périphérie par une zone d'éléments cellulaires jeunes, à son centre par des cellules dégénérées, par une substance granuleuse, est déjà une lésion adulte
et complexe. Elle est formée par une agglomération d'éléments
tuberculeux plus simples, qui sont les nodules. Ces petits amas
de cellules jeunes apparaissent dans l'épaisseur de la moelle

1. Nélaton, *Pathologie chirurgicale*, 1re édition, t. II, p. 64.
2. Ranvier, *Arch. de phys.*, 1868.

aréolaire, et ne tardent pas à se multiplier assez pour constituer le groupe compact de la granulation grise. Cette formation tuberculeuse correspond à une infiltration nodulaire limitée, peu étendue ; c'est une infection sur un seul point très localisé, sans extension à plusieurs aréoles voisines. Lorsque, au contraire, la néoplasie nodulaire est beaucoup plus étendue, il se forme une de ces taches décolorées, grises, décrites avec soin par Nélaton, qui leur a donné le nom d'infiltrations. Dans les deux cas, qu'il se forme une granulation grise ou une plaque plus étendue, c'est toujours d'une infiltration nodulaire qu'il s'agit primitivement ; la différence porte sur l'étendue de l'infection nodulaire, limitée dans un cas, et probablement plus lente, plus large et en quelque sorte diffuse dans l'autre[1]. Mais négligeons pour le moment ce qui se passe dans le cas de plaque nodulaire diffuse, et suivons la marche de la granulation grise après qu'elle s'est constituée comme on vient de le voir.

Ce qui se passe pour la granulation tuberculeuse des os ne diffère en rien de ce qu'on observe dans les parties molles, dans le poumon, par exemple. D'une part, les cellules centrales manquant de vaisseaux, et par conséquent d'éléments de nutrition, ou peut-être aussi subissant une sorte de nécrose spécifique sous l'influence spéciale et inconnue de l'agent infectieux, se métamorphosent ; la granulation dégénère intérieurement, se ramollit à son centre, se transforme en une cavité remplie de produits de dégénération cellulaire, c'est-à-dire de substance dite tuberculeuse ou caséeuse. Mais l'excavation centrale, en s'agrandissant, n'atteint pas encore les nodules les plus externes ; car la granulation progresse par la périphérie. De nouveaux nodules se produisent à sa surface externe, infiltrent la moelle avoisinante et s'adjoignent à la masse de la granulation. Il se fait ainsi un travail en sens inverse de néoformation cellulaire

---

1. Kiener et Poulet, *Archives de physiol. normale et pathologique*, 1883.

à l'extérieur et de destruction des nodules sous-jacents dans les couches internes ; c'est le même processus que pour les abcès froids proprement dits. Déjà, du reste, la granulation devenue jaune, opaque, formée d'une cavité remplie de produits nécrosés, dégénérés, et d'une paroi active, nodulogène, envahissante, est assimilable en tout point à un abcès froid à son début.

Formation de la caverne tuberculeuse. — Le tissu osseux est modifié par le contact ou par le voisinage des éléments tuberculeux. Le tubercule agit en premier lieu comme un corps étranger ; il joue le rôle d'irritant ; autour de lui, la moelle prend le caractère de tissu jeune ; la graisse disparaît et à sa place se forment des amas de petites cellules rondes, comme dans la moelle embryonnaire. A mesure que le tubercule s'accroît, la cavité aréolaire qui le loge s'élargit, les trabécules voisines se résorbent, s'amincissent et disparaissent. Cette zone d'ostéite raréfiante est parfois très limitée ; elle ne s'étend pas à plus de 2 ou 3 millimètres ; mais l'os est souvent modifié beaucoup plus loin, soit qu'il subisse simplement les modifications inflammatoires de l'ostéite, soit qu'il s'infiltre de follicules tuberculeux.

Peu à peu la masse tuberculeuse acquiert le volume d'une lentille, d'une noisette, d'un marron ; puis, sortant des limites de la vertèbre, elle augmente encore en subissant en général certaines modifications, qui seront décrites avec les abcès froids. Telle est l'origine des masses tuberculeuses, qui restent contenues dans l'épaisseur des corps vertébraux, où elles affectent plus particulièrement la forme enkystée. ·

La caverne osseuse est souvent régulière, arrondie, ou bien sinueuse et déchiquetée ; dans ce dernier cas, les anfractuosités résultent de l'activité inégale du processus d'infiltration de la zone tuberculogène, qui s'arrête ici et creuse ailleurs des prolongements, ou de la rencontre et de la fusion de plusieurs tubercules voisins.

Le contenu est constitué par la même substance caséeuse que nous avons vue se former au centre de la granulation, et qui s'est accumulée lentement, la même que contiennent les abcès froids des parties molles à leur origine. Quand on presse cette substance entre les doigts, on y sent des particules solides qui sont tantôt des granulations calcaires sans structure, tantôt des aiguilles osseuses reconnaissables. On rencontre aussi des séquestres plus ou moins volumineux, irréguliers, déchiquetés et raréfiés, ou plus souvent arrondis, durs, éburnés ; ils indiquent que le processus de l'infiltration tuberculeuse rapide s'est allié à celui de l'envahissement lent de la forme enkystée. Nous étudierons ces séquestres et leur mode de formation avec l'infiltration dont ils relèvent.

La paroi de la caverne vertébrale est revêtue d'une membrane en général mince, d'autres fois plus épaisse, variant d'une région à l'autre de la même cavité ; cette membrane peut manquer, et alors le tissu osseux infiltré se trouve en contact avec le contenu caséeux. Elle rappelle par sa constitution les couches externes des noyaux tuberculeux ramollis. Comme la membrane tuberculogène des abcès froids, elle joue un rôle important dans le processus d'envahissement. A sa face externe se forment les couches nouvelles de follicules, qui s'avancent excentriquement dans les aréoles. Dans son épaisseur, les éléments tuberculeux, parvenus à l'état adulte, se nécrobiosent, forment de petits foyers miliaires, dont le contenu se déverse plus tard dans la cavité et augmente la masse de substance caséeuse. Si cette activité de la paroi, qui constitue en réalité une zone d'infiltration, s'arrête, la couche fibreuse s'épaissit et se condense ; c'est le commencement de la guérison.

En dehors de la membrane, le tissu osseux, souvent à peine modifié à l'œil nu, peut être infiltré à une petite distance par des follicules tuberculeux qui élargissent les aréoles. Ailleurs on trouve les phénomènes de l'ostéite raréfiante sans mélange

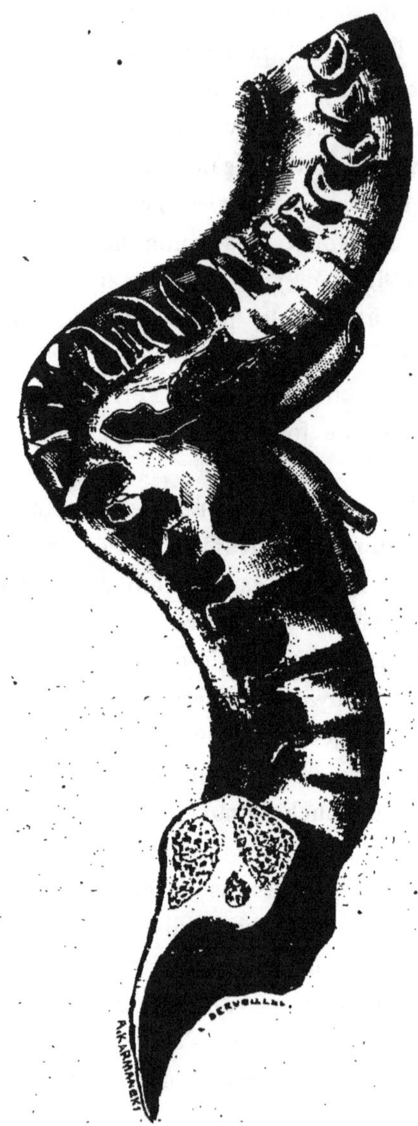

FIG. 6. — Mal de Pott dorsal avec inflexion remarquable de l'aorte. Vaste caverne osseuse superficielle guérie. (Voir obs. XIV, p. 367.)

d'éléments tuberculeux. Sur d'autres points, on observe au

contraire une condensation plus ou moins étendue autour de la caverne.

La membrane fibreuse d'enkystement est le plus souvent très adhérente à la paroi osseuse, surtout lorsque celle-ci est anfractueuse ; si on l'arrache, on entraîne en même temps des prolongements qui remplissent les pertes de substance de l'os.

Au début, la masse tuberculeuse est contenue dans l'épaisseur de la vertèbre, à sa partie moyenne, près d'une de ses faces, et elle peut y rester enfouie plus ou moins longtemps. Par son accroissement, elle arrive à la superficie de l'os sous les ligaments, le tissu cellulaire, les muscles, etc. ; alors commence le domaine des fongosités extra-vertébrales et des abcès froids qui en partent. Le canal vertébral est également ouvert en arrière, et l'infiltration peut continuer ses progrès dans cette direction, envahir les méninges et même la moelle.

En haut et en bas, les fibro-cartilages intervertébraux sont aussi atteints et détruits ; le foyer s'étend aux vertèbres voisines sur lesquelles il n'est pas rare que les mêmes lésions évoluent simultanément. Ainsi se forment ces immenses foyers de ramollissement vertébral que nous avons vus précédemment. Lorsque la cavité tuberculeuse prend d'aussi larges dimensions, ordinairement le contenu se ramollit, prend les caractères physiques de celui des grands abcès froids. Au lieu de la matière tuberculeuse solide ou demi-solide, on y trouve du liquide puriforme, ou même du pus séreux.

INFILTRATION TUBERCULEUSE. — FORMATION DES SÉQUESTRES

L'infiltration tuberculeuse des os avait été nettement indiquée par Nichet en 1835 ; l'année suivante Nélaton donnait des taches d'infiltration une description qui est restée classique. Mais faute de l'appui que l'histologie est venue donner plus tard, les conclusions de Nélaton furent vivement contestées. Cependant ses recherches étaient fondées, non seulement sur l'étude exacte des lésions de cette forme anatomique, mais encore sur les rapports fréquents de l'infiltration avec le tubercule enkysté, sur les relations cliniques des deux variétés et enfin sur l'analogie avec ce qui s'observe dans la tuberculose des parties molles. L'œuvre de Nélaton devait survivre.

Les altérations tuberculeuses diffuses du mal de Pott revêtent plusieurs aspects. Nélaton en a décrit deux : l'infiltration grise et l'infiltration purulente, deux degrés successifs du même état pathologique. Tavignot[1] y ajouta l'infiltration lie de vin, ou raréfaction et ramollissement du tissu spongieux avec état violacé de la moelle, et l'infiltration jaune correspondant à un état graisseux médullaire, trouble nutritif tout à fait secondaire dans l'espèce.

Echévéria[2] avait fait de l'infiltration lie de vin le premier degré de l'infiltration tuberculeuse. Cette interprétation n'est certainement pas en rapport avec l'observation. On observe cet état assez souvent au voisinage d'un foyer d'infiltration tuberculeuse et d'autres fois sur des os où l'on n'a pas constaté d'éléments tuberculeux. Il traduit, lui aussi, un trouble de nutrition du tissu osseux et n'indique pas nécessairement la présence des tubercules.

L'infiltration tuberculeuse, comme l'a dit Nélaton, peut se rencontrer isolée, ou bien elle coïncide avec la forme qui dérive de la granulation. Elle se présente à l'œil nu sous la forme de taches grises, opalines et demi-transparentes; ces taches tantôt ont seulement quelques millimètres de largeur, tantôt sont beaucoup plus étendues. D'après Nélaton, leur présence ne modifie en rien la densité du tissu spongieux, et leur contour est nettement limité par une différence tranchée de coloration entre elles et le tissu sain. Ces taches ont été vues par tous les observateurs qui les ont cherchées; mais leur interpré-

---

1. Tavignot, *Recherches sur le mal vertébral de Pott :* journal *l'Expérience,* 1844.
2. Echévéria, *De la nature des affections dites tuberculeuses des vertèbres,* thèse de Paris, 1860, n° 9.

tation a varié. Ceux qui les rattachaient à la tuberculose ne le faisaient que par une induction fondée sur des rapports de coïncidence, raisonnement insuffisant pour entraîner la conviction. On comprend bien que naguère encore beaucoup d'auteurs, Gosselin entre autres, se soient demandé quelle était leur véritable nature. Or il est aujourd'hui démontré non seulement que les altérations initiales sont tuberculeuses, mais que les fongosités adjacentes aux foyers infiltrés, ainsi que celles qui occupent les sillons d'élimination des séquestres infiltrés, contiennent des follicules caractéristiques[1].

L'infiltration débute, comme la granulation grise, par l'apparition de nodules tuberculeux dans la moelle des aréoles ; la seule différence entre les deux états n'est qu'une question d'étendue. Dans la granulation, le processus est limité ; les parties voisines restent saines ou n'offrent que de l'ostéite raréfiante, en vertu de laquelle les trabécules se résorbent à mesure que la lésion progresse excentriquement ; mais cette progression est lente et elle conduit à l'ulcération ou à la caverne. L'infiltration est, au contraire, primitivement beaucoup plus étendue ; la formation nodulaire comprend d'emblée un champ plus vaste, depuis plusieurs millimètres jusqu'à une moitié de vertèbre, un corps vertébral tout entier et, lorsqu'il s'agit des membres, une épiphyse tout entière. J'ai vu la tête du fémur et une partie du col ne former qu'un seul séquestre d'infiltration. Le foyer d'infiltration tuberculeuse est pauvre en

---

1. Consulter : Lannelongue, *Note sur l'arthrite tuberculeuse : Bull. de la Société de chirurgie*, 1878, p. 295. — *Observations d'arthrite tuberculeuse*, in thèse de Priou, Paris, 1878. — *Tubercules des os, tumeurs blanches consécutives : Bull. de la Société de chirurgie*, 1879, p. 867. — *Mémoire sur les abcès froids ou tuberculeux : Bull. de la Société de chirurgie*, 1880, p. 140. — *Coxalgie récente ; cavité tuberculeuse de la tête du fémur, altération à peine marquée de la synoviale :* Société de chirurgie, 1881, p. 9. — *Abcès froids et tuberculose osseuse*, in-8º, Paris, 1881. — *Études sur la tuberculose osseuse et articulaire*, in *Bull. de la Société de chirurgie*, 1882, p. 491. — *Abcès froids tuberculeux du tissu cellulaire*, Paul Bézy, thèse de Paris, 1880. — R. Volkmann, *Ueber den Charakter und die Bedeutung der fungosen Gelenkentzündungen : Sammlung Klinischer Vortrage*, Leipz., 1879. — Kœnig, *Die Tuberculose der Gelenke : Deutsche Zeischrift*, 1879.

vaisseaux ; un grand nombre de capillaires y sont obstrués. Le
processus de résorption de l'os manquant complètement ou
étant très limité, la consistance de l'os n'est en général aucu-
nement diminuée ; elle est parfois augmentée même par la
formation de nouvelles couches d'ostéoplastes autour des trabécules (Kiener et Poulet). Dans quelques cas, le tissu spongieux est condensé d'une manière remarquable.

La seconde phase de l'infiltration consiste essentiellement
dans la nécrose de la masse infiltrée. La nécrobiose est propor-
tionnée exactement à l'étendue de l'infiltration. Toute la zone
infiltrée subit la régression tuberculeuse. Seulement, dans ce
cas, la résorption des parties solides de l'os n'ayant pu se faire,
faute d'échanges nutritifs suffisants, au lieu de matière tuberculeuse caséiforme, c'est un séquestre qui se forme. Ce séquestre est arrondi, à contour régulier, quand l'infiltration se borne
à une tache de quelques millimètres ; il rappelle la forme de la
vertèbre, lorsqu'une portion notable ou la totalité d'un corps
vertébral sont envahis. Dès ce moment, le séquestre ne se modifie plus. A sa périphérie, se forme le sillon d'élimination qui
doit à la longue le séparer des parties vivantes. Une coupe,
pratiquée au niveau du sillon de séparation, montre d'un côté
le tissu osseux condensé du séquestre, de l'autre le tissu normal
ou légèrement modifié par l'ostéite propagée, enfin la zone d'ostéite raréfiante intermédiaire. Le tissu jeune qui se produit en
ce dernier point, ne tarde pas lui aussi à présenter des granulations tuberculeuses à tous les degrés d'évolution.

Telle est la marche du processus d'infiltration ; on voit en
somme qu'il n'est pas différent par nature de celui qui conduit
aux ulcérations et aux cavernes tuberculeuses. L'analogie se
complète encore par ce fait qu'on rencontre parfois les deux
états réunis. On trouve, en effet, quelquefois dans une caverne vertébrale, au milieu de la matière caséeuse, un séquestre plus ou moins volumineux résultant du processus de
l'infiltration. Il est infiniment probable aussi qu'un petit sé-

questre, se trouvant isolé au centre d'un corps vertébral par une zone d'ostéite raréfiante, les fongosités qui en résultent peuvent à leur tour subir la dégénérescence tuberculeuse, et accumuler autour du séquestre la matière caséeuse des cavernes. En un mot, il n'y a pas de raison de croire à l'isolement absolu de ces deux états, enkystement et infiltration, amenant deux formes distinctes en clinique. L'une et l'autre se combinent de diverses façons. La forme infiltrée peut s'unir secondairement à la forme enkystée, ou inversement celle-ci à celle-là, et la présence d'un séquestre d'infiltration dans une caverne pleine de matière caséeuse est le meilleur témoignage de cette alliance.

ALTÉRATIONS SUPERFICIELLES DES CORPS VERTÉBRAUX

Lorsque les altérations superficielles accompagnent les altérations profondes précédemment décrites, elles ne sont en quelque sorte qu'un surcroît de désordres, qui ajoute plus ou moins de gravité à la maladie ; leur étude ressort presque uniquement de l'anatomie pathologique. Il n'en est pas de même lorsqu'elles se présentent isolément ; il n'existe pas alors un mal de Pott dans le sens de déformation vertébrale, car il n'y a pas de gibbosité à proprement parler. C'est une forme nouvelle de tuberculose vertébrale, et pendant longtemps on l'a crue de nature et d'origine différentes. L'erreur était, au surplus, facile à commettre et il n'a fallu rien moins que les travaux de ces derniers temps pour arriver à une conclusion définitive en sens contraire. Examinons d'abord l'apparence extérieure de ces altérations.

Les corps vertébraux sont dénudés, séparés, sur une partie de leur surface, des parties molles et des fongosités, par une collection puriforme, l'abcès froid. Ailleurs ils sont seulement recouverts de fongosités, au-dessous desquelles le tissu osseux est altéré. L'étendue de ces lésions superficielles est souvent considérable : si, en effet, elles peuvent se limiter dans quelques cas à une ou deux vertèbres, à un point même d'une seule vertèbre, limitation peu commune d'ailleurs, en général elles atteignent cinq ou six et jusqu'à douze corps vertébraux (V. pl. II, p. 56), toute une région vertébrale, et même davantage; il est difficile de rencontrer une plus longue série de vertèbres malades que dans une observation de Gros[1], où l'ostéite fongueuse atteignait tous les corps vertébraux, depuis l'axis jusqu'au sacrum ; il est vrai que dans ce cas il y avait à la fois des lésions destructives, qui avaient produit une gibbosité dorsolombaire, et des ulcérations superficielles dans les régions du cou et du dos.

La surface dénudée revêt un aspect variable ; rarement elle est lisse et unie, comme si le périoste avait été simplement décollé ; en général elle est rugueuse, irrégulière, creusée de petites excavations sinueuses, recouverte ailleurs, principalement sur les côtés, de couches osseuses nouvelles plus ou moins épaisses ; tantôt elle est sèche, blanche ou grisâtre, comme si elle était dépourvue de vaisseaux ; tantôt les couches superficielles sont rosées, infiltrées de fongosités qui se substituent peu à peu à l'élément solide de l'os. Au milieu de ces fongosités, se détachent de petites spicules osseuses, blanches ou rosées, demi-transparentes à l'état frais, semblant appartenir à l'os vivant. Parfois aussi on trouve sur une vertèbre un séquestre plus volumineux, encore adhérent ou isolé par une couche de fongosités. Des séquestres analogues, et surtout des spicules d'os, se retrouvent dans l'abcès froid juxtaposé, ou plus loin dans les trajets fistuleux. Il n'est pas rare que le tissu osseux, malgré la dénudation, ait gardé sa consistance normale, ou même soit condensé. Mais lorsqu'il a l'apparence vascularisée

---

1. Gros, *Bull. de la Soc. anat.*, 1859, p. 360.

que lui donne l'infiltration fongueuse, il est raréfié et ramolli ;
il se laisse facilement trancher au couteau et pénétrer par l'extrémité du stylet. Cet état est désigné par le terme de *carie*,
et Boyer, avec plus de précision, l'appelait *carie superficielle*.
Cet auteur nous en a laissé d'ailleurs un tableau frappant.
L'os a conservé « des propriétés vitales, dit-il ; il est gonflé,
ramolli, friable, plus ou moins rapproché de la consistance des
parties molles ; souvent il reste couvert de parties molles envi-
ronnantes, et continu avec elles ; quand il est séparé de ces
dernières et dépouillé, il est quelquefois la base de végétations
charnues, fongueuses ; dans tous les cas, il fournit un écoulement
puriforme, sanieux, de mauvaise nature et d'une odeur remarquable. La nature ne fait aucun effort pour séparer la portion
d'os affectée, à moins que la maladie ne change de nature et que,
par une action qui nous est inconnue, elle ne soit transformée
en nécrose, et toute la région d'os malade privée de vie. » Il
n'y a pas changement de la nature du mal, mais seulement évolution du processus tuberculeux vers la nécrose, qui vient alors
s'ajouter à la carie proprement dite.

CARIE OU OSTÉO-PÉRIOSTITE TUBERCULEUSE SUPERFICIELLE

Le mot *carie* ayant surtout une signification anatomique, il
était à prévoir qu'on l'appliquerait au point de vue nosolo-
gique dans les sens les plus divers. C'est ainsi qu'on a décrit
la carie tuberculeuse, syphilitique, ostéitique, etc. On a également appelé carie les reliquats anciens de l'ostéomyélite aiguë,
ou mieux une forme anatomique de l'ostéomyélite prolongée ;
la lumière est faite aujourd'hui sur cette dernière variété.
Mais à côté de ces caries d'origines diverses, on comprenait
encore naguère sous le nom de carie une espèce morbide
propre, très communément observée, apparaissant de préférence dans le tissu spongieux, ayant une modalité clinique indépendante, bien que ses lésions propres fussent indéterminées.

Les anciens l'avaient magistralement décrite; mais la nature de l'affection variait selon les doctrines régnantes. Avec les humoristes, A. Paré s'arrangeait aisément des difficultés : « La carie, disait-il, se fait dans les os pour ce qu'ils sont froissés, fendus, percés, fracturés, luxés, apostémés et découverts de leur chair. Quand il y a déperdition de la substance de la chair qui les couvrait, ils s'altèrent alors... Aussi quand la plaie est de longue durée, la sanie croupissante dessus s'imbibe en leur substance, et les pourrit [1]. » On peut remarquer encore qu'A. Paré décrit la carie dans le livre de la *Grosse Vérole,* ce qui indique qu'à cette époque le cadre de la vérole était fort étendu, et la même citation prouve que celui de la carie ne l'était pas moins. Les auteurs du commencement de ce siècle ont considéré la carie comme une forme d'ostéite, sans se préoccuper de ce qu'il y a de spécial dans son origine et dans sa nature. Avant eux, Louis [2] l'avait déjà séparée de la nécrose, qui auparavant était considérée comme une *carie sèche* avec exfoliation. « On en a aussi tour à tour, dit Follin [3], distingué les exostoses, le cancer, le tubercule des os. Cette distinction faite, on s'est demandé si la carie était une affection spéciale au tissu osseux, ou s'il était possible de lui trouver quelque analogie avec les affections morbides des parties molles. Or les derniers travaux entrepris dans cette direction tendent à montrer que la carie n'est qu'une des formes de l'ostéite. » Cette conclusion a été celle de presque tous les chirurgiens; c'était celle de Gerdy, de Malgaigne, celle de Nélaton, pour qui « la carie n'est qu'une ostéite développée dans un tissu préalablement raréfié, ramolli, vascularisé; pour ainsi dire, une ostéite aiguë entée sur une ostéite chronique », celle de Gosselin, etc.

Les premiers examens histologiques ne révélèrent non plus

---

1. A. Paré, éd. Malgaigne, le sixième livre, traitant de la grosse vérole, t. II, ch. XXXII, p. 582.
2. Louis, *Mém. de l'Académie de chirurgie,* t. V, p. 355, 1774.
3. Follin, *Traité de pathologie externe,* t. II, p. 628.

aucun caractère spécial à la carie. Pour Volkmann[1], O. Weber, Billroth, la carie est une ostéite raréfiante. Volkmann cependant observe des changements dans l'état des ostéoplastes ; leur contenu a subi la transformation graisseuse ; mais ce fait n'est, selon lui, ni général ni caractéristique.

Cette même dégénérescence graisseuse des cellules osseuses, sans aucun phénomène inflammatoire préalable, constitue au contraire pour Ranvier[2] le phénomène essentiel de la première période de la carie. Du fait de cette régression, de cette mort cellulaire, les corpuscules deviennent autant de petits corps étrangers qui provoquent autour d'eux une ostéite suppurative destinée à les éliminer. L'état graisseux précéderait ainsi l'état inflammatoire et le provoquerait même. On voit par là que Ranvier ne fait pas de distinction entre la dégénérescence graisseuse et la nécrose cellulaire. Admise un instant sans conteste, car elle reposait sur un fait anatomique exact, l'opinion de Ranvier ne tarda pas à soulever des objections sérieuses. Ollier[3] a été un des premiers à la combattre ; pour lui, ce qui est primitif dans la carie, c'est l'inflammation, et non la déchéance des cellules ; celle-ci n'est qu'un effet secondaire et d'ailleurs inconstant. Ollier distingue dans l'évolution de la carie trois périodes : 1° *période de vascularisation et d'infiltration puru- lente ou granulo-graisseuse,* dans laquelle « quelques points jaunâtres, indices d'une suppuration commençante ou d'une régression graisseuse des fongosités médullaires, apparaissent çà et là ; dans laquelle des abcès de voisinage peuvent déjà se montrer ; 2° *période de suppuration et de désagrégation de l'os carié,* caractérisée par la formation de petits séquestres vascu- laires, qu'isolent les fongosités infiltrées, par les abcès et les trajets fistuleux ouverts à l'extérieur : alors sur des points

---

1. Volkmann, *Allg. und special Chirurg. de Pitha et Billroth.*
2. Ranvier, *Bull. de la Soc. anat.,* 1865. — *Archives de physiol. normale et pathologique,* 1868.
3. Ollier, *Dict. enc. des sc. médicales,* 1ʳᵉ série, t. XII, article *Carie,* p. 477.

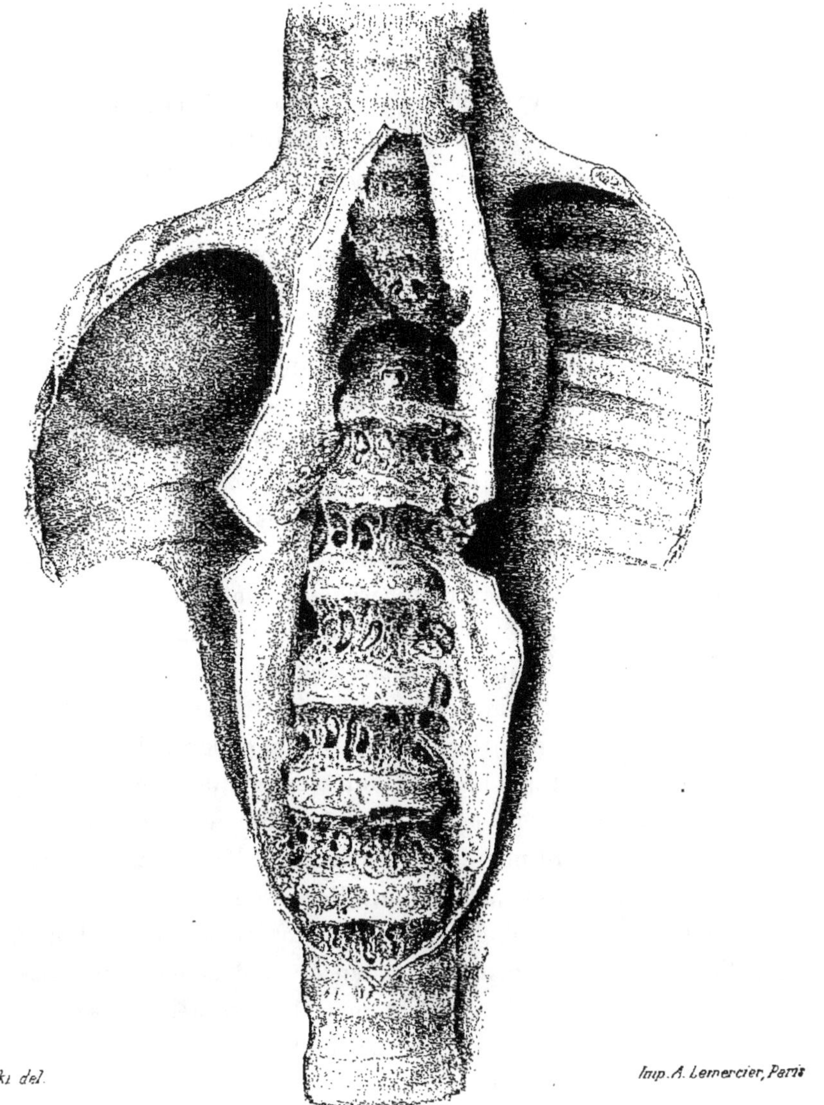

TUBERCULOSE SUPERFICIELLE ÉTENDUE A UN GRAND NOMBRE DE CORPS VER-
TÉBRAUX (CARIE DES ANCIENS AUTEURS); MAL DE POTT SURAJOUTÉ.
On voit a la surface des vertèbres des érosions, de petites ulcérations,
des cavités superficielles, les unes vides, les autres pleines de fongosités
et de pus. Quelques disques intervertébraux sont diminués de hauteur et
n'ont plus une forme régulière. Un vaste abcès tuberculeux prévertébral est en rapport avec ces altérations multiples du squelette. Sous
la plèvre pariétale droite proémine un abcès tuberculeux symptomatique
d'une altération de la troisième côte. (V. Obs. XXXVIII, p. 402)

différents on trouve la première et la deuxième phase, l'une précédant l'autre ; 3° *période de réparation ou substitution d'une inflammation franche à l'inflammation bâtarde*. Ollier, dans ses recherches expérimentales, a relevé encore un fait important, à savoir que l'on ne peut reproduire à volonté la carie. Toute ostéite traumatique plus ou moins aiguë présente une tendance constante à la guérison, dès que la cause irritante est supprimée ; or les plus anciens auteurs savaient déjà que la carie est remarquable par le défaut même de tout travail de réparation durant une longue période d'envahissement. Ollier n'ignore pas d'ailleurs que la carie s'accompagne souvent de lésions tuberculeuses viscérales, que les sujets qui en sont atteints meurent souvent phtisiques ; « mais, dit-il, quelque probable que soit la nature tuberculeuse de l'affection de l'os, rien, ce nous semble, ne permet de trancher la question, en l'absence des granulations caractéristiques. »

La description du chirurgien lyonnais est d'une remarquable exactitude, et, pour affirmer la nature tuberculeuse de la carie, il ne lui manquait que la constatation directe de l'élément spécifique à la période qui précède l'état adulte de la granulation, la connaissance du nodule tuberculeux[1]. Ollier va même jusqu'à affirmer la ressemblance parfaite entre l'évolution des lésions de la carie et celle de la granulation tuberculeuse. L'une et l'autre présentent la même tendance à la dégénération graisseuse, au ramollissement, à la suppuration, le même processus d'envahissement, la même absence de travail réparateur.

Il ne restait qu'un dernier pas à faire pour aboutir à une solution définitive : il a été fait dans ces dernières années. L'entité morbide désignée sous le nom de *carie* doit être envisagée désormais comme une forme lente et progressive de l'infiltration tuberculeuse.

Elle peut exister dans le rachis en dehors des autres formes

---

1. Ollier, *loco cit.*, p. 483.

du processus tuberculeux, comme cela arrive parfois dans les
os du tarse et du carpe, dans les épiphyses des os des membres;
mais le plus souvent elle accompagne les foyers tuberculeux
précédemment décrits. On la constate à la limite des grandes
ulcérations vertébrales, autour des amas caséeux, à la surface
des corps vertébraux, plus ou moins loin de la gibbosité. C'est
à elle qu'appartiennent ces ulcérations superficielles que l'on
constate souvent sur un grand nombre de vertèbres légèrement
atteintes. L'évolution du processus est aisée à comprendre. En
un point du tissu spongieux, le plus fréquemment au voisinage
d'un foyer tuberculeux de médiocre étendue, dans les régions
superficielles des vertèbres, il se fait dans les aréoles une production nouvelle de follicules tuberculeux; ceux-ci évoluent
comme d'habitude vers la dégénérescence graisseuse et le
ramollissement; mais pendant ce temps d'autres aréoles s'infiltrent d'éléments spécifiques qui suivront le même cycle. Aussi
sur la coupe d'un os carié constate-t-on des apparences diverses. Au voisinage de la surface, on trouve des fongosités infiltrées de pus. Dans certains points on voit de petits foyers clos,
restes de follicules ramollis; ailleurs ce sont les mêmes follicules au sein de fongosités vasculaires exubérantes. Les trabécules osseuses plongées au milieu du tissu fongueux, bai-
gnées de pus, s'amincissent par résorption, se divisent en
petits fragments qui constituent des séquestres très particuliers. Jusqu'à ce qu'ils soient complètement séparés, ils ont
continué à vivre et à s'amincir par résorption. Dans certains
points du foyer malade, il n'y a qu'une accumulation de fongosités sans parcelles osseuses : c'est que là les follicules sont
moins nombreux, la vascularisation, plus abondante ; la résorption de l'os y est complète. Les parcelles d'os qui restent sont
versées dans la collection purulente adjacente. Ce sont celles
que Ranvier avait examinées et sur lesquelles il avait constaté
la transformation graisseuse des cellules.

Plus loin, à la limite de la région atteinte, le processus est moins avancé : on n'y trouve qu'une moelle jeune, parsemée çà et là de follicules en voie de formation.

L'évolution du follicule considérée isolément ne diffère pas de ce que nous l'avons vue ailleurs. C'est la même agmination, la même nécrobiose centrale, le même ramollissement purulent. Si l'on compare maintenant la forme carieuse des tubercules osseux aux formes anatomiques précédemment décrites, il est aisé de montrer les analogies et les différences. La granulation est primitivement la forme la plus limitée, elle ne produit qu'un seul foyer de ramollissement central, et l'envahissement périphérique n'a lieu que par résorption progressive du tissu osseux voisin. Dans la tache grise d'infiltration, la formation nodulaire est primitivement très étendue ; la régression tuberculeuse se faisant simultanément sur toute la zone infectée, aucune résorption n'est possible, et comme les vaisseaux sont oblitérés, il en résulte la formation d'un séquestre dont le volume est celui de la partie infiltrée elle-même. Dans la carie, la néoplasie tuberculeuse est aussi, dès le début, plus large que celle de la granulation ; mais ici les follicules évoluent isolément dans les espaces aréolaires où ils apparaissent ; la moelle végète en ces points, se vascularise et prolifère. Elle forme ainsi des granulations, qui se propagent d'espace en espace, amenant tantôt la résorption de cloisons aréolaires, et tantôt la formation de petits séquestres remarquables par leur vascularisation. Les fongosités, gagnant la surface de l'os, se disposent en amas au centre desquels se forment les abcès tuberculeux.

Il n'est pas toujours aisé de démontrer sur une seule pièce anatomique le processus de la carie, tel qu'il vient d'être exposé ; souvent on ne trouve que des fongosités farcies de noyaux ramollis ; les éléments spécifiques plus jeunes font complètement défaut ; mais il suffit que ceux-ci se rencontrent en certains points pour que l'on puisse reconstituer toutes les phases de l'évolution du mal.

POLYARTHRITE VERTÉBRALE TUBERCULEUSE. — AFFECTION SECONDAIRE

L'histoire de la carie conduit tout naturellement à l'analyse d'une forme de l'affection tuberculeuse des vertèbres qu'on a voulu aussi considérer comme une entité à part et distincte du mal vertébral : la polyarthrite vertébrale. Sous ce nom, on a décrit une inflammation primitive des disques intervertébraux.

Si on s'en était tenu là, et si, étudiant mieux les faits, on en avait recherché les causes pour fixer la pathogénie de cette arthrite, si on avait établi des caractères cliniques en harmonie avec ces données, rien de mieux ; mais on ne s'est pas arrêté en si bon chemin. L'arthrite vertébrale primitive a pris bien vite une part du mal de Pott constituant une forme clinique nouvelle de cette affection, d'origine inflammatoire, rhumatismale, etc., s'accompagnant de destructions osseuses spéciales, d'abcès froids, etc.

Jusqu'ici aucun fait positif n'est venu donner un appui à l'existence distincte de l'arthrite intervertébrale primitivement tuberculeuse. Les lésions des fibro-cartilages intervertébraux ne se présentent en effet jamais sans lésions osseuses, dans la tuberculose du moins. Malgré nos recherches, nous n'avons pu trouver une seule observation probante. Dans les grands foyers tuberculeux qui interrompent la continuité des corps vertébraux, les fibro-cartilages ont disparu avec les os ; c'est qu'en effet, lorsqu'une masse tuberculeuse incluse dans un corps vertébral grossit et parvient aux limites de l'os, elle envahit en même temps le fibro-cartilage, qui s'infiltre de fongosités, se ramollit et se désagrège totalement ou en partie. Alors l'altération de l'os est primitive, celle du fibro-cartilage est secondaire ; le fait est évident et n'a jamais été discuté. Mais c'est surtout à propos de la tuberculose superficielle, des larges dénudations osseuses de la carie qui nous ont occupé précédemment, que l'on a décrit indifféremment des lésions inflammatoires ou tuberculeuses primitivement nées dans les espaces intervertébraux, c'est-à-dire dans les disques vertébraux. Il est exact qu'on rencontre assez souvent, à côté d'une dénudation osseuse limitée à une ou deux vertèbres, une disparition totale ou incomplète des fibro-cartilages correspondants. Tantôt leur place est restée vide ; tantôt elle est remplie de fongosités, ou elle contient une substance blanchâtre, épaissie, comme de la poussière osseuse mêlée à du pus tuberculeux. Lorsque la dénudation des vertèbres est très étendue, occupe toute une région du rachis, plusieurs fibro-cartilages sont détruits de la même manière, soit entre des vertèbres contiguës, soit irrégulièrement entre des vertèbres plus ou moins atteintes. Sur une pièce d'Azam de Bordeaux, présentée à la Société de chirurgie par Broca [1], comme un exemple de polyarthrite vertébrale, « les douze vertèbres dorsales sont dénudées et érodées superficiellement ; la première et la dernière ne sont atteintes qu'en partie ; les cartilages intervertébraux ont entièrement disparu et sont remplacés par une bouillie blanchâtre provenant du frottement des os entre eux ; le neuvième cartilage est remplacé par une soudure osseuse qui a été rompue, mais qui sur la pièce est facile à reconnaître ; les vertèbres sont indépendantes les unes des autres, au moins quant à leurs corps. — La plupart des articulations costo-vertébrales sont détruites, et leurs surfaces articulaires, érodées. Deux demi-corps vertébraux ont été enlevés en partie par un trait de scie : leur tissu spongieux était rouge, mais je n'y ai pas vu de tubercule ; ne voulant pas détruire la pièce, j'ignore s'il en est de même des autres corps des vertèbres. »

Quelque remarquable que soit cette observation, par le nombre des cartilages détruits, on n'est pas autorisé à y voir une maladie primitive des articulations plutôt qu'une maladie

1. Broca, *Bulletin de la Soc. de chirurgie*, 1864, p. 100.

des os, non plus qu'à admettre que les cartilages ont été atteints en premier lieu. Comme jusqu'ici on n'a jamais observé une altération tuberculeuse isolée des disques, et que, d'autre part, on a fréquemment l'occasion de suivre le mode d'envahissement inverse, c'est-à-dire des os aux cartilages, je crois que le rachis ne fait pas exception à la règle générale qui s'applique à toutes les articulations. Le mémoire de Ripoll[1], considéré comme l'un des plus importants sur ce sujet, n'apporte absolument aucune preuve qui puisse faire admettre l'arthrite primitive. La plupart des observations manquent de la sanction, ici nécessaire, de l'examen direct par l'autopsie. Les seules données anatomiques qu'on y trouve sont empruntées à Nichet. Mais, dans les observations de Nichet[2], comme dans celles d'Azam, les os sont malades en même temps que les fibro-cartilages. Les lésions osseuses y sont même assez prononcées, comme dans celle où on lit : « La colonne vertébrale est dénudée dans toute la hauteur des régions dorsale et lombaire ; les corps vertébraux, recouverts par une bande de matière purulente et concrète ; les cartilages des troisième et quatrième dorsales, des deuxième et troisième lombaires, étaient détruits. »

On voit que les lésions osseuses ne manquent pas, et rien ne montre qu'elles n'ont pas devancé celles des cartilages. Il en est absolument de même des faits invoqués par Brodie[3] qui, lui aussi, se demande s'il est possible de distinguer cliniquement les lésions primitives des os de celles des cartilages.

Loin de nous cependant la pensée de nier d'une manière absolue qu'on ne puisse voir apparaître primitivement des éléments tuberculeux dans les disques intervertébraux. Ce sont des organes vasculaires à leur périphérie ; leur nutrition paraît assez active, et d'autre part on a, d'une manière tout à fait

---

1. Ripoll, *Essai sur l'arthrite vertébrale*, thèse, Paris, 1850.
2. Nichet, *Sur la nature et le traitement du mal vert. de Pott : Gaz. méd.*, 1835, p. 529-545. Deuxième mémoire sur le même sujet : *Gaz. méd.*, 1840.
3. Brodie, *Pathological and surgical observations on the diseases of the joints.* Fifth edition, 1850. — Ch. xii ; obs. LXV, LXVI et LXVIII.

exceptionnelle, signalé des tubercules dans les cartilages des côtes (Hayem)[1]. Mais ce que nous pouvons avancer, c'est que dans toutes les observations connues d'arthrite tuberculeuse, l'arthrite paraît secondaire, et la destruction des fibro-cartilages semble liée à leur envahissement par les fongosités émanant de l'os ou du périoste, ou bien à un trouble de nutrition qui amène leur désagrégation et leur nécrose.

Le terme d' « arthrite vertébrale » ne nous paraît donc pas justifié, l'arthrite étant consécutive à l'affection tuberculeuse des vertèbres. Du reste, il en est ici comme de la tuberculose des articulations mobiles, du genou ou de la hanche, par exemple. Ces arthrites tuberculeuses ont aussi leur point de départ à peu près exclusivement dans une lésion primitive des os, qui, latente à son origine, envahit plus tard les parties molles et la cavité articulaire, et si on leur applique l'épithète d'arthrite, c'est pour ainsi dire à tort, et uniquement en raison de l'importance prédominante des troubles articulaires. Mais au rachis cette raison ne saurait prévaloir, attendu qu'en dehors de la non-justification anatomique, il n'en découle en clinique aucune considération nouvelle qui mérite qu'on s'y arrête. Cependant, dans le cas de tuberculose superficielle, la destruction des fibro-cartilages intervertébraux joue mécaniquement un rôle ; elle constitue une solution de continuité dans la série des corps vertébraux ; de là une inflexion de la colonne vertébrale, qui ramène au contact deux vertèbres superposées. Lorsque cette inflexion n'est pas empêchée par les jetées osseuses extérieures, qui la préviennent assez souvent, il se produit une certaine courbure antérieure, dont les degrés s'additionnent en raison directe du nombre des fibro-cartilages détruits. Nous n'avons pas besoin d'insister sur ce fait que la gibbosité ne présente pas en général le carac-

____

1. Hayem, *Bull. Soc. anat.*, 1865, p. 424.

tère anguleux, à moins toutefois que les surfaces osseuses ne s'ulcèrent mutuellement par leur compression réciproque ; c'est ce qui arrive assez souvent. Nichet et Nélaton ont décrit, en effet, une déformation des corps vertébraux malades en forme de coin à sommet antérieur. Ces auteurs supposaient que, par suite des mouvements du rachis, les corps des vertèbres en contact frottaient l'un sur l'autre, et qu'ils subissaient de la sorte une usure mécanique. « On voit, dit Nélaton, chaque portion de cylindre se tailler en forme de coin, dont la base est tournée en arrière et le sommet en avant. La gibbosité se prononce alors d'une manière lente et graduelle. Nous admettons donc pour l'infiltration tuberculeuse cette usure mécanique que nous avons rejetée précédemment ; mais il faut bien remarquer qu'ici les circonstances sont bien différentes. Nous admettons l'usure du tissu nécrosé, et non celle du tissu osseux vivant ; nous sommes en outre autorisé à l'admettre : 1° par la forme de coin que prend ordinairement le corps des vertèbres qui s'usent ; 2° par la présence d'un résidu de poussière osseuse que l'on trouve constamment alors dans le foyer ou dans la sanie purulente qui s'en écoule [1]. » Contrairement à Nélaton, je doute que ce soient des séquestres qui s'usent ainsi en coin. Un séquestre solide ne change guère de forme. La poussière osseuse qui se rencontre parfois dans la cavité tuberculeuse n'est pas non plus le résultat d'une sorte de frottement de lime entre deux vertèbres ; elle se trouve dans toutes les variétés de lésions tuberculeuses des os, même dans les cavernes centrales des vertèbres, et elle est dans tous ces cas le résultat de l'ostéite tuberculeuse.

---

1. Nélaton, *Éléments de pathologie chirurgicale*, 1re édition, t. II, p. 107.

RÉPARATION DES LÉSIONS OSSEUSES

La guérison du mal de Pott est d'observation journalière ; on doit en étudier le processus anatomique.

L'apparition du travail réparateur dans le foyer vertébral n'implique nullement un arrêt de l'envahissement tuberculeux. On voit souvent la lésion tendre à la guérison par certains côtés, tandis qu'elle progresse sur d'autres ; de telle sorte que dans une autopsie on peut rencontrer tous les degrés et toutes les variétés de la réparation.

A l'exemple de Bouvier, nous envisagerons trois cas différents : l'érosion superficielle, la caverne limitée sans déformation extérieure des vertèbres, la coupure complète des corps vertébraux.

L'érosion ou carie superficielle (Boyer) guérit fréquemment, surtout chez les jeunes sujets. La raréfaction du tissu osseux se limite ; il se produit une lame mince de tissu compact sur toute la surface ulcérée. L'abcès, s'il en existe, disparaît, soit par évacuation de son contenu, soit par résorption ; sa paroi fongueuse se rétracte, se transforme en tissu fibreux, et il reste finalement une cicatrice adhérente à la surface de l'os.

Une caverne tuberculeuse peu étendue, ne modifiant pas la forme générale du corps vertébral, peut guérir par enkystement de son contenu ; celui-ci se transforme, la partie liquide se résorbe ; il se réduit à une masse dure, pâteuse, desséchée, et souvent infiltrée d'une certaine quantité de sels calcaires. D'autres fois la caverne ouverte à la surface des vertèbres évacue son contenu, puis se comble de fongosités qui s'organisent en tissu fibreux persistant ou destiné à s'ossifier plus tard.

Lorsque le foyer de destruction est plus étendu et comprend une ou plusieurs vertèbres, le travail de réparation ne diffère pas, quant à son processus général, de ce qu'il était dans les cas précédents. Cependant il présente certaines variétés qu'il convient de faire connaître ; elles portent sur la manière dont le contenu du foyer se résorbe et dont la paroi s'organise. Le contenu se trouve évacué dans les diverticules des abcès, lorsqu'il en existe ; mais si le foyer est nettement limité à la région malade, sans aucun prolongement, il se résorbe souvent en grande partie ; on n'en retrouve le plus souvent que quelques débris sous forme de mastic durci ou de matière crétacée. Ces débris peuvent persister fort longtemps. Plusieurs années après la guérison la plus complète, il y en a le plus souvent encore au milieu de la soudure osseuse. Il est beaucoup plus rare que la résorption se fasse en sens inverse, et qu'après disparition des éléments solides il reste une collection séreuse enkystée dans le foyer en voie de réparation. Nous avons rencontré plusieurs fois ces kystes séreux d'origine tuberculeuse dans les abcès froids rattachés ou non à une lésion du squelette, et je ne crois pas qu'on leur ait encore donné leur véritable interprétation. Nous avons vu à la fois, sur un même malade, un abcès froid à contenu purulent et une collection séreuse juxtaposée. Ces deux collections, toutes deux rattachées à une lésion de la neuvième côte, montraient deux périodes différentes de l'évolution d'une même lésion pathologique [1]. Dans le mal de Pott, de pareilles collections séreuses n'ont été vues que très rarement ; Morel-Lavallée en a rapporté un exemple à la Société de chirurgie [2]. A l'autopsie d'un jeune enfant qui avait succombé avec une gibbosité, ce chirurgien avait trouvé, « à la place d'une vertèbre, une cavité spacieuse, régulière, circonscrite par une membrane épaisse et lisse, et renfermant un liquide transparent semblable à du mucus ». Il demandait à la Société « de quelle nature était cette singulière affection ». La question ne reçut alors aucune réponse ; on peut dire aujour-

1. *Abcès froids et tuberculose osseuse*, Paris, 1881, p. 51.
2. Morel-Lavallée, *Bull. et Mém. de la Société de chirurgie*, 1858.

d'hui que Morel-Lavallée avait eu sous les yeux un exemple
de cavité tuberculeuse transformée, marchant vers la guérison.
Le liquide séreux se serait sans doute résorbé plus tard, si le
sujet avait survécu.

La réparation proprement dite, conduisant à la consolidation
du rachis par la soudure de ses deux tronçons, se fait fort lentement ; elle n'est complète qu'au bout de plusieurs années. Elle
résulte de modifications de la paroi fongueuse du foyer qui
suit une marche variable. Dans quelques cas assez rares, les
fongosités s'organisent d'abord en une membrane fibreuse,
épaisse, régulière, constituant une sorte de cal fibreux. A l'autopsie d'une petite fille de six ans et demi qui présentait depuis
longtemps une gibbosité dorsale, et qui a succombé aux suites
d'une broncho-pneumonie tuberculeuse, nous avons trouvé
cette variété de consolidation fibreuse du rachis. Les lésions
osseuses portaient sur la neuvième vertèbre dorsale, qui était
complètement détruite ; sur les septième, huitième et dixième
dorsales, moins profondément atteintes. Le tronçon supérieur
était fortement incliné sur l'inférieur, de sorte que la face antérieure des septième et huitième dorsales s'était mise en contact avec le bord supérieur de la dixième. Dans l'ouverture de
l'angle ouvert en avant existait une masse de tissu fibreux très
dur occupant la partie médiane et les parties latérales. L'union
des deux tronçons se trouvait si étroitement établie, qu'on ne
pouvait leur imprimer aucun mouvement de latéralité ; il restait seulement une légère mobilité dans le sens de la flexion.
Sur une coupe médiane antéro-postérieure, ces productions
fibreuses avaient une épaisseur de plus d'un centimètre, et il
n'y avait d'autre trace du ramollissement tuberculeux qu'un peu
de matière caséeuse desséchée au milieu du tissu lardacé. La
guérison de la lésion locale était évidemment très avancée,
mais il restait encore de petits séquestres adhérents aux surfaces
des vertèbres ou libres dans la masse précédente. La consolidation se serait sans doute complétée plus tard par l'ossification

du cal fibreux, si le sujet n'avait pas succombé à une complication pulmonaire. L'abondance du tissu fibreux de réparation était exceptionnelle dans ce cas. En général, la soudure osseuse s'effectue plus directement entre les surfaces rapprochées sans l'intermédiaire d'une hyperplasie conjonctive aussi abondante. Elle peut se faire de deux manières : par soudure intermédiaire, ou par jetée périphérique ; quelquefois par les deux processus simultanément. On pourrait donc, à ce point de vue, établir un rapprochement entre le mal de Pott et les fractures, en distinguant deux variétés de cal : un cal interfragmentaire et un cal périphérique.

Il n'est pas rare de trouver, à côté des masses fongueuses, des productions osseuses nouvellement formées à la surface des vertèbres malades. Ces ostéophytes sont en général peu abondantes, et c'est là un caractère commun aux lésions tuberculeuses : la néoplasie réparatrice est peu active. Cette observation se vérifie pour la tuberculose ganglionnaire, pour les ulcérations tuberculeuses, quel que soit leur siège, comme pour la tuberculose osseuse. Il serait facile à cet égard de faire ressortir le contraste existant entre l'hyperostose considérable qui se développe dans l'ostéomyélite infectieuse de la période de croissance, et l'hyperostose irrégulière et toujours beaucoup plus limitée de la tuberculose osseuse. Cependant des masses d'os nouveau peuvent se former au voisinage du foyer du mal de Pott, tantôt avec une forme régulière, tantôt avec une surface rugueuse et des contours déchiquetés ; rarement elles s'étendent au loin. Toutefois, elles réunissent dans certains cas plusieurs vertèbres entre elles par des jetées périphériques. Ces jetées osseuses extérieures siègent de préférence sur les parties latérales des corps vertébraux, d'un seul côté ou des deux. Les apophyses transverses et les extrémités postérieures des côtes sont quelquefois englobées dans cette ankylose osseuse périphérique. Mais celle-ci manque souvent, et la consolidation se fait alors exclusivement dans l'intervalle des deux tronçons,

par un cal intermédiaire. La perte de substance se comble
plus ou moins complètement par de l'os nouveau. Sur quelques sujets, dont la guérison était sans doute très ancienne, ce
genre de réparation se voit à son degré le plus complet. Des
fragments et des débris de vertèbres sont englobés dans une
masse osseuse étendue de l'un des tronçons à l'autre ; la surface de ce cal est lisse et régulière ; son diamètre et sa forme
se rapprochent sensiblement de l'état normal. Quelquefois une
portion d'un corps vertébral déjetée latéralement peut rester
isolée en quelque sorte en dehors du tissu de réparation. Enfin,
dans beaucoup de cas d'affaissement complet, la soudure
se fait directement entre les fragments engrenés, et l'on ne
remarque alors que fort peu de tissu osseux de nouvelle formation.

Quel que soit le genre de réparation auquel on ait affaire, il
persiste toujours des traces suffisantes de la perte de substance,
pour indiquer à peu près sûrement, s'il en était besoin, la nature de l'affection. Même dans les cas où la réunion est parfaite,
on retrouve encore quelque part une ou plusieurs cavernules
remplies tantôt de tissu fibreux, tantôt de matière caséeuse et de
grumeaux calcaires ; parfois même il s'y trouve un petit séquestre. Ces excavations sont apparentes et ouvertes à la surface
du rachis, ou bien on ne les reconnaît qu'en pratiquant des
coupes sur les corps vertébraux et sur la soudure. La connaissance de ce fait a son importance ; car elle sert à expliquer
certaines récidives du mal de Pott, survenues après une période
quelquefois longue d'une guérison qu'on avait toute raison de
croire définitive.

Il n'y a pas lieu d'insister sur le processus histologique de la
réparation. On peut le résumer en quelques mots : arrêt dans le
travail d'envahissement tuberculeux, résorption ou élimination
des produits de dégénérescence, néoformation fibreuse ou
osseuse qui comble la solution de continuité en rétablissant
une solidité plus ou moins grande et en général suffisante.

Les conditions qui favorisent la consolidation ne sont nullement en rapport avec l'étendue de la destruction osseuse, ni avec le degré de la déformation : tel sujet guérit avec une énorme gibbosité, tel autre succombe sans aucune déformation. L'étude clinique de la maladie déterminera les circonstances qui conduisent à une terminaison heureuse ou malheureuse.

NOTE HISTORIQUE

DOCTRINES ANCIENNES SUR LES TUBERCULES DES OS

Les masses tuberculeuses que l'on connaît depuis Nélaton sous le nom de tubercules enkystés, semblent avoir été vues dès les plus anciens temps de la médecine. Hippocrate, en parlant des individus porteurs de gibbosité sus-diaphragmatique de cause interne, définit anatomiquement leur maladie en ces termes : « Le plus souvent, ils ont dans les poumons des tubercules durs et crus; en effet, la cause de la gibbosité et la distension qui en résulte tiennent, la plupart du temps, à de pareilles agglomérations, avec lesquelles les ligaments voisins se sont trouvés en communication [1]. » Il est difficile de concevoir que les *phymata* d'Hippocrate désignent autre chose que des lésions tuberculeuses, quelle que fût d'ailleurs l'idée qu'on se fît de leur nature dans l'antiquité. Les commentaires de Galien [2] n'ajoutent rien de nouveau. Dans le moyen âge, la tradition hippocratique s'obscurcit. « Il y a aussi des causes internes, dit Guy de Chauliac, comme des humeurs crues, visqueuses et qui donnent occasion aux vertèbres de se déplacer facilement. Les vents peuvent aussi en être les causes, en frappant et en pous-

1. Hippocrate, *loc. cit.*, des *Articulations*, § 41, *Incurvation de l'épine par cause interne.*

2. *Hippocratis de Articulis liber et Galeni in eum commentarius tertius*, Galien, éd. de Kühn, t. XVIII, pars I, p. 492. — *Quibus ob morbos trahuntur ut gibbum efficiant.*

sant les vertèbres hors de leurs articulations ; quelquefois il y
a des tumeurs qui les poussent aussi ; d'autres fois, une toux
violente et longue, ou une intempérie sèche, qui fait qu'elles se
retirent et quittent leur situation naturelle [1]. » Dans les doctrines arabes, tout est confondu ou bien incompréhensible.
Disons seulement, au point de vue de l'histoire des mots, que le
mal vertébral était pour les Arabes un *spina-ventosa,* expression
qui n'était nullement réservée aux maladies des petits os de la
main et du pied. On voit quel rôle jouaient alors les humeurs et
les ventosités.

A. Paré [2] nous parle aussi de la cause interne, qui « est une
fluxion d'humeurs envoyées sur les rouëlles de l'espine et sur
leurs ligaments, ou de tout le corps ou de quelque partie ; ou
l'imbécillité même des rouëlles et ligaments qui amassent telles
superfluités ; ou une douleur qui les y attire ». Nous ne rappelons ces anciennes opinions que pour montrer quel chemin il y
avait à faire pour rentrer dans la voie de l'observation anatomique.

Au xviie siècle, on revient à la doctrine d'Hippocrate et de
Galien. Séverin décrit une gibbosité due à l'existence des
tubercules vertébraux, mais il ne fait que commenter Hippocrate en citant longuement le texte de Galien, sans d'ailleurs
en faire l'aveu [3]. C'est donc sans beaucoup de raison que
quelques auteurs lui attribuent le mérite d'avoir le premier
décrit les tubercules osseux. Il est juste du moins de lui accorder qu'il insiste sur la gravité du pronostic. Nélaton rappelle

1. *La Grande Chirurgie de maistre Guy de Chauliac, médecin de l'Université de
Montpellier,* traduit par maistre Simon Mingelousceaux, médecin juré de la ville
de Bourdeaux, édit. 1672. — *Des Maladies du col et de la bosse du dos,* p. 668.

2. A. Paré, édition de Malgaigne, liv. XV, t. II, p. 362.

3. *Vertebrarum quidem ossa per se neque pervertuntur a tuberculis neque trahuntur, sed primum vitium est in iis corporibus quibus vertebræ alligantur. Igitur
ubi ad vertebras tuberculum oriatur, quum in tumoren assurgit atque augetur ab
interiori sive priori parte (utroque enim vocabulo appellatur) necesse est ut tuberculum
sequantur ligamenta atque hæc rursus vertebræ.* Ce passage assez obscur est à la
fois dans Galien, : *Hippocratis de Articulis liber,* etc., édit. de Kühn, t. XVIII,
pars I, p. 492, et dans Séverin, *De Gibbis,* etc., *editio ultima,* 1724, p. 385, cap. iii.

que Traugott Gerber (1735) et Frédéric Haacke ont disserté
sur la gibbosité tuberculeuse. Mais ce n'est que sous l'impulsion donnée à l'étude anatomique des tubercules par Bayle et
Laennec que naissent enfin les premiers travaux importants
sur la tuberculose osseuse, dont le territoire de prédilection
semblait être le rachis. Alors se succèdent les recherches de
Delpech, de Paletta, de Nichet, de Nélaton.

Après les premiers travaux de Nélaton (1835) commence
une longue période de discussion sur la nature du mal vertébral. Quelques rares chirurgiens se rattachent à l'opinion de
Nélaton, et adoptent sa description des tubercules enkystés et
de l'infiltration tuberculeuse (Parise, Lenoir, etc.). D'autres, le
plus grand nombre, tout en admettant volontiers le tubercule
enkysté, gardent des doutes sur la nature de l'infiltration de
Nélaton, faute de preuves directes convaincantes. C'est par les
termes d'ostéite raréfiante ou condensante, de carie que l'on
désigne généralement ces lésions du rachis. On se borne à
dire qu'il y a une inflammation du tissu osseux, sans se préoccuper de sa cause déterminante.

L'apparition de la doctrine dualiste de Reinhardt et surtout
de Virchow, en séparant les altérations caséeuses des lésions
tuberculeuses, n'a pas peu contribué à obscurcir la question
et à retarder la restauration définitive du tubercule spécifique
tel qu'il était compris par Bayle et Laennec. Charles Nélaton [1]
rappelle avec beaucoup d'à-propos, dans sa thèse, l'opinion
émise encore par Gosselin en 1878. « L'infiltration tuberculeuse
telle que Nélaton le père la comprenait en 1835, n'est plus
admise par personne. Mais les taches blanches du tissu spongieux décrites par ce chirurgien restent; comment se produi-
sent-elles? »

A l'époque où Gosselin parlait de la sorte, des recherches
importantes étaient poursuivies simultanément en Allemagne

1. Charles Nélaton, *Le tub. dans les aff. chirur.*, th. d'agrég., 1883, p. 63.

et en France. Elles ont amené dans les opinions régnantes un changement qui paraît aujourd'hui universellement admis. Non seulement la doctrine de Laennec, reconnue vraie, a été réédifiée avec éclat, mais le champ de la tuberculose osseuse a été considérablement agrandi ; il a conquis tout le terrain de la carie proprement dite, et le groupe si vaste des maladies désignées sous le nom de tumeurs blanches lui appartient presque en entier. La découverte du bacille spécifique est venue confirmer les données que l'anatomie pathologique, la clinique et l'expérimentation venaient d'établir d'une manière si positive.

DEUXIÈME LEÇON

Pachyméningite. — Historique. — Delpech, Louis, Ollivier (d'Angers), Charcot et Michaud.

Description de la pachyméningite. Sa nature tuberculeuse. Ossifications de la dure-mère, granulations sur cette membrane, hémorrhagies à la surface de la moelle.

Altérations de la moelle. — Changement de direction, de forme, de volume, de consistance. Myélite transverse, altérations histologiques de la moelle.

Dégénération secondaire. Faits anatomiques, direction des faisceaux nerveux dans la moelle. Disposition des faisceaux dégénérés (Bouchard). Faits qui échappent à la loi ordinaire (Michaud).

Régénération de la moelle. Notions de physiologie normale ; peu de faits pathologiques probants.

Altérations des nerfs. — Névrite interstitielle et parenchymateuse, troubles trophiques consécutifs.

ANATOMIE PATHOLOGIQUE
(*suite*)

ALTÉRATIONS DES PARTIES MOLLES

Les altérations osseuses du mal de Pott sont liées presque toujours à des lésions des parties molles prévertébrales, ou intra-rachidiennes. Il semblerait naturel tout d'abord de rapporter ces lésions secondaires à l'influence mécanique de la déviation elle-même ; mais il n'en est rien le plus souvent. A part les courbures aortiques, toutes les modifications qu'il me reste à décrire sont le résultat de la propagation des altérations initiales, et elles démontrent une fois de plus leur nature infectieuse. On les observe à la fois en avant du rachis et dans le canal rachidien.

Les premières nous occuperont tout d'abord ; elles consistent en infiltrations fongueuses, en abcès symptomatiques, en adénites spécifiques, en granulations disséminées, en déviations des organes adjacents. Elles occupent l'*angle rentrant* du rachis, c'est-à-dire l'espace angulaire à sommet postérieur

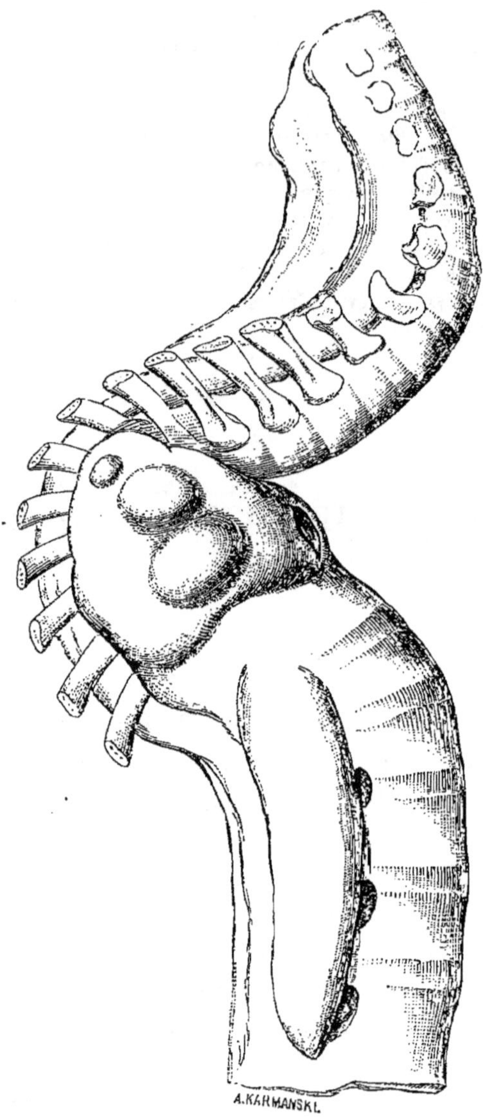

FIG. 7. — Angle rentrant; aspect des parties molles. Abcès tuberculeux multiples; quelques-uns sont indépendants du foyer vertébral. (Voir obs. XII, p. 365.)

compris entre les deux segments du rachis. L'intensité

des désordres correspond aux diverses phases de l'affection.

Au début, ce sera l'infiltration fongueuse du grand surtout
ligamenteux, son décollement, son soulèvement par des masses
caséeuses ou par des débris d'os provenant de l'effondrement.
Mais plus tard le ligament est ramolli, transformé, détruit
comme ligament, et remplacé par un amas plus ou moins épais
de fongosités ; quelquefois même on rencontre à son niveau des
épaississements conjonctifs plastiques, formant comme une
tumeur qui remplit l'angle rentrant, et qui est en rapport avec les
viscères ou organes voisins, déformés, déviés, entraînés. Quelle
que soit l'apparence des désordres, l'évolution naturelle conduit
à la formation d'un ou de plusieurs abcès dans l'angle rentrant.

Ces abcès présentent les plus grandes variétés. Il y en a un
ou plusieurs ; ils occupent souvent la partie médiane, où ils
constituent des tumeurs saillantes en avant, arrondies, en
général peu volumineuses ; chez d'autres sujets, ils sont placés
dans les gouttières vertébrales, des deux côtés ou d'un seul.
Une même tumeur, ouverte en arrière dans la coupure vertébrale, peut présenter trois loges, une médiane et deux latérales,
toutes en communication entre elles ; dans un deuxième cas,
les deux, les trois tumeurs sont indépendantes les unes des
autres, quoique en rapport avec le foyer vertébral. D'autres
fois, les abcès sont multiples, les uns plus gros, les autres plus
petits, et n'ont aucun rapport direct avec le foyer primitif ni les
uns avec les autres. Enfin, dans beaucoup dans circonstances,
le plus communément, dirai-je, surtout au cou et aux lombes,
les abcès partent de l'angle rentrant par une sorte de col, et
de là ils s'étendent à des régions plus ou moins éloignées.
Tel est l'exposé sommaire des lésions qu'on rencontre au
niveau de l'angle rentrant ; il convient d'y ajouter la déviation
plus ou moins marquée des organes qui sont restés adhérents
au rachis ou aux poches des abcès. Cette étude suivra celle
des abcès eux-mêmes.

ABCÈS SYMPTOMATIQUES

La membrane qui ferme en avant la cavité tuberculeuse, parvenue à la surface des corps vertébraux, est constituée d'abord par le périoste vertébral, doublé par le ligament commun antérieur. Plus tard, à mesure que l'affection progresse, ces organes normaux se confondent dans une paroi adventice fongueuse, qui contient des tubercules à tous les degrés de développement, comme la membrane des abcès froids. La collection prévertébrale, quelque peu étendue qu'elle soit, a déjà par son origine, son contenu et son enveloppe la plus entière ressemblance avec les abcès tuberculeux. Sa cavité contient du pus séreux, de la matière caséeuse, des débris osseux, des séquestres, tous ces éléments ou quelques-uns d'entre eux. L'étendue de la paroi est en rapport avec le nombre des vertèbres ulcérées ou détruites. Son épaisseur, très variable, de même que sa résistance, peuvent s'accroître considérablement en cas de guérison, et former, comme dans une observation rapportée précédemment, une sorte de tumeur, un cal fibreux unissant les deux tronçons du rachis. Mais si, dans un certain nombre de cas, le foyer reste ainsi limité au-devant des vertèbres malades, le plus souvent la paroi se développe d'une manière progressive ; ainsi se forment les abcès migrateurs, qui peuvent acquérir de larges proportions et s'étendre fort loin de la région d'origine. Les grosses collections qui s'observent communément dans le mal de Pott se rattachent donc en général au foyer vertébral.

Elles avaient certainement été vues par les anciens, mais leur mode d'apparition n'était pas éclairci. Au siècle dernier, Le Dran (1734) fait l'autopsie d'un enfant qui depuis trois ans avait senti de la douleur dans l'épine vers la jonction de la dernière vertèbre du dos avec la première des lombes, et auquel, après une longue hésitation, il avait ouvert (par une incision en croix et en réséquant les quatre angles) une *collection de pus* devenue superficielle à la région lombaire; il trouve « le corps de la dernière vertèbre du dos et les apophyses transverses des trois supérieures des lombes cariés ». Il ajoute : « Probablement c'était là qu'il s'était formé d'abord une tumeur symptomatique, phlegmoneuse ou érysipélateuse, accompagnée ou suivie de carie. » Cet abcès se prolongeait aussi dans la fosse iliaque jusqu'au-dessous du ligament de Fallope. On voit que Le Dran n'était pas bien fixé sur la question de savoir si la *collection de pus,* comme il l'appelle, avait précédé ou suivi la carie vertébrale[1]. David[2] (de Rouen), Percival Pott[3], B. Bell[4], reconnaissent cinquante ans plus tard que c'est la carie qui est l'affection primitive. Encore Percival Pott garde-t-il sur ce point une certaine réserve. « Contre l'opinion générale, dit-il, la carie est plus souvent une cause qu'un effet de ces abcès. » B. Bell est l'un des premiers qui affirment l'origine des abcès dans la lésion vertébrale.

Depuis longtemps on avait désigné d'une façon générale les abcès froids sous le nom d'abcès par congestion, pour les opposer aux abcès inflammatoires. Mais cette expression d'abcès par congestion n'a pris la signification qu'on lui donne aujourd'hui que depuis Desault et depuis l'ouvrage de Boyer. Gerdy a créé le terme d'abcès ossifluents, indiquant bien leur origine et leur tendance à s'ouvrir loin de cette origine. Ce sont surtout les abcès froids ossifluents du mal de Pott qui ont le caractère migrateur.

La nature de ces collections était restée à peu près complètement ignorée. On avait vu souvent leur contenu constitué en grande partie ou en totalité par de la matière caséeuse appelée

1. Le Dran, *Observations de chirurgie,* etc., 1731, t. II, p. 117.
2. David, *loco cit.,* p. 95 et suivantes.
3. P. Pott, *loco cit.,* deuxième Mém., 1783, traduit en français en 1792, t. III, p. 135.
4. B. Bell, *of Lumbar abcesses,* in *System of surgery,* 1787, t. V, p. 419.

aussi tuberculeuse, sans que ce nom eût jamais éveillé l'idée que
l'abcès froid fût pour cela tuberculeux. La cavité de l'abcès froid,
creusée, disait-on, par refoulement dans les interstices des organes, est tapissée par une « membrane lisse, tomenteuse, tantôt
grisâtre, tantôt rougeâtre, quelquefois marquée de plaques ardoi-
sées » (Follin), « prétendue membrane granuleuse » (Terrier).
A cette membrane granuleuse, formée de tissu embryonnaire
suppurant, de bourgeons charnus, on n'avait jamais attribué de
caractères spécifiques. Hunter l'avait déjà décrite, et Delpech
l'avait appelée pyogénique. C'était tout simplement un tissu
de prolifération analogue en tout point à la couche granuleuse
qui recouvre la surface des plaies. Nous avons montré que
cette membrane limitante était, au contraire, la partie essentielle, la partie active de l'abcès symptomatique. Elle joue le
rôle principal dans l'évolution de l'abcès. C'est elle qui fait que
l'abcès progresse ; ce sont les modifications qu'elle subit qui
produisent un arrêt dans cette progression, et par suite la
régression et la guérison. Le contenu est habituellement inerte
à ce point de vue ; il l'est autant qu'aucun élément infectieux
n'est importé du dehors, et ne vient semer les germes de la
septicémie, c'est-à-dire en général aussi longtemps que le foyer
est fermé anatomiquement et physiologiquement. La plupart
des auteurs (Boyer, Nélaton, Follin, etc.) avaient distingué les
abcès froids des parties molles des abcès ossifluents, distinction
artificielle reposant sur ce seul fait que leur lieu de développement est différent, mais n'indiquant aucune différence de
nature. Il est établi aujourd'hui que la lésion essentielle et
primitive de l'abcès froid, ossifluent ou non, est l'élément
tuberculeux. La membrane granuleuse mérite le nom de tuberculogène ; elle est constituée par un tissu embryonnaire infiltré
de tubercules adultes, de follicules dégénérés ramollis, suppurés
dans la zone adjacente à la cavité. Ces tubercules déversent
leur contenu dans la collection, qui n'a pas d'autre origine.
Dans la zone avancée, zone active ou d'infiltration, on ne

trouve qu'un tissu jeune constitué par une néoplasie conjonctive, embryonnaire, au milieu de laquelle on rencontre çà et là
les cellules géantes et les groupes cellulaires du nodule tuberculeux. En un mot, la membrane dégénère par sa face cavitaire,
prolifère et progresse par sa face externe, adhérente aux tissus adjacents. On doit retenir de cette conclusion que l'abcès
froid n'est pas une collection purulente comparable à celle de la
suppuration aiguë du phlegmon. L'abcès froid et l'abcès chaud
sont deux états pathologiques qui diffèrent par leur origine étiologique, par leur marche clinique et par leur nature essentielle : l'abcès froid naît par dégénérescence du tissu des tubercules; c'est à proprement parler un tuberculome. Mais gardons
le mot ancien en lui donnant la signification nouvelle.

Les abcès tuberculeux sont tellement fréquents dans le mal
de Pott, qu'on pourrait dire que leur existence est la règle. Lors
même qu'on ne les découvre pas durant la vie et que les sujets
guérissent sans collection apparente, on n'est pas en droit de
dire qu'ils n'existent pas : car ils peuvent rester cachés au-devant
et sur les côtés de la colonne vertébrale. A l'autopsie on en
trouve à peu près toujours ; sur plus de cent maux de Pott que
j'ai examinés personnellement, je ne me souviens d'avoir vu
l'abcès manquer qu'une fois; encore dans ce cas le foyer vertébral contenait-il de la matière tuberculeuse et pouvait-il être
assimilé à un abcès. Fréquemment ces abcès restent fort petits,
ne dépassent pas le volume d'un marron, d'une pomme. On ne
peut constater leur existence dans la cavité thoracique, où ils
se trouvent profondément cachés. Il faut souvent, pour qu'ils
deviennent apparents, qu'ils fassent une longue migration, et
qu'ils acquièrent par conséquent une longueur et souvent un
volume considérables.

Exceptionnellement un abcès tuberculeux pénètre dans le
canal rachidien et s'y développe entre la paroi osseuse et les
méninges, soit dans une direction descendante, soit, ce qui est
moins fréquent, dans une direction ascendante. Il sera question

de cette variété peu commune à propos des lésions de la moelle

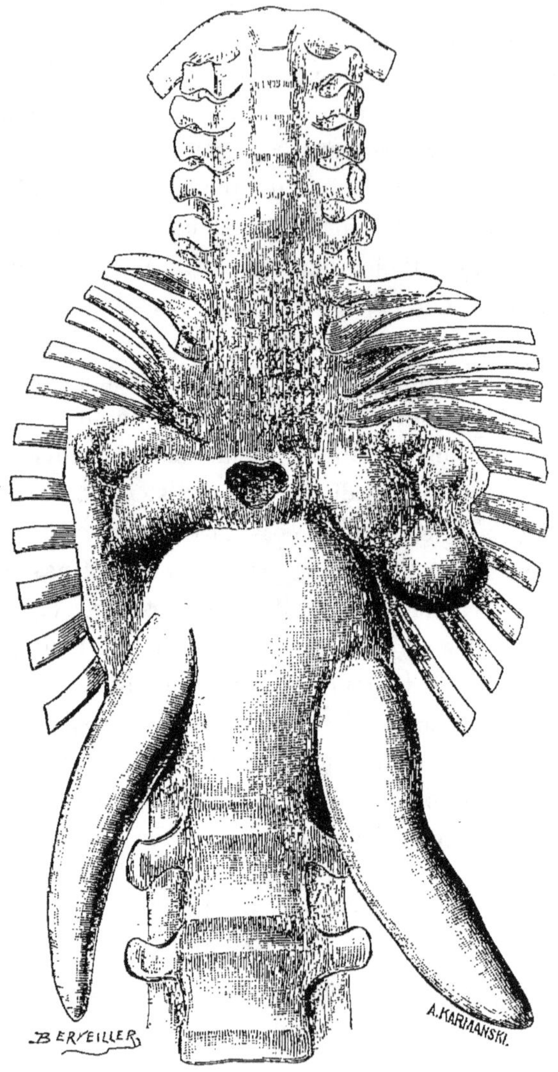

FIG. 8. — Tuberculomes multiples symptomatiques d'un mal de Pott dorsal. Quelques poches tuberculeuses sont indépendantes du foyer vertébral. (Voir obs. XII, p. 365.)

et des méninges. Dans la généralité des cas, c'est en avant du rachis que les abcès naissent et évoluent complètement.

Ils font saillie au-devant ou sur les côtés de la cavité tuberculeuse intra-vertébrale, d'abord sous la forme d'une tumeur arrondie, sessile ; puis, en grandissant, ils prennent une forme allongée en poire ou en cylindre irrégulier ; plus tard, c'est un trajet étroit qui part des vertèbres malades et qui les fait communiquer avec un foyer plus ou moins éloigné. La figure 8 montre réunies les deux premières variétés. On y voit, de chaque côté de la région osseuse atteinte, de petites tumeurs bosselées, sessiles. En bas et de chaque côté partent deux longs prolongements arrondis qui s'effilent supérieurement, et qui justifient assez bien la comparaison que les auteurs ont faite de ces abcès avec des sangsues gorgées de sang et adhérentes, par leur tête, à la colonne vertébrale. Un exemple remarquable d'abcès à migration éloignée à long trajet est représenté à la figure 10. Parti de la région dorsale moyenne, il s'étend jusqu'au triangle de Scarpa, d'où il remonte en dehors dans la fosse iliaque externe.

Ces collections peuvent acquérir un volume considérable ; elles forment des dilatations énormes, qui parfois remplissent toute une fosse iliaque, qui refoulent les organes du petit bassin, ou qui viennent faire saillie à l'extérieur à la racine de la cuisse, etc. C'est ainsi qu'un abcès tuberculeux, ayant son origine dans une lésion d'une vertèbre dorsale, traverse le diaphragme, arrive dans la fosse iliaque, où souvent il se dilate, formant une tumeur volumineuse avant de paraître à la cuisse. D'autres fois, un trajet très long et très étroit s'étend du point de départ osseux jusqu'à une région extérieure, le triangle de Scarpa ou la face postérieure de la cuisse, où se forme la seule collection sensible, qui soulève la peau et tend à s'ouvrir.

PATHOGÉNIE

1° *Origine.* — La pathogénie de l'abcès froid est presque tout entière dans la définition que nous avons donnée : c'est un *tuberculome*. Plus explicitement, l'abcès froid représente dans les parties molles ce qu'est le tubercule enkysté dans l'épaisseur d'une vertèbre. Les différences physiques qui semblent distinguer les deux localisations tiennent, non à la nature de la lésion, qui est tuberculeuse dans les deux cas, mais au terrain anatomique différent sur lequel elle se développe.

Dans la plupart des cas, l'abcès froid représente simplement un diverticule plus ou moins éloigné du foyer vertébral. Il n'y a qu'une seule cavité, qu'une seule collection commune; ce qui fait que les débris osseux, les séquestres détachés, prennent parfois la voie des trajets et se rencontrent dans les abcès froids, ou bien sont éliminés par les orifices extérieurs. Dans certains cas assez rares, la cavité de l'abcès est isolée de la cavité tuberculeuse des vertèbres. C'est qu'alors l'abcès a son origine dans une masse de fongosités adjacente au rachis et née d'un bourgeonnement du foyer tuberculeux primitif. La lésion tuberculeuse est continue, mais la cavité est cloisonnée par une certaine portion de tissu infiltré qui ne s'est pas ramolli. Cette disposition peut donc être primitive, mais elle est aussi parfois secondaire : il suffit pour cela que le trajet de communication se ferme, qu'il soit d'ailleurs obstrué par une production de fongosités en un point, ou qu'il se rétracte et se cicatrise par un véritable processus de réparation et de guérison. Ce n'est pas autrement que se forment autour des arthrites tuberculeuses et d'une manière indépendante, en apparence, les abcès froids dits circonvoisins (Gerdy). A leur origine, ils résultent, ou bien d'un diverticule de la paroi fongueuse qui revêt la cavité articulaire, ou bien d'un ramollissement caséeux d'abord, puis suppuré, survenu dans l'épaisseur de masses fongueuses périarticulaires. Dans ce dernier cas, l'abcès froid a toujours été physiquement séparé de la jointure, dans l'autre la séparation s'est faite secondairement par interruption du trajet. Ainsi, dans un cas comme dans l'autre, au moment de l'ouverture, la collection paraît isolée de la lésion d'origine. Il arrive même que la séparation devient tout à fait complète, la région intermédiaire s'étant entièrement réparée, du tissu fibreux s'étant substitué au tissu de fongosité. Un cordon cicatrisé reste comme seul vestige du trajet. Mais, je le répète, cette indépendance de l'abcès est un fait exceptionnel ; en général, le trajet fistuleux extérieur conduit jusqu'à la lésion osseuse. On doit encore pour les abcès froids isolés indiquer un mode de production théoriquement un peu différent. Il se pourrait, dis-je, qu'un foyer tuberculeux apparût à quelque distance du foyer osseux vertébral, comme les abcès ganglionnaires, ou autour de granulations semées çà et là et plus ou moins loin. Mais c'est là une hypothèse à l'appui de laquelle je ne puis citer aucun fait.

Les abcès froids s'implantent le plus fréquemment sur les côtés des corps vertébraux ; en avant la couche fibreuse du grand surtout ligamenteux antérieur oppose, en effet, une résistance plus grande à l'envahissement tuberculeux ; latéralement, au contraire, les corps des vertèbres ne sont recouverts que par un mince périoste en rapport avec un tissu cellulaire lâche : là se trouve un chemin ouvert à la propagation tuberculeuse par continuité.

2° *Mode de progression des abcès tuberculeux.* — Pour expliquer la migration des abcès tuberculeux, on a invoqué un certain nombre de causes physiques et anatomiques. Voici ce qu'en dit Nélaton : « Les causes sous l'influence desquelles s'opère la migration du pus sont faciles à comprendre : nous avons déjà signalé la plus importante peut-être, en mentionnant la résistance des parties qui s'opposent à la formation d'un foyer dans le lieu même où le pus est formé. La contraction des muscles qui passent au-devant de la collection purulente peut également forcer le pus à chercher un passage dans les points où le tissu cellulaire se laisse déplacer avec le plus de facilité. Aux deux causes précédentes, il faut encore joindre l'action de la pesanteur, cause moins puissante, sans doute, que les précédentes, mais qui n'est pas sans influence ; en effet, je

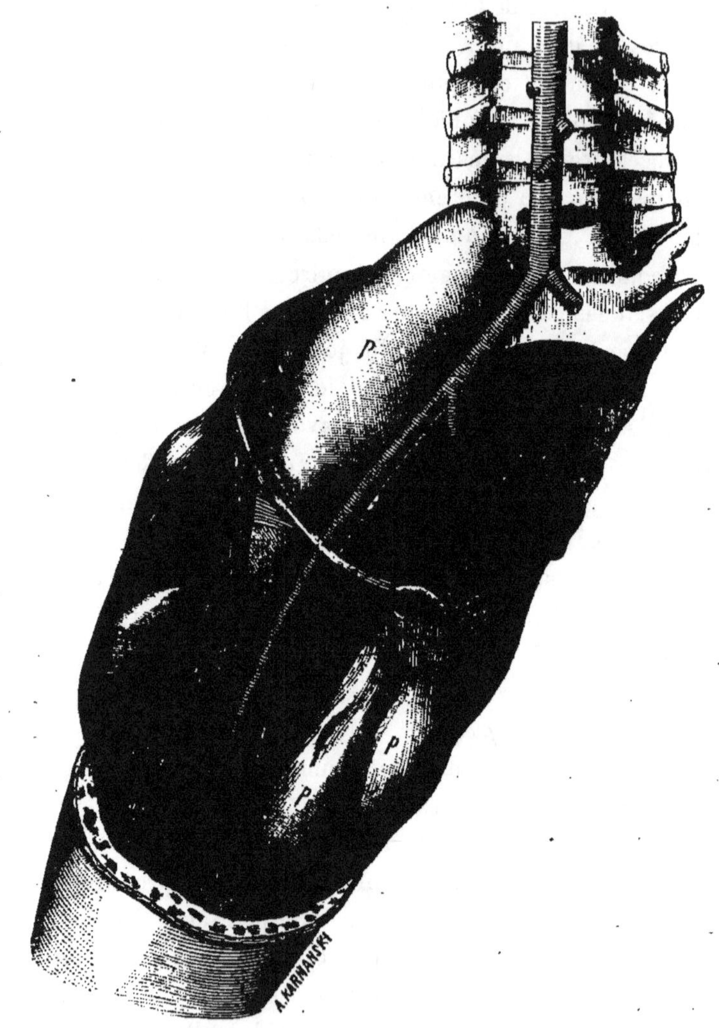

FIG. 9. — Vaste abcès à poches multiples d'origine lombaire. Le trajet suit le muscle
iliaque ; dans la cuisse, il se détache de la poche mère des diverticules externes récurrents qui remontent dans la fesse et des diverticules internes qui se rendent au milieu
des adducteurs. Ces poches secondaires adhèrent aux muscles. La pièce a été injectée à
la paraffine pour mieux faire voir les renflements sacciformes.

ne sache pas que l'on ait jamais vu un de ces abcès migrateurs se porter en sens inverse de cette force[1]. » Cependant on a rencontré des abcès se développant en sens inverse de la pesanteur. Bouvier rapporte qu'il en a observé trois cas : « Dans l'un, le pus, provenant des quatrième et cinquième vertèbres dorsales, s'était fait jour d'une part dans l'aine et aux lombes, et, d'autre part, au-dessus de la clavicule, en suivant un trajet rétrograde[2]. » Une des planches de la thèse d'Echévéria représente un fait du même genre. Dans une observation d'Urdy[3], un abcès prévertébral, ouvert dans l'œsophage, remontait jusqu'au niveau de la troisième vertèbre cervicale, et communiquait inférieurement avec un autre abcès plus volumineux situé dans le thorax au-devant des vertèbres altérées. Il n'y avait pas de lésion osseuse à la région cervicale. Il n'est pas rare de voir un abcès ossifluent, parvenu au-dessous de l'arcade de Fallope, dans la partie supérieure du triangle de Scarpa, remonter en haut et en dehors vers la fosse iliaque externe. (*V.* fig. 9, p. 85, et fig. 10, p. 91.) Dans le canal vertébral, le développement des abcès se fait aussi parfois dans la direction opposée à la pesanteur. Dans un cas de mal de Pott dont la lésion siégeait sur les sixième, septième et huitième vertèbres dorsales, un abcès intra-rachidien remontait dans le canal rachidien jusqu'à la cinquième vertèbre cervicale ; il communiquait d'autre part en bas avec un abcès développé en avant du foyer osseux sous la plèvre droite (Chuquet)[4].

Nous avons rencontré un certain nombre de ces abcès à trajet rétrograde, auxquels convient l'épithète de *récurrents*. Il n'est que juste toutefois de reconnaître qu'ils sont de beaucoup les moins communs, et que la direction descendante est le fait habituel.

Les influences physiques ne jouent cependant qu'un rôle

1. Nélaton, *Éléments de pathologie chirurgicale*, 1re éd., t. II, p. 82.
2. Bouvier, *Leç. clin. sur les maladies chroniques de l'appareil locomoteur*, 1858, p. 30.
3. Urdy, *Bull. de la Soc. anat.*, 1872, p. 185.
4. Chuquet, *Bull. de la Soc. anat.*, t. LII, p. 580.

secondaire et adjuvant dans ce développement des abcès tuberculeux, ossifluents ou autres ; le rôle essentiellement actif appartient à la membrane tuberculogène. Nous savons déjà quel est
son mode de fonctionnement ; nous avons montré comment
toute paroi tuberculeuse d'une collection se détruit progressivement par dégénérescence sur sa face cavitaire, tandis qu'elle se
propage par sa face extérieure, et comment par cette évolution
continue elle infiltre de follicules nouveaux les couches successives des tissus. La rapidité du développement de l'abcès est en
réalité sous la dépendance de l'activité variable de cette membrane. Mais cette activité rencontre dans les tissus périphériques, ici des obstacles, des résistances considérables, là une
facilité très grande à son développement. Entre tous les tissus,
le tissu conjonctif se prête le mieux à cet envahissement ; là où
il est lâche et abondant, la progression est rapide. Ainsi s'explique l'influence exercée par les dispositions anatomiques ; les
abcès suivent, en effet, fréquemment les gaines des nerfs, des
vaisseaux, des muscles, en un mot les espaces conjonctifs, tandis
que les membranes fibreuses, les parois des vaisseaux, les aponévroses, résistent mieux à l'infiltration, et s'opposent ainsi dans
une certaine mesure à l'avancement des abcès. Kœnig a montré que des injections d'eau dans les espaces conjonctifs amènent
une infiltration qui progresse suivant un trajet qui est sensiblement le même que celui des abcès tuberculeux. Mais, malgré
l'intérêt qui s'attache à ce résultat expérimental, rien ne
permet d'assimiler le phénomène physique de l'infiltration par
un liquide à l'envahissement tuberculeux. Le pus de l'abcès
froid ne s'infiltre pas dans les lames du tissu conjonctif ; mais
la membrane tuberculogène qui limite la collection envahit de
proche en proche les tissus les plus favorables à l'infection tuberculeuse. C'est elle qui règle la direction des trajets ; c'est elle
aussi qui explique les faits assez nombreux qui échappent à la
disposition commune, ceux dans lesquels les abcès, comme dit
Bouvier, ont des aboutissants que l'anatomie ne prévoit pas.

Les ouvertures anormales deviennent ainsi faciles à interpréter : telles sont les ouvertures dans les bronches, dans l'estomac, dans l'intestin, dans le vagin, dans la vessie. Les influences mécaniques doivent donc être reléguées au second plan ; elles ne font que modifier dans une certaine mesure l'activité de développement des tubercules dans telle ou telle direction. En un mot, ce n'est pas le pus qui fuse comme un liquide qui s'infiltre, c'est la tuberculose qui progresse par ensemencement de proche en proche.

DISPOSITION RÉGIONALE DES ABCÈS TUBERCULEUX DU MAL DE POTT

Cette partie de l'histoire des abcès par congestion a été autrefois étudiée avec soin par Bourjot-Saint-Hilaire, Tavignot et Nélaton. Sans y insister longuement, nous devons indiquer les principales dispositions qu'ils affectent et les trajets qu'ils suivent pour devenir apparents à l'extérieur dans chacune des régions cervicale, dorsale et lombaire.

1° *Région cervicale.* — Les abcès cervicaux peuvent se développer sur les faces antérieure, latérale ou postérieure du rachis. Ils sont ordinairement descendants, et s'éloignent plus ou moins de leur origine ; il n'est pas rare cependant qu'ils restent sessiles.

Ceux qui se forment en avant, dans la région prévertébrale, repoussent la paroi postérieure du pharynx ou plus bas l'œsophage et la trachée ; d'où il résulte des troubles fonctionnels plus ou moins marqués, dysphagie et gêne respiratoire. Après avoir acquis un certain volume, ils s'ouvrent dans l'un de ces organes creux, surtout dans le pharynx et l'œsophage, exceptionnellement dans la trachée. D'autres fois, la collection prévertébrale descend en suivant la couche de tissu cellulaire lâche qui entoure l'œsophage et pénètre dans le médiastin postérieur. Les abcès nés sur les côtés de la colonne cervicale se portent assez

souvent aussi en dehors, suivant le trajet des nerfs cervicaux, et
viennent faire saillie dans le creux sus-claviculaire derrière le
bord externe du sterno-mastoïdien ; quelquefois même ils se
prolongent plus loin, passent sous la clavicule pour aboutir
enfin au creux axillaire, où ils forment une tumeur plus ou
moins volumineuse. Enfin, il n'est pas rare de voir des abcès
dont l'origine est dans une lésion des corps vertébraux ou des
apophyses transverses, se porter dans l'épaisseur des muscles
de la nuque et faire saillie directement en arrière, ou descendre plus bas au-dessous du trapèze vers la partie supérieure
du dos.

2° *Région thoracique.* — Le mal de Pott des dix premières vertèbres dorsales donne naissance à des abcès qui se développent
sur la ligne médiane ou de chaque côté. Pendant un certain
temps, les petites collections sessiles soulèvent les organes du
médiastin, l'œsophage et l'aorte, ou latéralement la plèvre et le
poumon ; plus tard la membrane tuberculogène en progressant
amène des adhérences pleurales et envahit même le poumon. La
collection peut acquérir sur place un volume assez considérable
pour simuler un épanchement pleurétique ; dans quelques cas,
elle s'est ouverte dans les bronches, et son contenu, pus, matière
caséeuse, séquestre, s'élimine par cette voie. Chénieux a pu
rassembler quinze observations de mal de Pott dorsal avec
rejet de fragments osseux par la trachée et le larynx [1]. Plus
rarement, les abcès tuberculeux suivent la direction des nerfs intercostaux, forment dans quelques cas au-devant du cœur une
collection fluctuante pulsatile (empyème pulsatile) ; ou bien
perforent de dedans en dehors les muscles intercostaux pour
devenir sous-cutanés à une distance plus ou moins grande du
rachis. Les abcès postérieurs restent voisins de la ligne médiane
et à peu près sessiles. Nous avons indiqué précédemment la

1. Chénieux, *Bull. de la Soc. anat.,* 1873, p. 160, et thèse de Paris, 1873. Indications bibliographiques des quinze observations.

marche de certains abcès thoraciques qui suivent une direction ascendante, remontent vers le cou le long de l'œsophage, ou s'étendent latéralement vers le creux sus-claviculaire et le creux de l'aisselle, en suivant les faisceaux vasculo-nerveux du membre supérieur. Enfin les abcès qui descendent vers le diaphragme, et plus particulièrement ceux qui ont leur origine dans une altération des deux dernières vertèbres dorsales, trouvent dans les insertions du psoas une voie facile pour pénétrer dans l'abdomen ; le passage peut aussi s'effectuer à travers le plan musculeux du diaphragme, par l'orifice de l'œsophage, de l'aorte ou des nerfs splanchniques.

3° *Région abdominale.* — Au début de leur développement, et à l'état sessile, les abcès du mal lombaire sont placés aussi bien sur la ligne médiane que sur les côtés; mais ce sont surtout les abcès latéraux qui effectuent une longue migration. Le plus généralement leurs trajets suivent la gaine du psoas, tantôt en arrière au contact du squelette, tantôt sur le bord interne, tantôt en avant, sous le péritoine. Ils se prolongent souvent jusqu'au-dessous de l'arcade de Fallope, sans former dans le ventre aucune collection sensible. A la cuisse, il se produit une tumeur fluctuante, qui s'ouvre, soit dans la partie supérieure du triangle de Scarpa, en dehors ou en dedans des vaisseaux, soit au niveau du petit trochanter sur la face interne du membre. Il n'est pas très rare qu'un prolongement se produise en haut et en dehors au-dessous du tenseur du fascia lata et du moyen fessier. (*V.* fig. 10, p. 91.)

Assez fréquemment, avant de passer de la fosse iliaque dans la cuisse, l'abcès froid forme une collection occupant tantôt la région des lombes comme un abcès périnéphrétique, tantôt la partie supérieure de la fosse iliaque, tantôt la fosse iliaque tout entière. Dans quelques cas, la paroi abdominale soulevée et distendue se laisse perforer au niveau du triangle de J. L. Petit, ou plus haut, sur le bord externe de la masse sacro-lom-

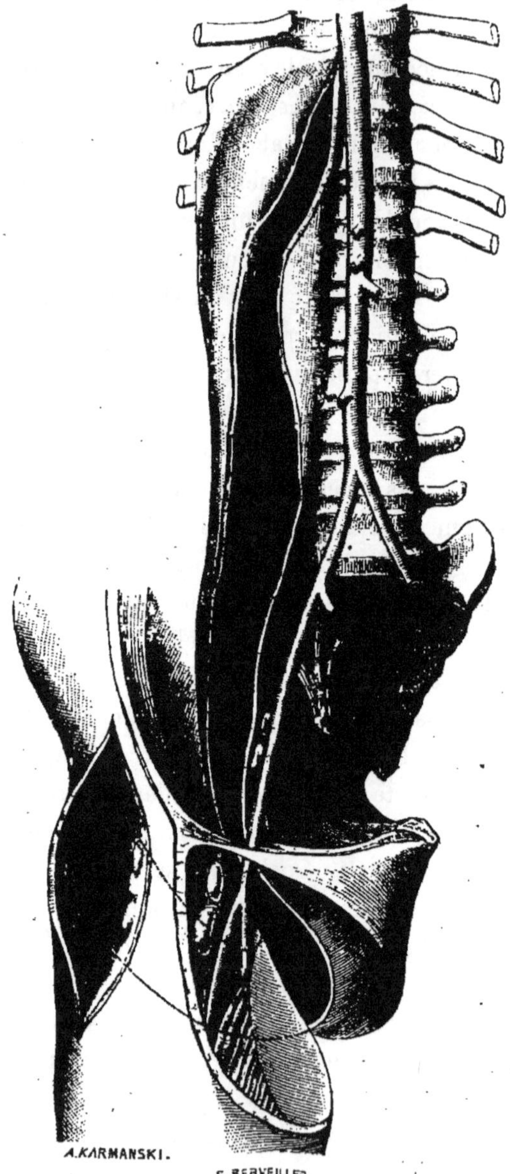

FIG. 10. — Mal de Pott dorsal. Abcès symptomatique suivant le psoas jusqu'au petit trochanter ; il devient ensuite récurrent et gagne la fesse en passant en arrière de la hanche. (Voir obs. XVII, p. 372.)

baire, ou même à travers cette épaisse couche musculaire, près de la ligne médiane.

Le passage sous l'arcade crurale, qui s'effectue ordinairement, avons-nous dit, par la gaine du psoas en dedans du muscle, peut aussi se faire par l'anneau vasculaire, en arrière ou en dedans de l'artère et de la veine; le tuberculome s'échappe aussi par le canal inguinal en suivant les éléments du cordon.

D'ailleurs l'abcès peut de la fosse iliaque descendre dans le petit bassin, et s'ouvrir dans un organe creux de la région, rectum, vessie, vagin, ou bien sortir soit par la grande échancrure sciatique avec le nerf du même nom, soit à travers le plancher périnéal. Dans ce dernier cas, la tumeur périnéale qui se forme s'ouvre, en général, à une certaine distance de l'orifice anal; cet éloignement est à noter : il suffit pour faire soupçonner qu'un orifice fistuleux ne se rapporte pas à une affection anale, mais plutôt à une altération éloignée, souvent osseuse.

On a signalé quelques particularités importantes concernant les rapports des collections de la fosse iliaque. Assez souvent la veine iliaque est comprimée, et il s'ensuit un œdème du membre inférieur correspondant. Un fait plus rare est la compression de l'uretère. Dans un cas, Boyer[1] avait vu ce conduit soulevé et distendu par un abcès ossifluent, et, comme conséquence de ce fait, le bassinet était dilaté. Dans une observation plus récente de Gaucher[2], un abcès symptomatique d'un mal lombaire soulevait et aplatissait l'uretère du côté correspondant. Bien que ce conduit fût resté perméable, le bassinet était fortement dilaté, et le rein était transformé en une vaste poche d'hydronéphrose. Malgré sa rareté, cette altération du rein mérite d'être signalée. Nous avons vu un abcès symptomatique d'un mal cervico-dorsal s'ouvrir dans l'uretère droit.

1. Boyer, *loco cit.*, t. III, p. 78.
2. E. Gaucher, *Bull. de la Soc. anat.*, 1878, t. LII, p. 117.

INFECTION GANGLIONNAIRE

Lorsqu'on dissèque avec soin la région correspondant à l'angle rentrant de la déviation rachidienne et aux abcès tu-

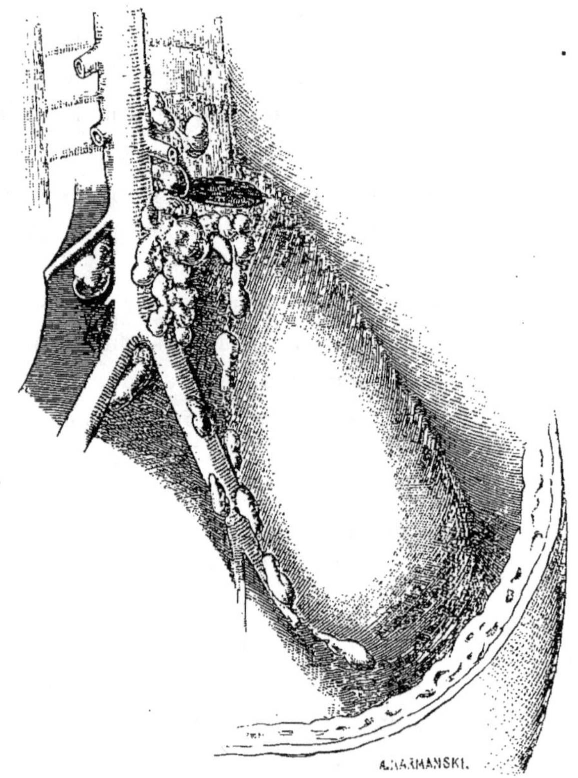

Fig. 11. — Mal de Pott dorso-lombaire. Abcès symptomatique avec nombreux ganglions lymphatiques disséminés à sa surface et le long des vaisseaux. (Voir obs. XVI, p. 370.)

berculeux, il est fréquent, pour ne pas dire constant, de découvrir un certain nombre de ganglions altérés, quelquefois toute une chaîne continue qui s'étend plus ou moins loin. La figure 11 en représente un exemple remarquable. Dans ce cas de mal de Pott lombaire, compliqué d'un vaste abcès froid qui s'étend de la lésion vertébrale à l'arcade de Fallope, et qui remplit une bonne partie de la fosse iliaque gauche, on aperçoit, sur le trajet de l'artère iliaque et plus haut de l'aorte, une série de ganglions engorgés, peu volumineux inférieurement, plus gros à la partie supérieure. Ce point d'anatomie pathologique n'est pas spécial au mal de Pott, et j'ai depuis longtemps signalé l'infection ganglionnaire en rapport avec les collections tuberculeuses de toutes sortes : abcès tuberculeux des parties molles, abcès ossifluents, arthrites tuberculeuses. La propagation s'étend en passant d'un ganglion à l'autre, et en suivant, sans aucun doute, les canaux lymphatiques. L'examen des ganglions engorgés démontre qu'ils renferment des éléments tuberculeux à divers degrés de développement : petits noyaux isolés ou conglomérés, masses caséifiées plus volumineuses. Il peut arriver qu'ils se ramollissent et forment de véritables abcès tuberculeux ganglionnaires. Les ganglions tuberculisés sont parfois le point de départ d'une nouvelle étape d'infection pour les groupes ganglionnaires voisins ou plus ou moins éloignés. (*V.* fig. 11, p. 93.) Quelquefois aussi l'infection suit une voie différente : de proche en proche, les tissus adjacents présentent des granulations disséminées de plus en plus rares à mesure qu'on s'éloigne du foyer primitif. Le système lymphatique n'est, en résumé, que l'une des voies suivies par l'agent infectieux dans sa généralisation. Il n'est pas besoin d'insister longtemps sur ce sujet, pour montrer qu'il ne s'agit pas là d'un fait particulier au mal de Pott, mais d'une propriété générale liée à l'affection tuberculeuse. On sait, en effet, que les tubercules pulmonaires sont accompagnés d'infiltration des ganglions trachéo-bronchiques, la tuberculose intestinale de gonflement et de dégénérescence caséeuse des ganglions mésentériques. Virchow[1] signale brièvement cette invasion ganglionnaire dans les affections tuberculeuses, et ne doute pas qu'elle ne se produise « absolument

---

1. Virchow, *Pathologie des tumeurs,* trad. d'Aronssohn, t. III, p. 166.

comme celle des ganglions axillaires dans le cancer du sein, et

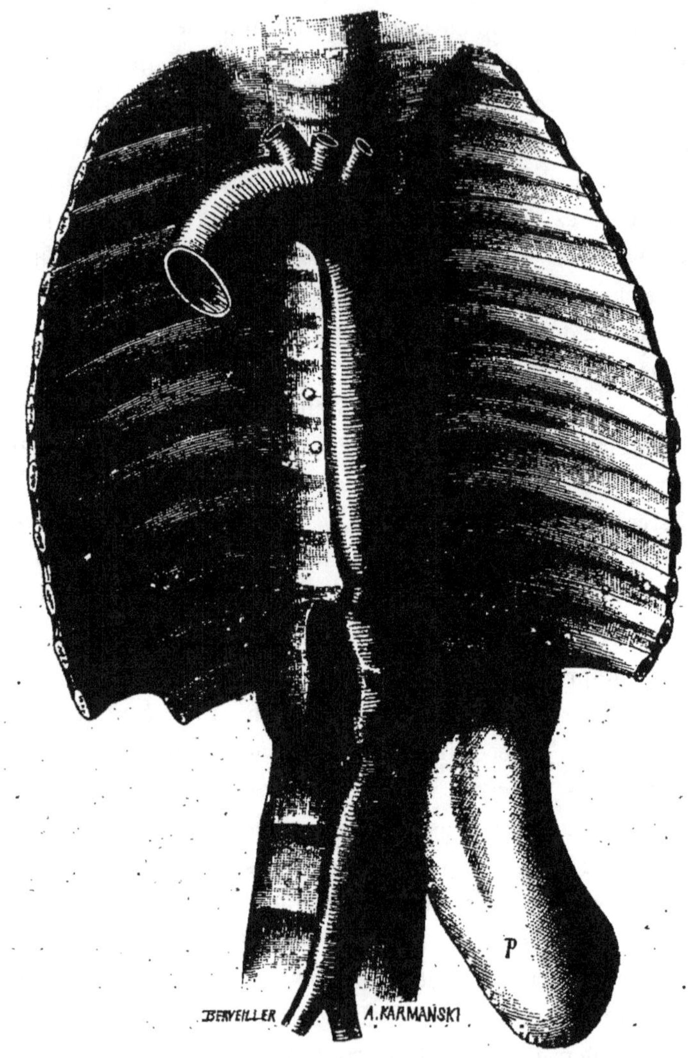

FIG. 12. — Mal de Pott dorso-lombaire. Abcès tuberculeux médian et latéral. Adhérences de l'aorte, plissement de ce vaisseau, dilatation aortique au-dessus de la lésion vertébrale. Granulations tuberculeuses pleurales au voisinage des foyers tuberculeux attestant l'infection. (Voir obs. XV, p. 369.)

celle des ganglions épigastriques dans le cancer de l'estomac ».

GRANULATIONS TUBERCULEUSES DISSÉMINÉES A UNE CERTAINE DISTANCE
DU FOYER VERTÉBRAL OU DE SES PROLONGEMENTS DIRECTS.

On rencontre parfois un autre mode de dissémination des lésions tuberculeuses à partir du foyer principal. Il se fait sur un organe voisin, sur la plèvre, sur le péritoine, sur l'intestin, sur le poumon, un semis de granulations. Un remarquable exemple de ce fait est représenté dans ses traits principaux par la figure 11, p. 95, qui est d'ailleurs aussi destinée à montrer d'autres lésions importantes. Le corps de la douzième vertèbre a presque entièrement disparu ; celui de la première lombaire est aussi en partie détruit ; de là une cavité qui est le point de départ d'un abcès froid déjà volumineux, descendant vers la fosse iliaque sur le côté gauche du rachis. Cet abcès est rempli de matière caséeuse, et une paroi épaisse le circonscrit. En haut, la poche est en contact avec la plèvre, qu'elle soulève de chaque côté du rachis ; or, sur cette séreuse, on aperçoit un semis de granulations tuberculeuses très rapprochées dans le voisinage immédiat de l'abcès, de plus en plus rares à mesure qu'on s'en éloigne. Elles se présentent ici par petits groupes confluents, là elles sont au contraire isolées. Les poumons contiennent seulement quelques rares granulations. Cette observation montre avec évidence que l'inoculation se fait de proche en proche, et qu'elle a son origine dans le foyer infectieux du rachis.

Mais ce n'est pas là un fait isolé, et il est fréquent de voir les lésions tuberculeuses se répandre à distance, sans qu'on puisse déterminer la voie suivie. J'ai décrit et figuré ailleurs des cas du même genre [1]. On rencontre assez souvent chez les enfants porteurs d'une lésion tuberculeuse des os ou des par-

---

1. *Coxotuberculose,* Paris, 1886, p. 67, et fig. 15, p. 37.

ties molles de la main et du pied, d'autres manifestations de
même nature sur le membre correspondant, sous la forme de
gommes cutanées, depetits ou de gros abcès froids. Ces inocula-
tions secondaires ont été signalées depuis longtemps par Laennec, qui avait constaté sur le même poumon des lésions de
différents âges. « Il est commun, dit-il[1], de trouver une excavation et quelques tubercules crus déjà avancés dans le sommet des poumons et le reste de ces organes, encore crépi-
tants et sains d'ailleurs, farci d'une multitude innombrable
de très petits tubercules miliaires demi-transparents, et dont
presque aucun ne présente encore de point jaune central. Il
est évident que ces tubercules miliaires sont le produit d'une
éruption secondaire, et fort postérieure à celle qui avait
donné lieu aux excavations. Les résultats de l'ouverture des
cadavres, comparés à ceux de l'observation des malades, m'ont
convaincu que ces éruptions secondaires se font à l'époque
où les tubercules formés les premiers commencent à se ramollir. Très souvent, on trouve dans le même poumon deux
ou trois éruptions secondaires successives. » Plus loin il ajoute
que ces éruptions secondaires ne se bornent pas au poumon,
mais qu'elles se développent dans une multitude d'organes. Il
est donc évident que Laennec considérait les premiers foyers
tuberculeux comme le point de départ des autres. « On voit, dit
Virchow[2], que Laennec considérait le tubercule-mère comme
un foyer d'infection, duquel l'infection partait, transportée par
une substance spécifique dans les parties voisines, comme dans
les organes éloignés. » Et ce qui est vrai pour les tubercules
pulmonaires ne l'est pas moins pour les ulcérations tuberculeuses de l'intestin qui sont accompagnées d'éruptions secondaires sur la muqueuse, sur le péritoine, pour les tubercules
du testicule, pour ceux des méninges. Le foyer tuberculeux

1. R. T. H. Laennec, *Traité de l'auscultation médiate et des maladies du
poumon et du cœur*, édition de la Faculté, 1879, p. 363.
2. Virchow, *loco cit.*, t. III, p. 167.

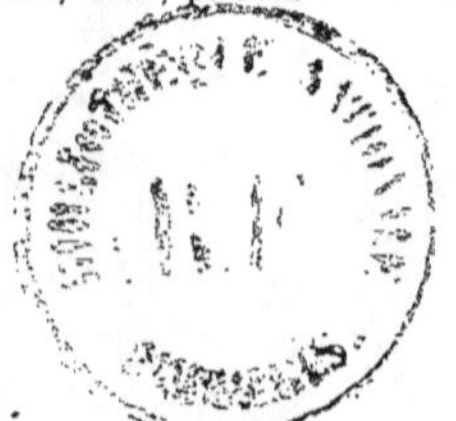

7

du mal de Pott ne fait pas exception à cette règle, ce qui démontrerait encore sa nature, s'il était besoin de ce nouveau caractère.

ALTÉRATIONS DES PAROIS DES GROS VAISSEAUX. — DÉVIATIONS ET DÉFORMATIONS DE L'AORTE ET DE LA VEINE CAVE

Il arrive parfois qu'une ou plusieurs artères traversent de part en part la cavité d'un abcès, en sorte que, sur une certaine longueur, ces vaisseaux paraissent baigner dans le pus. Mais, en réalité, les parois vasculaires sont séparées du pus par la membrane tuberculogène qui se réfléchit sur eux à la manière des séreuses sur les tendons. Cela explique la résistance des artères à l'ulcération, qui ne survient que lorsque la paroi artérielle est envahie par une infiltration tuberculeuse dont l'évolution amène la fonte ulcéreuse. Le dessin 13, p. 99, montre les artères intercostales traversant un abcès tuberculeux ; le calibre de ces vaisseaux n'a pas changé.

Il est beaucoup plus commun qu'un vaisseau d'un certain volume, artère ou veine, se trouve en contact par l'une de ses faces avec la paroi et par suite avec la cavité de l'abcès tuberculeux. Dans ce cas, comme dans le précédent, la paroi vasculaire est exposée à l'action envahissante des tubercules.

Il peut en résulter un affaiblissement et même une perforation du vaisseau : ce dernier accident entraîne des hémorrhagies redoutables, mortelles même, ainsi que le démontrent quelques observations. Voici d'abord un fait de perforation de l'aorte. « Un malade [1] portait un mal de Pott qui ne se traduisait par aucun signe extérieur. Un jour le côté gauche de l'abdomen se tuméfia et devint douloureux ; le malade eut une syncope. La tumeur était lisse, solide, non fluctuante. Elle s'étendait depuis le diaphragme jusqu'à l'épine iliaque antérieure et supé-

1. *British med. j.*, 9 juillet 1859, *in* thèse d'Echévéria.

rieure, et était le siège de battements manifestes. On pensa
qu'il s'agissait d'un engorgement de la rate, d'autant plus que

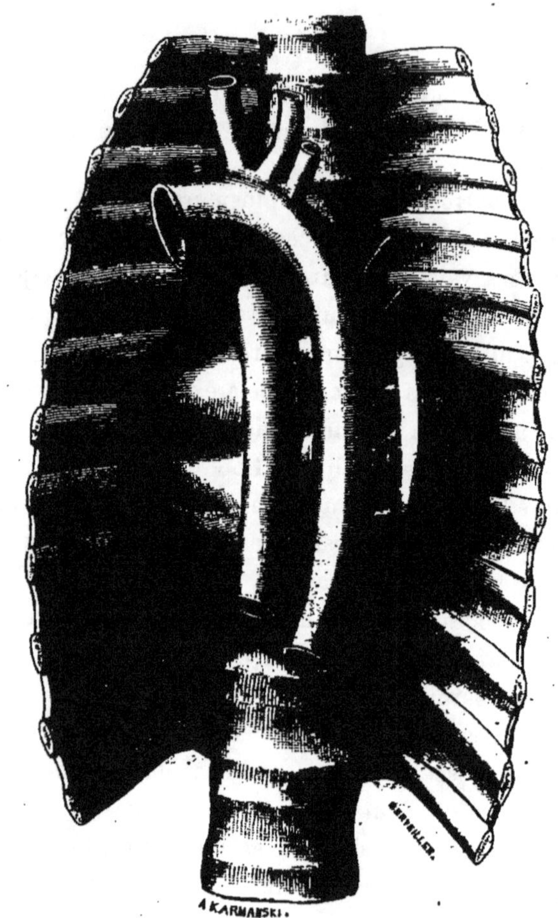

Fig. 13. — Mal de Pott dorsal ; abcès médian et latéral intra-thoracique traversé par les
artères intercostales. (Voir obs. XVIII, p. 374.)

le sang était très riche en globules blancs. L'état du malade ne
s'était d'ailleurs pas aggravé depuis l'apparition de la tumeur.
Il mourut presque subitement trois jours plus tard.

« A l'autopsie on trouva une carie de la face antérieure des
deux dernières vertèbres dorsales et des deux premières

lombaires. La tumeur qu'on avait remarquée pendant la vie était formée par un énorme caillot sanguin gelée de

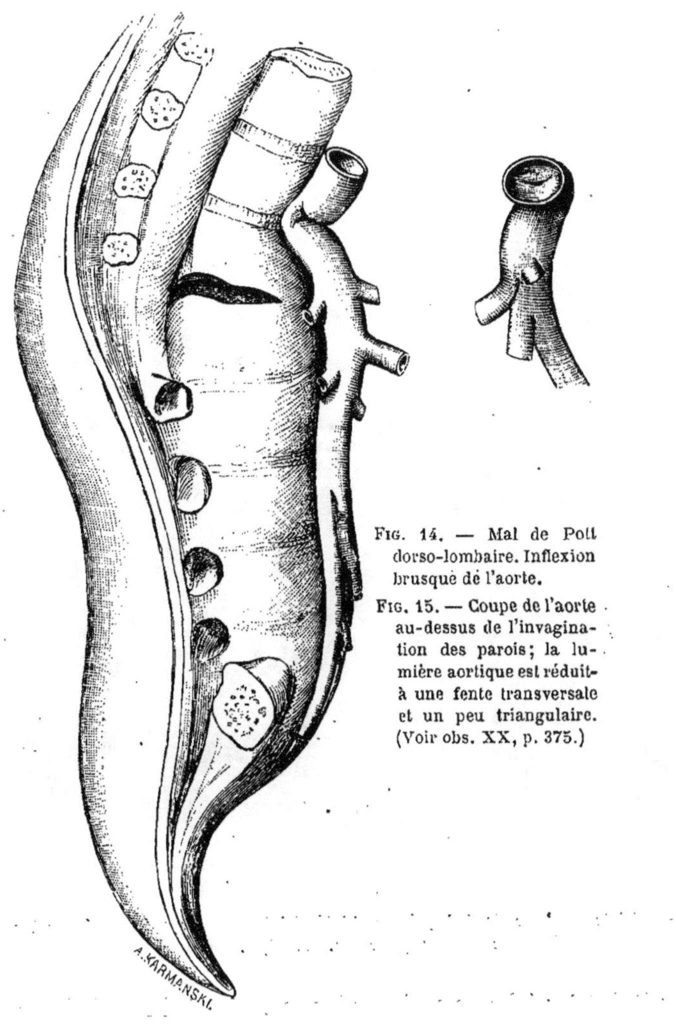

Fig. 14. — Mal de Pott dorso-lombaire. Inflexion brusque de l'aorte.

Fig. 15. — Coupe de l'aorte au-dessus de l'invagination des parois; la lumière aortique est réduite à une fente transversale et un peu triangulaire. (Voir obs. XX, p. 375.)

groseille... Le péritoine contenait une assez grande quantité de sang, mais on ne put découvrir le point où il était perforé; il était fortement tendu au devant du caillot.

L'aorte présentait, au niveau des vertèbres cariées, une perforation ayant le diamètre d'un penny (?); tout autour, les tuniques du vaisseau étaient épaisses et avaient une teinte rouge qui paraissait due à une infiltration sanguine. Cette perforation correspondait à l'origine des artères lombaires. »

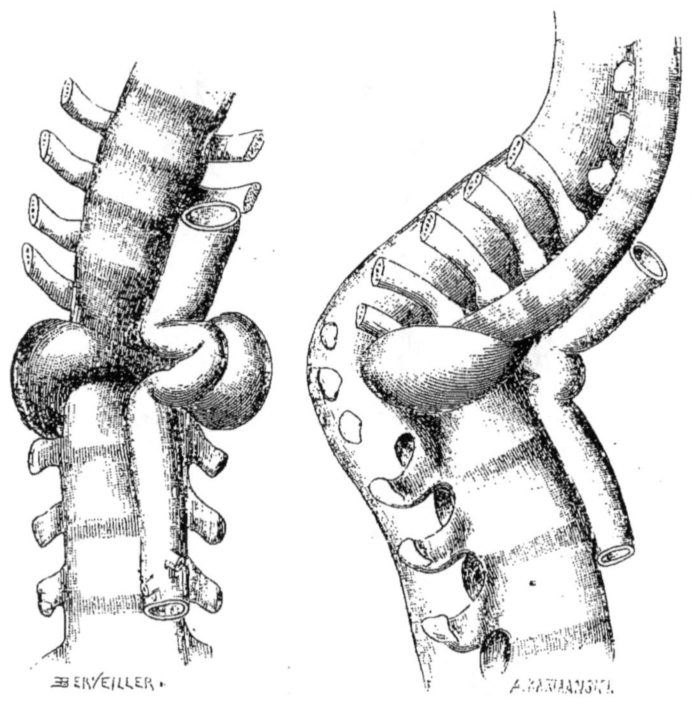

Fig. 16 et 17. — Courbure aortique avec refoulement de ce vaisseau entre les deux tronçons vertébraux par suite de son adhérence à la paroi d'un abcès. (Voir obs. XIX, p. 375.)

Ch. Monod a réuni, dans un travail, cinquante et un cas d'ulcérations de grosses artères par leur contact avec des foyers purulents d'origine osseuse, qu'il appelle des abcès par congestion ou ossifluents. Mais il est regrettable que, sous ce titre commun, la statistique de Monod comprenne des cas de nature et d'origine diverses; la plupart appartiennent à l'ostéomyélite prolongée, à la nécrose; un petit nombre seulement, à la tuberculose. Je trouve parmi ceux-ci deux cas d'ulcération de l'aorte abdominale dans le mal de Pott [1]. Nous pouvons en ajouter un troisième, celui que nous venons de citer.

L'artère vertébrale, en raison de ses rapports particuliers avec le rachis, est aussi exposée que l'aorte à subir des altérations dans le mal de Pott. Regnier [2] rapporte une observation remarquable, dans laquelle un sujet, atteint de mal de Pott cervical avec abcès rétropharyngien ouvert dans le pharynx, fut emporté par deux hémorrhagies survenues à quelques heures d'intervalle. A l'autopsie on constata, à l'aide d'une injection colorée, que l'artère vertébrale était perforée au niveau du foyer de l'altération rachidienne. Deux observations analogues ont été rapportées, l'une par Hasse, l'autre par Legouest. En somme, il est permis de conclure que les perforations de l'aorte et de l'artère vertébrale dans le mal de Pott sont des accidents rares. L'ulcération de la carotide interne dans la carie du rocher est plus commune ; Monod en a réuni dix-neuf observations.

Jusqu'ici la pathogénie de ces ulcérations a été peu étudiée ; on s'en est tenu à invoquer d'une manière générale l'inflammation chronique, le contact prolongé du pus. Les tubercules des petits vaisseaux sont connus, dit Monod, ceux des artères sont encore à démontrer. Les autopsies de mal de Pott offrent cependant des occasions fréquentes de fournir cette démonstration. Souvent on trouve l'aorte ou l'artère vertébrale, l'iliaque primitive ou l'externe, etc., en contact avec des fongosités, ou bien avec la paroi tuberculogène des abcès ossifluents. Ces masses fongueuses ou les membranes limitantes des abcès présentent ici la même constitution que partout ailleurs ; leur action destructive est la même ; c'est le même processus d'infiltration

1. Ces deux cas sont ceux de Bordenheuer (*Allg. aertztlich, Verein in Coln*, séance du 13 juillet 1879), et de Edw. Dewes (*London journal of medecine, january*, 1852, p. 35).

2. Regnier, *Bull. de la Soc. anat.*, t. LII, 1877, p. 504. Cette observation est intitulée à tort *Mal de Pott sous-occipital*, puisque les altérations osseuses portent sur les troisième et quatrième vertèbres cervicales.

tuberculeuse par continuité. Très souvent les tuniques externes
des artères sont adhérentes aux fongosités, ou confondues
avec la membrane tuberculeuse. L'ulcération et la perforation
ne sont que le résultat de cet envahissement tuberculeux, de
même que dans certains cas de phlegmon une paroi vasculaire

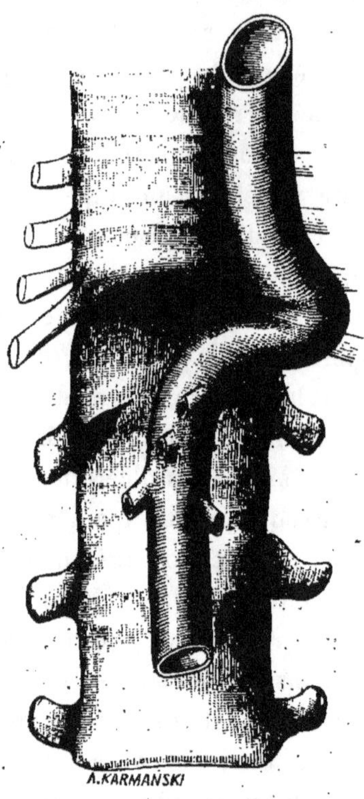

Fig. 18. — Inflexion latérale de l'aorte

peut être détruite par un processus infectieux d'une autre nature. Si ces terminaisons sont rarement observées, c'est qu'en
raison de leur structure, les tuniques artérielles sont, comme
les aponévroses, bien organisées pour la résistance, et qu'elles
ne cèdent que par exception. Ajoutons encore que rien ne s'oppose au déplacement de l'aorte au-devant du foyer vertébral. Il
n'en est pas de même pour la carotide interne dans le rocher ;

aussi cette dernière artère est-elle beaucoup plus souvent ulcérée.

Si les perforations de l'aorte sont exceptionnelles, les déplacements et les déformations de ce vaisseau sont, au contraire, un fait beaucoup plus commun que ne tendrait à le faire croire le silence presque complet gardé par les auteurs sur cette question. Bouvier avait cependant indiqué ce point d'anatomie pathologique, dont les auteurs classiques ne font pas mention.

Lorsqu'il y a solution de continuité du rachis et inclinaison du tronçon supérieur en avant, l'aorte, au-dessus et au-dessous du foyer tuberculeux, conserve ses rapports normaux avec les vertèbres ; au niveau de l'angle rentrant, elle peut affecter des dispositions variées. Le plus souvent, elle s'infléchit de la même manière que le rachis, décrivant un angle ouvert en avant à sommet aigu ou arrondi. Mais il n'est pas rare qu'une masse de fongosités ou un abcès froid antérieur déplacent d'arrière en avant ou latéralement le sommet de l'angle d'inflexion aortique. Il en résulte qu'à ce niveau la portion de l'aorte en rapport avec la paroi du foyer tuberculeux décrit une courbure convexe en avant ou latéralement. Ainsi donc l'aorte, au niveau de l'angle rentrant, présente une direction nouvelle, se rapportant à un déplacement dans l'un de ces trois sens. Elle reste appliquée exactement sur le rachis, sans subir d'autre déviation qu'une flexion en avant ; c'est l'inflexion simple (fig. 14). Dans une deuxième variété elle est poussée en avant par un abcès qui la refoule, elle décrit une courbure médiane à convexité antérieure (fig. 16 et fig. 17). Enfin, dans une troisième, cette courbure, au lieu d'être médiane, est placée sur la partie latérale du rachis (fig. 18).

Ces déformations extérieures ont pour conséquences des modifications du calibre de l'aorte. Mais auparavant rappelons qu'au niveau des angles d'inflexion il se forme quelquefois un pli de la paroi antérieure du vaisseau. Ce pli extérieur se traduit du côté du calibre artériel par un aplatissement subit, par une sorte de valvule qui se rapproche de la paroi postérieure, en sorte que le conduit prend intérieurement à ce niveau la forme d'une *fente valvulaire transversale* (fig. 15). Goodhart a signalé *une invagination* de l'aorte de haut en bas, combinée avec une direction sinueuse. Cette invagination serait favorisée par l'excès de longueur que présente ce vaisseau, le rachis étant raccourci du fait de la perte de substance qu'il a subie.

En outre, les masses fongueuses ou l'abcès tuberculeux qui refoulent l'aorte peuvent avoir pour effet de lui faire subir un aplatissement plus ou moins marqué. D'autres fois les fongosités l'entourent aux trois quarts ou en totalité, la resserrent et la compriment circulairement. La veine cave subit beaucoup plus que l'aorte ce dernier genre de rétrécissement. Toutes ces modifications, plicature valvulaire, invagination, aplatissement, torsion, compression circulaire, ont pour résultat un certain degré de rétrécissement de l'aorte, et par conséquent un obstacle à la circulation à ce niveau. Ce rétrécissement amène des modifications de l'appareil circulatoire. En amont, j'ai observé une hypertrophie très marquée du ventricule gauche dans deux observations. Goodhart avait déjà noté l'association d'un ventricule gauche dilaté avec la torsion de l'aorte. En aval, le tronc aortique est parfois rétréci d'une manière remarquable. Voici sur ce point des chiffres convaincants (fig. 12, obs. XV, p. 369) :

	Millimètres.
Diamètre de l'aorte avant la naissance du tronc brachio-céphalique..........................	16
Diamètre de l'aorte thoracique au-dessous de l'origine des carotides........................	12
Diamètre de l'aorte immédiatement au-dessus de la gibbosité (9e vertèbre dorsale).................	12
Diamètre de l'aorte immédiatement au-dessous de la gibbosité (2e vertèbre lombaire)...............	8,5
Diamètre de l'aorte avant sa bifurcation...........	7,5

Dans ce cas de mal de Pott dorso-lombaire, l'aorte donnait naissance, immédiatement au-dessous de la gibbosité, au tronc cœliaque et aux artères rénales. Mais la dérivation produite par ces grosses collatérales ne suffisait pas pour expliquer le degré du rétrécissement aortique observé au-dessous, ce dont nous nous sommes assuré en pratiquant des mensurations comparatives sur des sujets sains. D'ailleurs, le rétrécissement dans le cas précédent était très marqué déjà au niveau de la partie déformée de l'aorte au-dessus du tronc cœliaque.

En apportant un obstacle direct au courant sanguin, le rétrécissement aortique a pour effet d'appauvrir la circulation artérielle des parties situées au-dessous, et il ne me paraît pas douteux que parfois il joue un certain rôle dans la parésie des membres inférieurs. La physiologie expérimentale démontre que la ligature de l'aorte a pour conséquence immédiate une paralysie complète des extrémités inférieures avec perte de l'irritabilité musculaire et diminution de la sensibilité. « Le sang artériel, dit Longet, est indispensable à l'entretien de l'irritabilité musculaire[1]. » On ne peut pas d'une manière absolue comparer les effets de la ligature et ceux d'un simple rétrécissement. Celui-ci cependant, en diminuant le débit artériel, en abaissant la pression, en ralentissant, en un mot, les échanges nutritifs, doit contribuer pour une part à l'affaiblissement des contractions musculaires et sans doute aussi à l'abaissement de la température qui a été relevé dans les membres inférieurs.

ALTÉRATIONS DES MÉNINGES, DE LA MOELLE ET DES NERFS

L'axe médullaire peut rester intact dans sa structure comme dans ses fonctions, alors même que les lésions osseuses sont

---

1. Consulter, sur cette question de physiologie, Longet, *Traité de physiologie,* t. II, p. 570.

profondes et étendues, que la gibbosité est considérable et qu'il y a de gros abcès symptomatiques. On voit des malades qui, avec tous ces désordres, n'éprouvent aucune sorte de douleur, pour ainsi dire, et ne cessent de marcher à aucune période de la maladie. Par contre, des phénomènes paralytiques se montrent souvent, quels que soient d'ailleurs le degré et l'importance des lésions du squelette ; ces troubles, en effet, ne sont pas nécessairement proportionnés aux désordres tuberculeux, et en particulier il n'y a pas corrélation entre l'inflexion vertébrale et la paralysie.

Les méninges et la moelle peuvent être altérées par deux mécanismes : par compression et par envahissement tuberculeux. Ces deux influences agissent quelquefois isolément, le plus souvent en même temps, en sorte que les lésions observées ont une origine complexe. Après avoir examiné le mécanisme de la compression, nous passerons en revue les lésions des méninges et de la moelle.

Compression médullaire. — Il semblerait naturel de prime abord de rapporter à la déviation du rachis la cause de la compression de la moelle, surtout dans les cas où la gibbosité forme un angle rentrant droit, sinon plus ou moins aigu, qui comporte un angle semblable du côté du canal rachidien. Mais alors, d'une part, le canal n'est généralement pas rétréci, et d'un autre côté on observe parfois la paralysie, et la paralysie flasque, sans gibbosité, c'est-à-dire sans modification du canal vertébral. On est ainsi conduit à chercher une autre explication, et l'examen des faits ne tarde pas à montrer que la compression médullaire ne dérive pas toujours, tant s'en faut, d'une cause unique et exclusive. Il semble, en un mot, qu'il n'y a pas de condition nécessaire, mais des dispositions multiples et nouvelles, en vertu desquelles peut se produire la compression.

Prenons d'abord le cas le plus simple, celui dans lequel il

n'y a ni déformation ni gibbosité ; la compression est alors, à la vérité, un fait exceptionnel, mais néanmoins on l'observe et on doit en chercher le mécanisme. Or, deux états anatomiques, révélés par les observations, peuvent amener cet effet : la pachyméningite et un abcès par congestion se développant dans le canal rachidien. A vrai dire, ce ne sont là que deux étapes ou deux phases d'une même évolution, attendu que la pachyméningite est tuberculeuse, et que la transformation de la dure-mère en fongosité est indispensable pour qu'un abcès se développe dans le canal rachidien. Peu importe d'ailleurs : le mécanisme de la compression est le même ; on conçoit aisément que la dure-mère épaissie de plus d'un centimètre, transformée en avant et latéralement en demi-anneau, puisse exercer une action compressive lente sur la moelle. Pareillement, le développement d'un abcès, dont la tension s'élève, produit aussi le même résultat. Mais, je le répète, ce sont là des faits exceptionnels, utiles à connaître, parce qu'ils mettent hors de doute l'existence de la compression sans gibbosité.

D'habitude, la compression médullaire se montre en même temps que la gibbosité et les abcès symptomatiques, et ici on peut invoquer plusieurs causes. Éliminons d'abord le cas d'une esquille refoulée en arrière et atteignant la moelle ; il est trop exceptionnel. La compression est due à l'inflexion rachidienne, à l'abcès symptomatique de l'angle rentrant, ou à la pachyméningite.

A l'égard de l'inflexion rachidienne, on doit remarquer qu'en général la moelle est au large dans le canal, que celui-ci n'est pas rétréci et que par suite l'axe nerveux s'accommode bien de la nouvelle position. Cependant lorsque la gibbosité est à angle droit (*V*. fig. 5, p. 37) ou à angle aigu, il peut y avoir sur la paroi antérieure du canal une vive arête sur laquelle repose la moelle ; mais d'habitude, même dans ce cas, la moelle est séparée de la vive arête par un matelas fongueux ; la dure-mère est doublée de fongosités recouvrant les os. La compres-

sion alors, si elle a lieu, est le fait des fongosités. Nous avons
rencontré un exemple de compression par suite d'une disposition rare des déformations osseuses. Le segment vertébral
inférieur était taillé en biseau au niveau de l'angle rentrant;
un corps vertébral se présentait comme une luette proéminant
en arrière et venait se creuser une loge à la surface de la
moelle. Cette luette osseuse était recouverte de fongosités, de
telle sorte que la compression aurait pu cesser plus tard, si le
sujet avait vécu, car les fongosités auraient fait disparaître, par
résorption, la saillie osseuse. (*V.* obs. XXIII, p. 377.)

La pachyméningite est un des agents fréquents de compression médullaire. Charcot a très judicieusement mis en lumière
le rôle important qu'elle joue dans ce mécanisme; mais cette
influence n'est pas exclusive, ou du moins elle n'est pas toujours isolée. En effet, on verra plus loin que cette lésion n'affecte que rarement tout le pourtour de la dure-mère, et qu'elle
n'est pas en général développée au point d'étrangler, pour
ainsi dire, la moelle. Aussi croyons-nous devoir invoquer l'intervention fréquente d'autres facteurs, le refoulement de l'axe
nerveux par des abcès et par les bourgeonnements fongueux
émanant du foyer vertébral. On sait, d'une part, que la communication des foyers purulents avec la coupure vertébrale est
la règle, et, d'autre part, on connaît la fréquence des abcès
prévertébraux. Or, la limite de ces abcès en arrière du côté du
canal rachidien est précisément une membrane de fongosités
ou la dure-mère plus ou moins transformée. Il en résulte que
la tension du liquide contenu, qui peut être évaluée à une
moyenne de 17 millimètres [1], se manifeste du côté du rachis
et refoule en arrière la paroi de l'abcès.

Ce refoulement, cause de compression médullaire, se produit, tantôt seulement sur une faible étendue, celle des vertèbres
malades, tantôt à une certaine distance, particulièrement lors-

---

1. *Bull.* et *Mém. de la Société de chirurgie,* 30 décembre 1886, et *Coxotuberculose,* Paris, 1886, p. 103.

qu'il existe un abcès intra-rachidien. Il a pour effet de déplacer d'avant en arrière les méninges et la moelle, de les rapprocher de la paroi postérieure du canal osseux, d'exercer sur l'axe médullaire une certaine compression, suffisante pour apporter du trouble dans ses fonctions. On ne peut fournir la preuve directe de cette action compressive exercée par le contenu liquide du foyer. Il faudrait, en effet, pour cela constater le refoulement *de visu,* pendant la vie, ce qui n'est pas possible. Cependant le refoulement n'est pas une simple vue de l'esprit basée sur des considérations purement théoriques ; il s'appuie sur des faits cliniques probants. La plupart des chirurgiens ont parfois observé qu'après l'ouverture d'un abcès par congestion dans le mal de Pott, la paralysie des membres inférieurs, qui existait auparavant, disparaissait. Le retour des mouvements coïncidait avec l'évacuation du pus, et ne pouvait être attribué à aucune autre circonstance. Il nous semble que dans ce cas la seule explication qui rende compte des phénomènes observés est celle que nous venons de donner. Le contenu des abcès par congestion, et par conséquent le contenu du foyer vertébral, et même le contenu de l'abcès intra-rachidien, s'il en existe, sont soumis à une certaine pression, laquelle a pour effet de refouler en arrière et de comprimer la moelle. Il s'ensuit des troubles paralytiques. La cause cessant, les effets disparaissent. Tavignot[1], Leudet[2], Hérard[3], ont rapporté des faits démonstratifs de ce genre de compression, et nous en avons rencontré nous-même.

Le refoulement de la moelle et des méninges, au lieu d'être produit par la tension des liquides, peut également l'être par le développement des fongosités dans la direction du canal. Un certain nombre d'autopsies fournissent des preuves à l'appui de cette manière de voir. On trouve des fongosités dans le canal

1. Tavignot, *Bull.*, *de la Soc. anat.*, t. XVI, p. 43, 1844.
2. Leudet, *ibid.*, t. XXVIII, p. 253, 1858.
3. Hérard, *Bull. de la Soc. anat.*, t. XXI, p. 17, 1851.

vertébral, la dure-mère étant intacte, la moelle l'étant également et n'accusant que des lésions attribuables à une compression médiate et non tuberculeuse. Il n'est plus question alors
de pachyméningite engainante et compressive, mais d'une compression médullaire produite à travers la dure-mère par une
masse fongueuse.

En résumé, pour nous la compression de la moelle dans le
mal de Pott est un phénomène complexe ne dépendant pas
toujours d'un fait exclusif, mais pouvant être produit par
un ensemble de causes agissant simultanément et qui sont :
dans les cas de gibbosité, la pachyméningite, la tension des
abcès, les bourgeonnements fongueux, et, par exception, un
séquestre, une vive arête du tronçon inférieur au niveau
de l'inflexion ; en l'absence de gibbosité, les agents de compression sont la pachyméningite ou les abcès intra-rachidiens.
Les racines des nerfs rachidiens et les troncs nerveux eux-
mêmes en dehors du rachis peuvent subir une compression qui
relève des mêmes causes.

ALTÉRATIONS DES MÉNINGES : PACHYMÉNINGITE TUBERCULEUSE

Delpech s'exprime ainsi sur l'envahissement tuberculeux
des méninges : « Lorsqu'on trouve des ulcérations de ces membranes dans le mal vertébral, elles n'ont probablement pas
d'autre origine que le ramollissement des tubercules qu'elles
renferment[1]. » Ollivier (d'Angers), à son tour, décrit ce qu'on
appelle aujourd'hui la pachyméningite tuberculeuse et la myélite correspondante sur un sujet qui avait succombé avec une
gibbosité dorsale et de la rigidité des membres inférieurs ; il
trouve dans le canal vertébral les lésions suivantes : « La
membrane[2] qui enveloppe le cordon rachidien était évidem-

1. Delpech, *Traité des maladies réputées chirurgicales*, t. III, p. 646.
2. Ollivier d'Angers, *De la moelle épinière et de ses maladies*, 1824, obs. LII,

ment épaissie au niveau de la gibbosité. Elle présentait, dans son épaisseur, plusieurs foyers remplis de matière tuberculeuse ramollie; un liquide purulent remplissait la partie inférieure de la cavité de la méninge et communiquait avec un abcès placé sous le faisceau ligamenteux antérieur, au niveau de la quatrième vertèbre lombaire (?). La moelle épinière dans le point correspondant à l'épaississement était désorganisée dans l'étendue de deux pouces environ. Son volume était diminué de moitié, et cette sorte d'atrophie semblait due à la compression que les membranes épaissies avaient opérée sur sa substance. » Le même auteur avait vu d'autres variétés [1]. « Quelquefois la matière tuberculeuse est comme infiltrée dans le tissu de la membrane (dure-mère); d'autres fois elle forme un noyau isolé, un tubercule, en un mot, qui a son enveloppe propre ; tantôt plusieurs tubercules paraissent s'être développés d'abord isolément, puis s'être confondus en une seule masse plus ou moins volumineuse et qui peut comprimer la moelle, d'autant plus que toujours les membranes sont alors épaissies, engorgées.... Ce qui prouve que cette dégénérescence des enveloppes de la moelle est alors dépendante de celle qui affecte le tissu osseux, c'est qu'on ne l'observe que dans le point correspondant à la carie. » Louis [2] avait vu également la compression, l'aplatissement, le ramollissement de la moelle par des tubercules ramollis, par des abcès froids, qu'il y eût ou non déviation du rachis. Les lésions médullaires, de même que les symptômes correspondants, se rattachaient à la propagation de la lésion tuberculeuse, et non à une compression osseuse. Nichet et Tavignot ont rapporté des faits du même genre. Les observations de Gull ajoutent peu de notions nouvelles [3]. Mais c'est surtout à l'école de la

---

p. 361. — Les observations XIX, XX, XXI, XXII, donnent aussi des relations remarquables de lésions méningées.

1. Ollivier, *loco cit.*, p. 380.

2. Louis, *De l'état de la moelle dans la carie vertébrale*, in *Mémoires ou recherches anatomo-pathologiques sur diverses maladies*, Paris, 1826, p. 410, obs. II, III, IV, V.

3. Gull, *Guy's hospital reports*, 1856 et 1858.

Salpêtrière et à son éminent maître Charcot que revient l'honneur d'avoir repris la question et remis en lumière ces faits oubliés; Michaud a été l'interprète des opinions de Charcot dans son excellente thèse[1]. L'étude des altérations méningées y a été faite histologiquement, sauf en ce qui concerne la nature des fongosités, dont le caractère tuberculeux ne pouvait être démontré, alors que les notions sur le tubercule élémentaire et le bacille faisaient défaut.

Les lésions méningées sont liées à l'envahissement du processus tuberculeux. Aussi longtemps que le foyer vertébral est séparé du canal rachidien par le ligament postérieur non altéré, la dure-mère reste intacte. Mais lorsque l'ulcération a envahi ce ligament, qu'il y ait ou non d'ailleurs écrasement du rachis, les végétations fongueuses de revêtement mélangées à des amas caséeux se mettent en contact avec la face externe de la dure-mère. On observe alors l'état bien décrit par Ollivier d'Angers. La dure-mère, saine d'apparence sur sa face interne ou bien ramollie et friable, est recouverte extérieurement par un tissu de fongosités, semblable à celui que l'on trouve sur tous les autres points du foyer du mal vertébral, étendu en membrane d'abcès froid, ou réuni en une masse plus ou moins épaisse; c'est ce que Michaud a désigné sous le nom de pachyméningite externe.

Cette pachyméningite externe est souvent limitée à l'ulcération elle-même. Mais elle peut se prolonger en haut et en bas par des productions fongueuses envahissantes ou plus souvent par un abcès froid développé dans l'intérieur du canal rachidien. La paroi tuberculeuse dans ce dernier cas se confond en partie avec la dure-mère sur toute la longueur de l'abcès froid, derrière deux, trois, quatre, cinq, six vertèbres [2].

L'envahissement de la dure-mère reste souvent antérieur ou

1. Michaud, *Sur la méningite et la myélite dans le mal vertébral*, thèse de Paris, 1871, n° 463.
2. Chuquet, obs. citée.

antéro-latéral; il n'est pas commun que cette membrane soit entourée de tous côtés par un anneau de tissu fongueux.

La structure histologique de la dure-mère et des tissus néoplasiques adjacents a été bien étudiée par Michaud, puis par Cornil. Ces deux auteurs ont décrit en dehors des couches fibreuses de la dure-mère qui conservent leur aspect normal, un tissu demi-transparent composé principalement de tissu embryonnaire « parsemé çà et là de points opaques miliaires formant des traînées arborisées avec des renflements de distance en distance (Cornil)[1]. Ces points opaques, jaunâtres, caséeux, correspondent à autant de follicules dégénérés, et non à de simples foyers purulents (Michaud). Il n'y a plus aujourd'hui à insister sur cette interprétation; on connaît la constitution ordinaire des fongosités tuberculeuses et des parois d'abcès froid.

---

1. **Cornil**, thèse de Papazian, 1875 : *Quelques considérations sur le mal vertébral et sur la pachyméningite caséeuse.* — Obs. de Voisin dans laquelle l'examen histologique est fait par Cornil. La partie anatomique de cette observation mérite d'être citée en ce qui concerne les lésions de la dure-mère.

« Dans la région cervicale, la dure-mère est très adhérente au périoste du corps des vertèbres. On ne l'enlève qu'avec difficulté et qu'en raclant la face postérieure du corps des vertèbres assez fortement avec un scalpel. Ces adhérences ont lieu jusqu'au niveau de la sixième vertèbre cervicale, puis disparaissent pour reparaître au niveau de la troisième dorsale.

« Au niveau de la quatrième vertèbre cervicale et de la troisième dorsale, épaississement de la dure-mère dans tout son pourtour. Sur ses deux faces, on voit des espèces de petits bourgeons charnus, et de plus de petites granulations transparentes, grisâtres, qui ont l'aspect de granulations tuberculeuses. A l'œil nu, la moelle ne présente pas d'altération. Mais l'examen histologique ne peut être fait en raison de la décomposition cadavérique trop avancée. »

Examen de la dure-mère fait par Cornil : « Sur une section faite au rasoir perpendiculairement aux surfaces des membranes, on reconnaît à simple vue que la partie fibreuse, comme tendineuse de la dure-mère, est au centre de la section, et, en dedans comme en dehors, il existe un tissu demi-transparent qui fait corps avec le tissu fibreux ancien. Ce tissu demi-transparent est parsemé de points opaques miliaires formant des traînées arborisées avec des renflements de distance en distance. L'état jaunâtre et opaque du centre de ces derniers me fit penser au premier abord qu'il y avait là des granulations tuberculeuses devenues caséeuses à leur centre. »

L'examen histologique confirme ces prévisions. Cornil, qui avait considéré les cavités remplies de cellules épithélioïdes comme des lymphatiques dilatés à la suite d'une inflammation chronique, est depuis cette époque revenu sur cette interprétation, et il y a reconnu les éléments caractéristiques du tubercule.

En progressant, les lésions de la pachyméningite externe gagnent les éléments propres de la dure-mère, qui s'altèrent, se dissocient, se ramollissent; des lésions irritatives d'abord, puis spécifiques, apparaissent dans son épaisseur et sur sa face interne. La pachyméningite interne s'ajoute à l'externe. Des néomembranes se forment du côté de la cavité arachnoïdienne sur la surface correspondant aux lésions externes; elles sont vasculaires, et constituées également par du tissu embryonnaire. Charcot et Michaud avaient déjà décrit dans l'épaisseur de la dure-mère dissociée, et dans ses couches internes, de petits foyers de dégénérescence caséeuse, dont la présence indique suffisamment qu'il y a bien là, à une certaine période, une véritable infiltration folliculaire.

L'étendue de la pachyméningite interne, dans le sens de la circonférence, est variable, tantôt limitée à la région antérieure, tantôt envahissant les côtés ou même la totalité du pourtour de l'étui méningétique. Dans un cas de mal de Pott lombo-sacré, toute la face interne de la dure-mère était recouverte par une couche de fongosités à partir de la quatrième vertèbre lombaire jusqu'à la partie inférieure du canal sacré. (*V.* obs. XXIV, et pl. III, p. 112.)

Ollivier (d'Angers) et Andral ont signalé, de plus, à une période avancée de la lésion, des ossifications de la dure-mère, et j'en rapporte un exemple dans lequel la transformation existe dans une étendue en longueur de 6 à 7 centimètres (obs. XXII, p. 377); il s'agit alors d'un travail de réparation appartenant en propre à cette membrane, bien que ses propriétés ostéoplastiques ne soient pas démontrées, ou de la transformation osseuse des éléments conjonctifs de nouvelle formation.

Dans certains cas, la pachyméningite interne se présente sous la forme d'un semis de granulations tuberculeuses à la face interne de la dure-mère. Cette membrane est alors vascularisée, et l'on aperçoit çà et là, le plus souvent le long des vaisseaux de nouvelle formation, des granulations isolées ou des groupes de granulations. Cette forme élémentaire, pour ainsi dire, ne peut être présentée que comme un mode de début des lésions plus avancées ; on observe enfin des néomembranes plus ou moins épaisses qui résultent de l'inflammation développée autour de ces tubercules.

Un accident plus rare est l'hémorrhagie à la surface de la moelle. Nous avons rencontré entre la dure-mère et la surface de la pie-mère un hématome assez considérable, qui infiltrait et colorait toutes les parties molles de la région. Cet épanchement n'avait pas toutefois entraîné une mort rapide, car il remontait à une époque assez peu récente pour que déjà il eût subi les modifications consécutives ordinaires.

En résumé, les lésions de la dure-mère, bornées d'abord à la surface, envahissent ensuite ses couches interstitielles ; il en résulte un épaississement de la membrane dans lequel on trouve des foyers caséeux. Cet état produit la compression médullaire. Déjà Ollivier (d'Angers), Echévéria avaient mentionné le fait ; mais l'école de la Salpêtrière, sous l'inspiration et l'impulsion des travaux de Charcot, l'a surtout bien mis en relief en déduisant les conséquences que comporte une pareille compression, au point de vue de la marche de la paralysie. Sur la face externe de la dure-mère, « au contact des dépôts caséo-tuberculeux issus des corps des vertèbres et ayant amené la destruction du ligament vertébral postérieur, il s'est produit une inflammation également caséo-tuberculeuse (pachyméningite externe caséo-tuberculeuse). Par le fait de cet épaississement de la dure-mère, la moelle se trouve refoulée et par conséquent comprimée, dans une étendue qui varie selon la hauteur de la néo-formation caséeuse, généralement sur une longueur de 2 ou 3 centimètres. Quelquefois elle est sur ce point seulement repoussée d'avant en arrière ; d'autres fois, elle est comme enserrée de toutes parts, en quelque sorte étranglée. » (Charcot.)

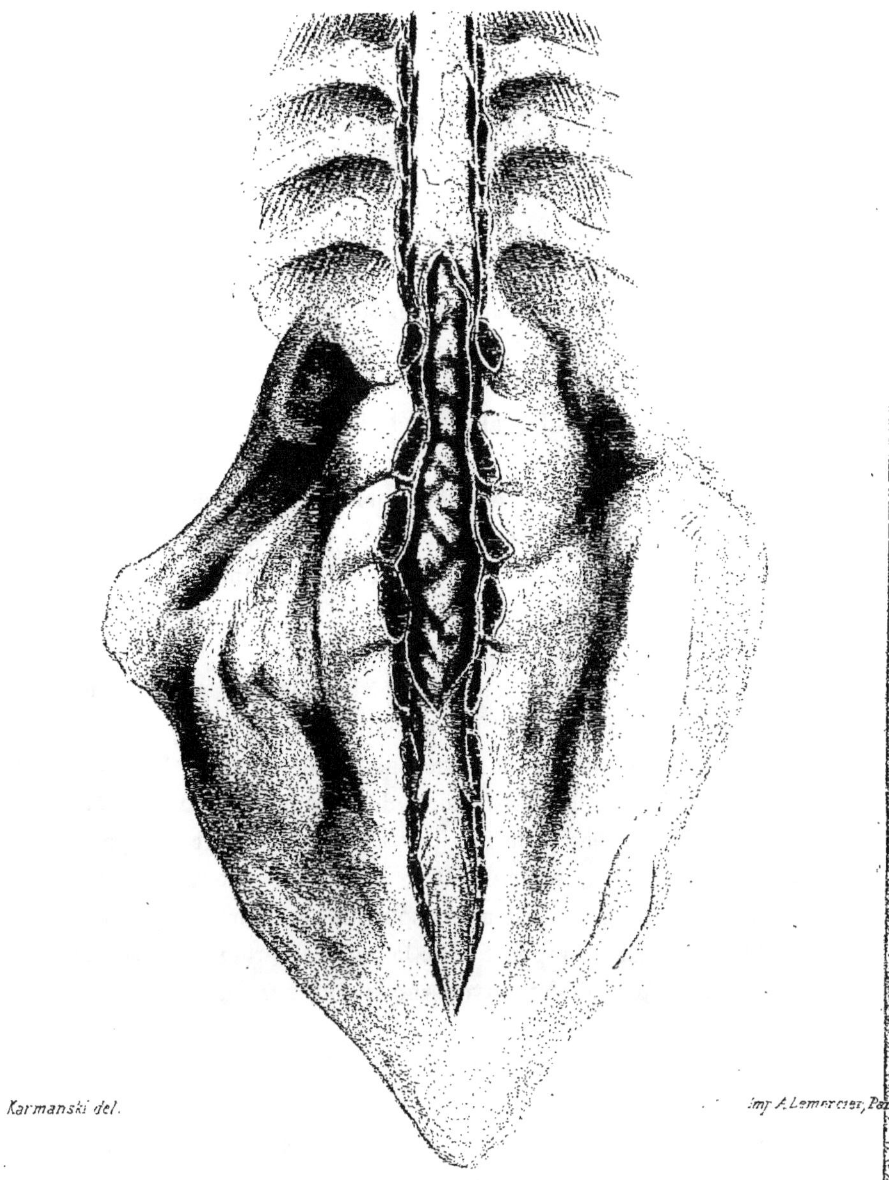

PACHYMÉNINGITE TUBERCULEUSE DANS LE CANAL LOMBO-SACR

La face interne de la dure-mère est recouverte, dans presque tou
la longueur du canal lombo-sacré, d'une couche de fongosités dispos
en membrane tuberculeuse, comme dans les abcès tuberculeux. Cett
membrane se réfléchit sur la moelle et sur les nerfs de la queue
cheval, constituant une véritable poche d'abcès; elle présente de
foyers caséeux multiples. (V. Obs. XXIV, p. 380).

ALTÉRATIONS DE LA MOELLE

Nous étudierons successivement l'altération de la moelle au niveau du foyer du mal de Pott, en second lieu sa dégénération fasciculée secondaire, enfin la régénération de ses éléments.

1° *Altérations de la moelle au niveau du foyer vertébral : myélite transverse.* — Les altérations de la moelle d'origine compressive sont les mêmes, quel que soit le genre de compression. Elles ne consistent pas seulement dans une déformation d'origine mécanique; sous l'influence de la compression, le tissu de la moelle réagit par un travail inflammatoire. « En d'autres termes, une myélite particlle est la conséquence à peu près obligatoire. de la compression spinale » (Charcot). Et cette lésion porte indistinctement sur la substance grise et sur les faisceaux blancs : c'est une myélite transverse.

A l'œil nu, la moelle se présente avec des modifications diverses de forme, de consistance, de volume, qui avaient été déjà bien indiquées autrefois par Louis et Ollivier d'Angers. Elle subit le même changement de direction que le canal rachidien. Cette déviation est assez souvent angulaire. La moelle, en effet, se met en rapport avec la paroi antérieure du canal; or il existe quelquefois, avons-nous dit, sur cette paroi, au niveau de l'union des deux segments du rachis, une arête vive qui marque son empreinte à la surface de l'axe médullaire qui repose sur elle. La consistance de la moelle est souvent diminuée sur une certaine longueur dans la région des méninges malades. Ce ramollissement peut aller jusqu'à l'état diffluent. Dans les cas anciens, au contraire, la moelle est quelquefois dure et d'apparence fibreuse. Par l'effet de la compression, son volume est plus ou moins réduit; dans un cas d'Ollivier [1], ce volume

---

1. Ollivier (d'Angers), *loco cit.,* obs. LII, p. 361.

« était diminué de moitié, et cette sorte d'atrophie semblait due
à la compression que les membranes épaissies avaient opérée
sur sa substance ». Le rétrécissement de la moelle est, en effet,
dû à la compression produite par les fongosités et surtout par
la pachyméningite ; nous avons vu que le canal osseux conser-
vait toujours un diamètre de beaucoup supérieur à celui de la
moelle. Dans une autopsie, nous avons rencontré cependant
un séquestre dévié du côté du canal rachidien, marquant son

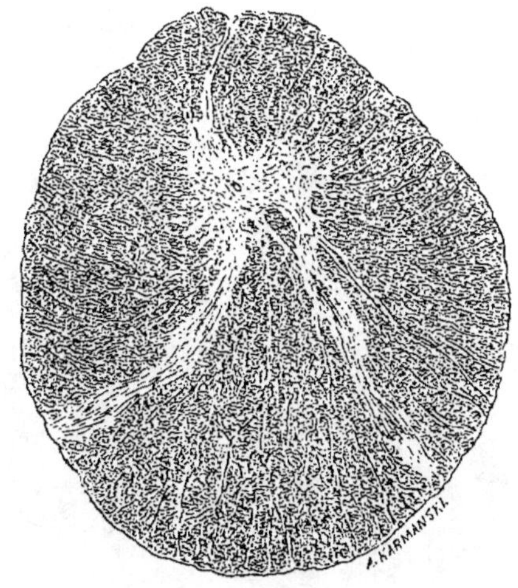

Fig. 19. — Coupe de la moelle à la région dorsale. On voit une déformation médullaire
et une atrophie très marquée de la gauche. (Voir obs. XXIII, p. 377.)

empreinte à la surface de la moelle et creusant, pour ainsi
dire, un nid dans son épaisseur.

Fréquemment la moelle est repoussée d'avant en arrière et
aplatie ; il est rare, en effet, que les lésions extérieures l'entourent de tous côtés. Parfois cependant cette disposition se produit, et alors le volume de l'organe peut se trouver tellement
diminué qu'il y a là un véritable étranglement.

Avant même que ces déformations graves soient manifestes,
et alors qu'on n'aperçoit aucune altération extérieure, l'histologie peut montrer déjà des altérations de structure. Le ré-

ticulum fibrillaire interstitiel s'épaissit (Michaud). On y voit
apparaître des noyaux, des corps granuleux ; les tubes sont
isolés les uns des autres par l'épaississement de la névroglie.
Cette sclérose peut se montrer ou très légère dans les cas récents et bénins, ou très abondante dans les paraplégies anciennes. Elle est répartie uniformément sur toute l'épaisseur de
la moelle, ou elle présente un degré prédominant en avant

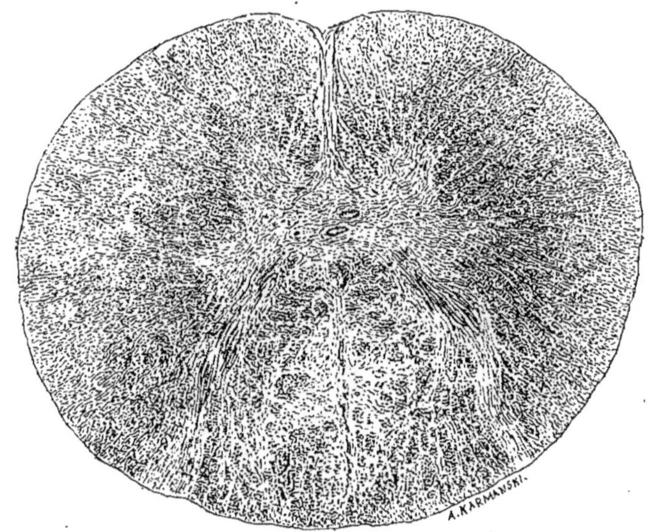

FIG. 20. — Coupe de la moelle à la région cervico-dorsale. La moelle est le siège d'une
sclérose diffuse. On remarque la présence de deux canaux centraux. (Voir obs. XXIII,
p. 377.)

ou en arrière. Dans une observation de Vulpian, citée par Michaud, où le mal de Pott était surtout caractérisé par des accidents névralgiques, par des douleurs fulgurantes à l'épigastre
et aux reins, la sclérose occupait les faisceaux postérieurs,
particulièrement le faisceau radiculaire interne, en dedans des
racines postérieures des nerfs. La myélite semblait due, non à
la compression directe, mais à une inflammation propagée
suivant les racines postérieures.

Dans les cas graves, que la moelle ait conservé à peu près
son volume ou qu'elle soit réduite au tiers, au quart de ses

proportions normales, on trouve la substance nerveuse contournée, irrégulière, tortueuse, sillonnée par d'épais faisceaux de sclérose. Les cellules nerveuses sont atrophiées. Les cornes antérieures sont interrompues, divisées. Cependant il y reste toujours quelques groupes de cellules (Michaud) qui ont gardé leur forme caractéristique.

2° *Dégénérations secondaires.* — Les lésions profondes de la myélite transverse, diffuse, produisent une interruption à la fois anatomique et physiologique dans les éléments de la moelle, faisceaux blancs tubulaires et colonnes grises de cellules nerveuses, à la manière d'une section transversale de l'organe pratiquée dans un but expérimental. Aussi sont-elles suivies de dégénération fasciculée consécutive.

Pour faire comprendre aisément la répartition de ces dégénérations secondaires dans l'épaisseur de l'axe médullaire, il est utile de rappeler sommairement quelques notions anatomiques et physiologiques indispensables à connaître. La moelle est divisée en deux moitiés symétriques, par les sillons médians antérieur et postérieur ; ces deux moitiés sont unies par une épaisse commissure qui contient le canal de l'épendyme. Au centre de chacune de ces moitiés latérales sont les colonnes grises qu'une coupe transversale montre sous l'aspect de cornes, distinguées en corne antérieure et corne postérieure. Les éléments anatomiques essentiels de cette substance grise sont les cellules nerveuses à plusieurs prolongements, cellules plus volumineuses dans la corne antérieure que dans la postérieure. La substance grise de la moelle ne subit pas de dégénération secondaire après les sections de l'organe.

La substance blanche qui entoure de tous côtés la substance grise a été divisée par les anatomistes : en cordon antérieur, placé entre le sillon médian antérieur et l'émergence des racines antérieures des nerfs rachidiens ; en cordon postérieur, placé entre le sillon médian postérieur et l'émergence des racines pos-

térieures ; en cordon latéral, intermédiaire aux racines antérieures et aux postérieures. Mais cette division anatomique,
commode dans le langage, est artificielle, ainsi qu'on va le voir ;
elle ne répond que très incomplètement aux résultats fournis
par l'anatomie pathologique et la physiologie expérimentale.

Dans le cordon antérieur, en effet, on doit distinguer deux
parties : une partie interne ou cordon de Türck et une partie
externe. Le cordon de Türck se compose de fibres conductrices qui en haut se rendent dans la pyramide antérieure du
même côté, sans décussation par conséquent ; inférieurement
ces fibres s'épuisent successivement de haut en bas dans les
cellules des cornes antérieures du même côté. La physiologie
montre que ce cordon a son centre trophique dans l'encéphale.
Aussi, lorsqu'on en fait la section ou lorsqu'il est interrompu
par une altération pathologique, observe-t-on la dégénération
de ses fibres au-dessous de la lésion. La partie externe du cordon antérieur de la moelle est formée de fibres qui vont d'un
point à un autre de la substance grise médullaire. Cette portion n'est pas le siège de dégénération secondaire.

Les cordons latéraux comprennent trois parties distinctes :
1° une partie antérieure qui joue, en arrière des cornes antérieures, le même rôle que la partie externe du cordon antérieur
joue en avant ; ce sont des fibres commissurales verticales ;
2° une partie postérieure et interne, faisceau pyramidal croisé
qui se continue en haut avec une portion de la pyramide du
côté opposé ; ses fibres sont motrices, elles ont leur centre trophique dans l'encéphale et subissent par suite la dégénération
descendante ; 3° une partie postérieure et externe, bandelette
mince et superficielle, cordon cérébelleux direct de Fleschig ;
ses fibres sont centripètes et semblent se continuer en haut
avec le corps restiforme du même côté. Leur centre trophique
est dans la substance grise médullaire ; elles dégénèrent de
bas en haut.

Dans les cordons postérieurs, on distingue : 1° une partie

interne, cordon de Goll, qui se continue en haut avec les pyramides postérieures, et se termine dans la substance grise du bulbe : les fibres en sont centripètes, ayant leur centre trophique dans la colonne grise postérieure ; après une section, elles dégénèrent de bas en haut, c'est-à-dire au-dessus de la section ; 2° une partie externe, faisceau radiculaire postérieur, cordon de Burdach, formé de fibres commissurales réunissant entre eux les différents étages de la colonne grise postérieure. Les rapports de ces fibres avec la corne postérieure indiquent qu'elles sont centripètes ; elles ont leur centre trophique dans les cellules des cornes postérieures ; elles ne subissent pas de dégénération secondaire, ou bien elles la subissent dans une direction ascendante sur une faible étendue.

En résumé, deux faisceaux dégénèrent de haut en bas après section : le cordon de Türck ou cordon pyramidal direct (partie interne du cordon antérieur), et le cordon pyramidal croisé (partie postérieure et interne du cordon latéral). Deux faisceaux dégénèrent de bas en haut : le cordon de Goll ou cordon cérébelleux direct (partie interne du cordon postérieur), et le cordon de Fleschig (bandelette superficielle du cordon latéral) ; un faisceau ne dégénère que sur une petite étendue de bas en haut, c'est le faisceau radiculaire postérieur (partie externe du cordon postérieur) ; deux faisceaux ne dégénèrent que sur une faible étendue de haut en bas, ce sont la partie externe du cordon antérieur et la partie antérieure du cordon latéral. Il est à remarquer que les fibres des faisceaux qui dégénèrent sont très longues ; elles ont leur centre trophique, soit dans l'encéphale (fibres motrices ou centrifuges : la dégénération est descendante), soit dans les cellules de la substance grise de la moelle (fibres sensitives ou centripètes : la dégénération est ascendante). De plus, ces fibres n'ont qu'une de leurs extrémités en rapport avec les cellules de la moelle, d'où le nom de fibres extrinsèques que leur donnent quelques auteurs (Beaunis). Au contraire, les fibres qui ne dégénèrent pas sont courtes, ont leurs deux extrémités dans la moelle, et jouent le rôle de commissure entre les cellules de la substance grise (fibres intrinsèques).

Ces divisions aujourd'hui classiques des faisceaux blancs de la moelle ont été établies principalement d'après les résultats de l'anatomie pathologique. C'est à **J.** Cruveillier [1] que revient le mérite d'avoir signalé le premier la dégénération descendante ; il l'avait décrite à la suite de lésions du cerveau, dans les pédoncules, dans la protubérance et jusque dans les pyramides antérieures ; il avait soupçonné sa continuation dans la moelle. Türck [2] l'a démontrée par l'étude histologique des coupes de la moelle, soit dans les cas de lésions cérébrales, soit dans les cas de lésions médullaires. Puis sont venus les travaux de Leyden, de Charcot, de Vulpian, et surtout l'important mémoire de Bouchard [3], qui a joint à l'exposition complète et précise de ces lésions anatomiques une étude, qui faisait jusque-là complètement défaut, des symptômes correspondants.

Ces notions préliminaires établies, supposons, à l'exemple de Charcot [4], qu'il s'agisse d'une myélite transverse de la région dorsale supérieure, ayant détruit entièrement la continuité de la moelle ; il se produira consécutivement des lésions dégénératives ascendantes et descendantes. Immédiatement au-dessous du foyer, et sur une étendue de quelques centimètres, les faisceaux antérieur et latéral sont complètement sclérosés ; le faisceau postérieur seul reste intact. Un peu plus bas, la dégénération ne tarde pas à se limiter aux deux faisceaux centrifuges, faisceau de Türck en avant près du sillon antérieur, faisceau postéro-interne du cordon latéral ou pyramidal croisé. Mais, en général, le cordon du Türck disparaît rapidement, et la lésion systématique descendante est uniquement localisée dans

---

1. J. Cruveillier, *Anat. path.*, liv. XXXII, p. 15.

2. Türck, *Ueber secundäre Erkrankung*, etc. : Comptes rendus de l'Acad. des sciences de Vienne, mars 1851 (trois obs.); *ibid.*, juin 1853 (douze observations, dont la plupart se rapportent au mal de Pott).

3. Bouchard, *Arch. gén. de méd.*, 6ᵉ série, 1866, t. I et II.

4. Charcot, *Anat. pathol. du syst. nerveux*, VIIᵉ leçon : *Progr. méd.*, 1879, p. 825.

le faisceau latéral (pyramidal croisé). Les racines antérieures, la colonne grise antérieure et les faisceaux blancs qui l'entourent immédiatement en avant et en arrière restent indemnes.

Au-dessus du foyer, et sur une longueur de 2 ou 3 centimètres au plus, le faisceau postérieur est sclérosé dans toute son épaisseur, tandis que le faisceau antérieur est intact et que le faisceau latéral n'est atteint que superficiellement. Plus haut la lésion se limite bientôt aux deux points déjà indiqués, faisceau de Goll et faisceau de Fleschig. L'altération du faisceau de Goll peut se continuer en haut jusqu'aux pyramides postérieures, et même jusqu'au plancher du quatrième ventricule, tandis que la bandelette scléreuse que recouvre le faisceau latéral en avant du sillon d'émergence des racines postérieures et qui représente le faisceau de Fleschig, ne remonte pas à plus de 7 ou 8 centimètres au-dessus du foyer, ce qui semble indiquer que les fibres de ce faisceau ne dépassent pas cette longueur. Elles naîtraient des cornes postérieures pour y retourner à une distance de 7 ou 8 centimètres plus haut. Ce seraient de longues fibres commissurales dépendant des cornes postérieures.

Une remarque importante de Charcot est celle-ci : les lésions dégénératives ne se produisent qu'en cas de lésion destructive du foyer portant sur les faisceaux blancs. Les lésions de la substance grise des cornes antérieure ou postérieure n'ont pas une semblable conséquence, à moins d'envahissement des faisceaux blancs voisins. Enfin, un foyer de destruction unilatéral entraîne la dégénération ascendante des deux faisceaux de Goll (décussation) et une dégénération descendante en général du côté correspondant, exceptionnellement des deux côtés (décussation à travers la commissure : cas de W. Müller, Hallopeau, Charcot).

Mais ces faits exceptionnels de lésion destructive localisée à un point limité de la moelle ne s'observent guère dans le mal de Pott. C'est donc théoriquement en quelque sorte, ou plutôt

à cause de leur analogie avec ce qui se passe dans des foyers
limités d'une autre origine, que nous en faisons mention ici.
Nous verrons d'ailleurs qu'à défaut d'examens anatomiques,
certaines observations cliniques montrent qu'une compression
unilatérale est possible dans le mal de Pott.

Sans insister sur l'interprétation de ces altérations systéma-
tiques, rappelons seulement que la théorie de Türck, qui invo-

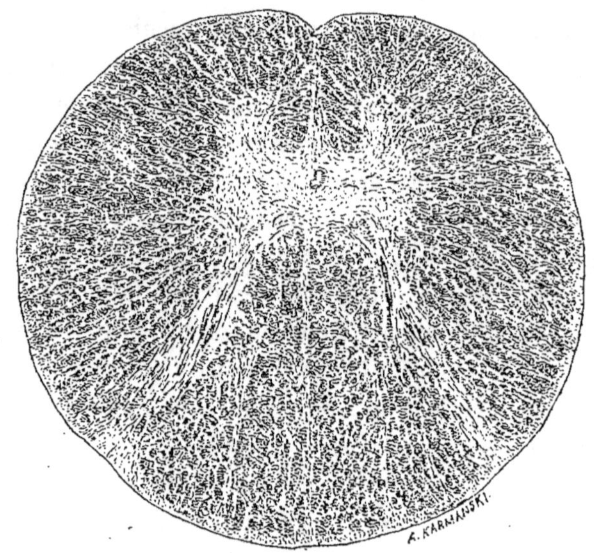

FIG. 21. — Coupe de la moelle à la région cervicale inférieure. Sclérose diffuse,
épaississement des travées conjonctives. (Voir. obs. XXIII, p. 377.)

quait comme cause de ces dégénérations l'influence de l'inertie
fonctionnelle, n'est pas satisfaisante : car on ne voit rien de pareil comme conséquence de l'inactivité d'un membre ; la théorie de Bouchard s'adapte beaucoup mieux, au contraire, aux
faits observés. Cet auteur compare ce qu'on observe dans la
moelle à ce qui est connu pour les nerfs depuis les expériences
de Waller. Il existe pour les troncs nerveux des centres trophiques, dont ils ne peuvent être séparés sans dégénération : les
fibres de la moelle, comme celles des nerfs, auraient leurs centres

trophiques ; celui des fibres centrifuges serait en haut dans l'encéphale ; celui des fibres centripètes, dans les cellules de la moelle, et peut-être aussi dans les ganglions des racines postérieures.

La dégénération secondaire n'est pas toujours aussi bien systématisée ; elle échappe quelquefois aux lois précédentes de Türck. Michaud décrit des tractus de sclérose ayant une marche indépendante, propagée le long des faisceaux nerveux en dehors de toute influence trophique, par exemple, la sclérose ascendante des cordons latéraux [1].

Un point important à déterminer serait l'époque à laquelle apparaissent les dégénérations secondaires après le début de la myélite transverse. Il existe probablement à cet égard de grandes variétés dont il serait difficile de donner aujourd'hui l'interprétation. Les symptômes de la sclérose descendante apparaissent plus ou moins longtemps après la paralysie, sans que l'on connaisse bien la cause de ces variations. Certaines observations tout au moins ont établi que la dégénération secondaire pouvait être très rapide. C'est ainsi que Bouchard rapporte l'observation d'une petite fille de treize ans, affectée de mal de Pott dorsal inférieur, qui succomba six semaines après le début des accidents paralytiques. A l'autopsie, on trouva que la compression de la moelle était produite par un abcès intra-rachidien, et qu'au-dessous de la région comprimée il existait des corps granuleux disséminés dans les cordons latéraux, surtout à leur partie postérieure, qui en bas était seule altérée. Charcot a même trouvé une lésion semblable dans un cas où la paraplégie n'avait été complète que trois jours avant la mort. Cette rapidité dans l'apparition de la dégénération secondaire n'a rien qui puisse étonner, lorsque l'on se souvient qu'après la section des nerfs la même dégénération survient au bout de quatre jours chez le chien, de deux jours chez le lapin, de trente à quarante jours chez la grenouille.

---

1. Michaud, *loco cit.*, obs. XI, et pl. III, fig. 2.

3° *Régénération des éléments de la moelle.* — Certes, les observations de sujets revenus à une guérison complète après avoir été paralysés plus ou moins longtemps, durant des mois et même des années, ne manquent pas. Néanmoins on a eu rarement l'occasion d'étudier l'état de la moelle à la période de réparation, c'est-à-dire pendant et après le rétablissement des fonctions.

Les physiologistes ne sont nullement d'accord en ce qui concerne la régénération du tissu nerveux et la restauration fonctionnelle de la moelle après une section expérimentale ou une perte de substance de cet organe. Si, en effet, Flourens avait déjà constaté la cicatrisation de la substance nerveuse ; si Brown-Séquard, un peu plus tard, avait cru voir les fonctions se rétablir sur les pigeons après une section complète de la moelle, sur les lapins et les cochons d'Inde après une section incomplète ; si Robin a constaté histologiquement la cicatrisation de la moelle après section, par une régénération des fibres et des cellules nouvelles, chez les pigeons et chez les cochons d'Inde ; si enfin Masius et Vanlair ont prétendu avoir démontré que les pertes de substance même de la moelle peuvent guérir chez la grenouille par régénération du tissu enlevé et avec rétablissement partiel des fonctions motrices et sensitives, d'un autre côté, Vulpian oppose à toutes ces assertions un certain degré de scepticisme. Il n'a pas vu, dans ses expériences sur le cochon d'Inde, les pertés de substance de la moelle se régénérer ; il n'a jamais observé non plus le retour des mouvements ou de la sensibilité, après une section complète de la moelle, ni chez la grenouille, ni chez les pigeons, ni chez le cochon d'Inde ; il craint que les physiologistes n'aient pris pour des mouvements volontaires ce qui n'était que des mouvements réflexes. « Je ne nie pas, dit-il, la possibilité de la cicatrisation nerveuse de la moelle et de la réapparition du mouvement volontaire et de la sensibilité dans les membres postérieurs après une section transversale complète ou même après l'excision d'un court segment de cet organe ; mais je crois que le fait dont il s'agit n'a pas été mis hors de toute contestation par les expériences des physiologistes précités. »

Il est donc permis de penser avec Vulpian qu'en physiologie expérimentale, la réparation de la moelle n'a lieu que très exceptionnellement et dans certaines conditions particulières. D'autre part, il n'a pas été publié, croyons-nous, d'observation probante de restauration fonctionnelle après une rupture traumatique complète de la moelle. On peut induire de là que si dans le mal de Pott le mouvement et la sensibilité reviennent à leur état normal après avoir été complètement abolis, il est probable qu'il n'y a pas eu destruction de la moelle au sens anatomique ; l'interruption fonctionnelle peut, en effet, provenir d'une compression, d'une altération médullaire temporaire, d'un changement dans les rapports des éléments anatomiques de la moelle. On comprend, par exemple, que la déviation de l'axe des colonnes de substance grise et de substance blanche et que l'aplatissement des cornes modifient quelquefois suffisamment les rapports des parties pour que la fonction soit diminuée et même abolie. D'après cela, il est difficile de déterminer actuellement le degré et la forme des altérations médullaires permettant ou non la restauration fonctionnelle de l'organe. Heureusement la clinique nous montre que la paraplégie complète (mouvement et sensibilité), accompagnée même de contracture, peut parfaitement guérir.

Quant à connaître quel a été l'état de la moelle dans ces cas heureux, un bien petit nombre d'autopsies de mal de Pott, faites à la suite de morts accidentelles, permettent d'aborder cette question, qui est encore loin d'être résolue. Bouchard[1] croit à la régénération possible des tubes nerveux dans la moelle atteinte d'inflammation transversale diffuse, mais il se fonde uniquement sur le rétablissement intégral des fonctions médul-

1. Bouchard, *loco cit.*

laires antérieurement abolies, et nous venons de dire que ce
n'est pas suffisant. Michaud [1] est un peu plus explicite ; selon
lui, « lorsque la paraplégie est guérie, le rétrécissement de la
moelle et son atrophie partielle persistent ; la sclérose reste
toujours très apparente, ainsi que les dégénérescences secondaires. Mais pendant la paralysie on constate une sclérose
fibreuse ou trabéculaire avec destruction des tubes nerveux.
Après le recouvrement de la motilité, la sclérose prend la forme
fibrillaire, et on retrouve des tubes sains. Quelques-uns seulement de ces tubes sont plus minces qu'à l'état normal. La
graisse de la dégénération disparaît ; la myéline se reconstitue
dans les gaines anciennes qui ont persisté avec leur filament
axile. » D'après d'autres anatomistes, il est vrai, la régénération
des tubes nerveux dans les cicatrices se ferait aussi par une
formation nouvelle aux dépens de cellules embryonnaires vul-
gaires, qui se spécialisent et reproduisent des éléments nerveux en raison des rapports qu'elles affectent avec les extrémités
des éléments anciens interrompus (Ranvier). Charcot rend ainsi
compte de l'état de la moelle chez une femme qui avait été
guérie d'un mal de Pott avec paraplégie et qui avait succombé
à une coxalgie. « La moelle de cette femme, au niveau du point
où avait eu lieu la compression, en conséquence du mal de
Pott, n'était pas plus grosse que le tuyau d'une plume de cor-
beau, et correspondait sur une coupe au tiers environ de la
surface de section d'une moelle examinée dans la même région ;
sa consistance était très ferme, sa couleur grise ; en un mot,
la moelle avait toutes les apparences de la sclérose la plus
avancée. Au-dessus et au-dessous de ce rétrécissement, les
faisceaux blancs dans le sens des dégénérations secondaires
étaient occupés par des tractus gris..... Au milieu des tractus
fibreux très denses, et qui communiquent à la moelle sa coloration grise et sa consistance dure, le microscope fait décou-

____

1. Michaud, thèse citée.

vrir une assez grande quantité de tubes nerveux munis de leur cylindre d'axe et de leur enveloppe de myéline, et, par conséquent, très régulièrement et très normalement constitués. C'est par l'intermédiaire de ces tubes nerveux que s'effectuait pendant la vie la transmission normale des ordres de la volonté et des impressions sensitives [1]. »

Cette conclusion de Charcot paraît, en effet, extrêmement vraisemblable ; mais elle ne résout pas le problème, et de nouveaux faits confirmatifs sont nécessaires pour qu'un jugement définitif soit porté sur ce point d'anatomie pathologique. Il y aurait lieu d'observer les degrés divers de réparation qui suivent les lésions plus ou moins profondes de la moelle, dans les cas où l'abolition fonctionnelle est la conséquence directe de la destruction des éléments nerveux. On ne saurait parler de régénération sans être assuré que les éléments considérés comme régénérés ne sont pas uniquement des éléments normaux qui n'ont pas été atteints ; or le cas de Charcot et les faits analogues ne sont pas entièrement décisifs.

ALTÉRATIONS DES NERFS — TROUBLES TROPHIQUES

Les nerfs rachidiens et leurs racines peuvent être altérés dans le mal de Pott sur tous les points de leur trajet, depuis leur origine médullaire jusqu'à une certaine distance du rachis. Dans la cavité arachnoïdienne, les racines peuvent participer aux altérations des méninges et de la moelle. Au niveau de l'orifice de la dure-mère, dans les trous de conjugaison et en dehors du rachis, les nerfs se trouvent fréquemment en contact avec les fongosités, avec la paroi des abcès froids. Parfois ils sont comme disséqués, et baignent dans la cavité d'un abcès. Dans le mal lombaire, les abcès froids qui suivent la gaine du psoas sont en rapport avec les différentes branches du plexus lom-

---

1. Charcot, *Leç. sur les maladies du système nerveux, recueillies par Bourneville*, 1880, 3ᵉ édition, t. II, p. 93, observation en note.

baire, avec le nerf crural; dans le bassin, les origines et le
tronc du sciatique tracent, pour ainsi dire, la voie suivie le plus
communément par l'abcès. Les mêmes rapports existent encore pour les plexus cervical et brachial, pour les autres nerfs
de la région : grand sympathique, pneumo-gastrique, récurrent,
etc. Ces rapports nombreux et complexes font déjà prévoir
qu'un certain nombre de symptômes, et spécialement des
névralgies trouvent leur explication dans les altérations

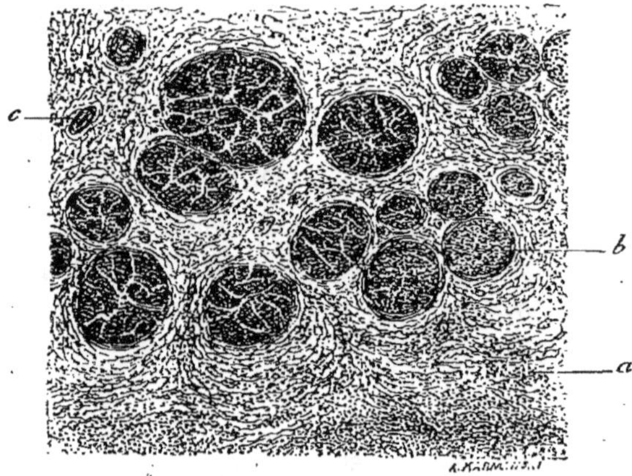

Fig. 22. — Coupe du nerf crural gauche. Ce nerf était en contact avec la paroi d'un abcès
tuberculeux. — *a*, tissu conjonctif péri-fasciculaire très épaissi et contenant de nombreux
éléments embryonnaires; *b*, faisceau nerveux présentant une diminution des tubes à
myéline; *c*, vaisseau. — On voit en outre des faisceaux nerveux dans lesquels le tissu
conjonctif intra-fasciculaire forme des travées plus épaisses qu'à l'état normal (Voir
obs. XXIV, p. 380).

des troncs nerveux en contact avec les divers foyers tuberculeux.

L'étude de la gibbosité nous a montré que les trous de conjugaison restent libres, quels que soient le degré et la variété
de la déformation; le canal rachidien conserve des dimensions
suffisantes, et les trous de conjugaison ne sont le plus souvent
pas rétrécis ou le sont à peine; alors même que leur diamètre
est réduit à deux ou trois millimètres, les nerfs y trouvent encore une voie suffisamment large. Si donc les nerfs subissent

une compression en quelque point, ce n'est pas de la part du
squelette.

Les masses fongueuses, au contraire, ou la paroi des abcès
froids, peuvent repousser les nerfs, les comprimer et surtout
les altérer dans leur structure. La névrite interstitielle qui
s'observe communément, est moins le fait de la compression que
de l'envahissement inflammatoire. Il est rare qu'un nerf important ou même qu'un filet nerveux soit détruit et interrompu au
milieu des fongosités ou des abcès. Le tissu des nerfs, comme
les parois des artères, résiste à l'infiltration tuberculeuse. Au
contraire, l'irritation provoquée par ces tissus anormaux amène
une inflammation du tissu interstitiel du nerf; les cloisons qui
séparent les faisceaux des tubes nerveux se vascularisent, s'en-
flamment, deviennent le siège d'une prolifération embryonnaire ;
on y trouve des noyaux et des cellules conjonctives jeunes;
plus tard elles se sclérosent. C'est une des variétés les plus fréquentes et les plus nettes de névrite interstitielle. (*V.* fig. 22,
p. 131.) A cette altération peut se joindre la névrite parenchymateuse ; celle-ci apparaît lorsque l'inflammation a passé du tissu
conjonctif péri-fasciculaire à travers les lames de la gaine la-
melleuse, jusque dans le tissu conjonctif intra-fasciculaire. Les
tubes dégénèrent, la myéline se fragmente ; on trouve à sa
place des granulations graisseuses. Il n'est pas rare que les
troncs nerveux soient atrophiés, réduits à de simples filets à peine
distincts au milieu des fongosités (Bouvier), difficiles à isoler en
raison de leur peu de consistance. Michaud compare les lésions
des racines à celles qui s'observent dans l'ataxie ; mais dans
le mal de Pott les racines antérieures sont atteintes comme les
postérieures.

Dans certains cas où l'on avait observé du zona pendant la
vie, on a trouvé (Michaud[1], Wagner[2]) les ganglions spinaux
entourés de pus caséeux, hypertrophiés, dégénérés : les cel-

1. Michaud, *loco cit.*
2. Wagner, *Arch. des Heilkunde*, 4ᵉ heft, Leipzig, 1870, p. 321.

lules avaient disparu, les alvéoles ne contenaient plus que des amas jaunâtres solubles dans l'éther. Déjà auparavant Bœrensprung[1], puis Charcot[2], avaient signalé l'altération des ganglions spinaux dans le zona.

D'autres troubles trophiques périphériques sont consécutifs aux lésions de la moelle et des nerfs. Les masses musculaires s'amaigrissent, s'atrophient, subissent la dégénérescence graisseuse ; la peau se dessèche, devient squameuse, ou bien elle se couvre de sueurs anormales, parfois d'un seul côté. On remarque aussi des troubles vaso-moteurs qui se traduisent par de l'œdème, par du refroidissement sensible à la main et au thermomètre, par une inégalité de température entre les deux membres. La résistance des tissus est diminuée, ils s'altèrent aux moindres pressions ; de là des ulcérations, des eschares, qui s'observent dans certains cas de paraplégie. Ces conséquences, du reste, n'ont rien qui soit propre au mal de Pott ; elles se retrouvent dans toutes les circonstances qui produisent la destruction et surtout l'irritation de la moelle et des troncs nerveux. L'exposition d'ensemble des faits de cet ordre a été clairement résumée dans les leçons de Charcot[3].

Dans certains cas, c'est la compression qui paraît être le fait principal plutôt que la névrite interstitielle, et cette compression peut être produite parfois par une saillie osseuse anormale, plus souvent par un ganglion tuméfié. C'est ainsi qu'à la région du cou et dans le thorax, certains phénomènes particuliers tels que la dyspnée, la toux coqueluchoïde, et même la mort subite par suffocation ou par syncope, ont trouvé leur explication à l'autopsie ; le pneumo-gastrique se trouvait refoulé, et très certainement comprimé par un gros ganglion péri-trachéal. Nous avons observé un fait de cette nature

---

1. Bœrensprung, *Arch. f. anat. und physiol*, n° 4, 1865, et *Canstatt Jahresb.*, 1864, t. IV, p. 128.

2. Charcot, *Mém. de la Soc. de biologie*, 1866, p. 41.

3. Charcot, *Leç. sur les maladies du système nerveux*, t. 1er, 1re et 2e leçon, 2e éd., 1880.

chez un sujet qui avait succombé avec des phénomènes d'asphyxie, toux rauque, violents accès de dyspnée, sueurs profuses, cornage violent, suffocation sans cyanose de la face. On ne trouva point de lésion de la moelle ni des poumons en rapport avec ces symptômes ; mais il existait au-devant des trois premières vertèbres dorsales altérées un abcès qui entourait l'œsophage et la trachée, et on dut attribuer au refoulement des nerfs, et spécialement du pneumo-gastrique, les phénomènes observés. Ce sont là, il est vrai, des faits particuliers, qui ne sont qu'indirectement en rapport avec le mal vertébral. Cependant ils montrent quelle variété de désordres anatomiques et de troubles fonctionnels on peut rencontrer, et comment l'anatomie pathologique les explique simplement.

TROISIÈME LEÇON

On doit établir pour l'étude régionale des symptômes du mal de Pott une division en rapport avec les divisions anatomiques de la moelle. Nous admettons quatre variétés :

1° *Mal sous-occipital ou bulbaire.* — Il sera décrit à part.

2° *Mal cervico-dorsal ou cervico-brachial.* — Il correspond à la moelle cervicale et au renflement cervical de la moelle ; il est étendu de la troisième vertèbre cervicale à la troisième dorsale.

Début. — Contractures, névralgies cervico-brachiales.

Instabilité de la tête. — La paraplégie commence souvent par les membres supérieurs.

Troubles nerveux spéciaux. — Enrouement, dyspnée, troubles gastriques, palpitations, troubles oculo-pupillaires, crises épileptiformes.

Abcès symptomatiques.

3° *Mal dorso-lombaire.* — Il correspond à la moelle dorsale et au renflement lombaire ; il est étendu de la troisième dorsale à la troisième lombaire.
Variétés de gibbosité ; variétés des troubles médullaires selon la hauteur de l'altération médullaire.
Troubles urinaires, troubles du côté du rectum.
Abcès symptomatiques.

4° *Mal lombo-sacré.* — Il correspond à la queue de cheval et comprend les altérations des vertèbres à partir de la troisième lombaire jusqu'au coccyx.
Sa symptomatologie est propre ; ce sont des signes de névrite partielle ou étendue à une partie plus ou moins grande de la queue de cheval.

Diagnostic du mal de Pott. — Obscurité du début.
Diagnostic différentiel : mal de Pott cervical et rhumatisme des petites articulations vertébrales.
Certaines gibbosités du mal de Pott dorsal et dorso-lombaire ressemblent à la scoliose.
Difficulté de reconnaître l'origine des abcès symptomatiques dans certaines circonstances.
Mal de Pott et ostéomyélite vertébrale.

Marche et terminaisons. — Une fois produite, la gibbosité ne se corrige guère. — Marche de la paralysie, sa guérison même après contracture. — Guérison des abcès, par résorption, après ouverture.
Causes multiples de la mort.

De la guérison du mal de Pott. — Des rechutes plus ou moins tardives.

ÉTIOLOGIE

La tuberculose vertébrale atteint surtout les jeunes sujets; elle est commune dans l'enfance, surtout entre deux et dix ans; elle l'est un peu moins dans l'adolescence; on la rencontre assez fréquemment chez l'adulte; dans un âge avancé, elle devient exceptionnelle. Voici la répartition du mal de Pott selon l'âge, d'après un relevé de 180 cas fait à l'hôpital Trousseau et comprenant des sujets au-dessous de seize ans :

Au-dessous de deux ans, 14 cas, dont 2 à cinq mois, 1 à sept mois, 1 à dix mois, 1 à onze mois, 9 à un an; de deux à cinq ans, 91 cas, dont 13 à deux ans, 36 à trois ans, 22 à quatre ans, 20 à cinq ans; de cinq à dix ans, 59 cas; de dix à quinze ans, 16 cas.

D'après ce relevé, le maximum de fréquence correspond à la période qui s'étend de deux à cinq ans. Avant et après cet âge les cas deviennent de moins en moins nombreux.

Le mal de Pott occupe une place importante dans le chapitre de la tuberculose chirurgicale. Sur un relevé de 1,113 cas de tuberculose externe, j'ai trouvé 180 cas de mal de Pott, soit 16,17 pour 100; avant le mal de Pott se place la coxotuberculose, qui comprend 26,88 pour 100 des cas observés.

Si l'on envisage la région atteinte, le relevé précédent de 180 cas donne les résultats suivants :

Région cervicale, 21 cas : 2 à la région sous-occipitale, 16 à la région cervicale moyenne, 3 à la région cervicale inférieure exclusivement.

Région cervico-dorsale, 1 cas.

Région dorsale, 85 cas : 17 en haut, 52 à la partie moyenne, 16 en bas.

Région dorso-lombaire, 21 cas.

Région lombaire, 34 cas.

Région lombo-sacrée, 4 cas.

Dans 14 observations le siège n'est pas déterminé avec assez de précision.

Cette statistique montre que la région dorsale comprend à elle seule à peu près la moitié des cas ; ensuite vient la région lombaire ; les cas mixtes, intermédiaires au dos et aux lombes, sont eux-mêmes communs. C'est le mal cervical qui est le moins fréquent.

Cette statistique concorde avec celle de Taylor, qui comprend 364 cas, où les lésions sont ainsi localisées : région cervicale, 43 cas ; région dorsale, 229 cas ; région lombaire, 149 cas [1]. De même celle de Bouvier et celle de Colas fournissent des résultats entièrement analogues.

Sur 101 cas, Bouvier en trouve 10 au cou, 55 au dos, 36 aux lombes ; Colas, tenant compte des localisations intermédiaires à deux régions, répartit ainsi sa statistique :

Région occipito-cervicale	1 cas.
— cervicale	1 —
— cervico-dorsale	5 —
— dorsale	42 —
— dorso-lombaire	31 —
— lombaire	16 —
— lombo-sacrée	3 —
Lésions plus généralisées	4 —

C'est donc la région dorsale qui est le plus souvent atteinte, soit seule, soit avec les régions voisines, cervicale ou lombaire.

Parmi les conditions prédisposantes, l'une des plus importantes à rechercher est l'hérédité. Il ne nous appartient pas d'examiner ici quel est son mode d'action, de déterminer s'il y

1. *The Medical Record*, New-York, 1881, XX, p. 175. En additionnant ces trois nombres on trouve un total de 421 pour les 364 cas ; cela tient à ce que deux régions sont prises et comptées dans un certain nombre de cas.

a transmission directe de l'élément infectieux des parents aux
enfants, ou bien si la contagion se fait postérieurement à la
naissance ; toujours est-il qu'il est très fréquent de retrouver
chez les parents, le père, la mère, les grands-parents, les frères,
les sœurs, des manifestations tuberculeuses diverses, viscérales
ou externes, phtisie pulmonaire, tuberculose ganglionnaire, osseuse, articulaire, etc. L'influence de l'hérédité de parents tuberculeux peut consister en une débilité native qui persiste et qui
prédispose à la contagion ultérieure. Plus souvent les causes de
débilité se trouvent dans la misère, dans une mauvaise alimentation, dans une habitation malsaine. Ces conditions hygiéniques
défectueuses ne contribuent pas moins que l'hérédité à former
la constitution lymphatique ou scrofuleuse, terrain favorable à
l'éclosion du mal de Pott. Colas a retrouvé 7 fois sur 72 cas
la coqueluche dans l'histoire pathologique des enfants qu'il
observait, et quatre fois c'était le seul antécédent. Quelquefois aussi on peut invoquer une rougeole antérieure comme
affection générale créant une prédisposition du même genre.

La plupart des auteurs, depuis Boyer, ont incriminé tout particulièrement la masturbation ; c'est pour le moins une grande
exagération. Car que peut-on attribuer à cette cause lorsqu'il
s'agit de tout jeunes enfants de deux à quatre ans, chez lesquels cependant le mal de Pott est déjà commun. En outre,
rien ne démontre qu'elle ait une action élective sur la colonne
vertébrale, même dans les cas où elle pourrait être invoquée, et
on peut se demander pourquoi il en a été question pour le mal
de Pott plutôt que pour la tuberculose pulmonaire. En somme,
je crois qu'il s'est créé sur ce point une légende sans grand
fondement, et que souvent on a pris pour la cause de la maladie
ce qui n'est que le résultat de l'oisiveté et de l'isolement dans
lesquels les enfants se trouvent abandonnés.

La tuberculose vertébrale considérée au point de vue de sa
pathogénie peut être distinguée en deux variétés : tuberculose
vertébrale primitive et tuberculose vertébrale secondaire. La

tuberculose vertébrale est dite secondaire, lorsque le sujet qui en est atteint a déjà eu d'autres affections tuberculeuses. Ces lésions primitives doivent être cherchées avec soin ; car elles ont de l'importance aussi bien pour le pronostic que pour l'étiologie. Souvent on retrouve des cicatrices du cou ou des ganglions tuméfiés, ramollis, fistuleux, un spina-ventosa, une ostéite tuberculeuse, une tumeur blanche d'une petite ou d'une grande articulation, quelquefois de la hanche ; le sommet des poumons peut être suspect ou nettement atteint. Un certain nombre de malades portent déjà plusieurs de ces localisations tuberculeuses, et l'affection vertébrale, lorsqu'elle survient, ne fait qu'ajouter à la chaîne pathologique un nouvel anneau qui n'est pas toujours le dernier. Il n'est pas rare, surtout lorsqu'il s'agit de jeunes sujets, de voir les viscères rester remarquablement indemnes malgré l'existence de plusieurs foyers de tuberculose externe. Il semble que chez eux les os et les articulations forment un terrain mieux disposé pour le développement des tubercules que les poumons et l'intestin. On appliquait autrefois à ces malades l'épithète de scrofuleux : c'était de la scrofule osseuse. Nous savons aujourd'hui qu'il s'agit d'un mode particulier de l'évolution tuberculeuse. La phtisie pulmonaire ne vient que trop souvent donner la démonstration clinique de l'unité de la maladie.

Beaucoup d'auteurs, parmi lesquels il convient de citer les auteurs américains et surtout Sayre, ont admis l'influence du traumatisme. Il n'est pas rare, en effet, que le malade ou son entourage rapportent la gibbosité rachidienne à un accident ; mais cette interprétation ne supporte pas le contrôle. On ne peut, en effet, accorder aucune influence étiologique à un traumatisme qui a coïncidé avec l'apparition de la gibbosité, ou qui l'a précédée de quelques jours, puisque les foyers tuberculeux remontent toujours à une longue période antérieure, phase latente pendant des mois et même des années quelquefois, conduisant enfin à l'ulcération vertébrale d'où découle la formation de la gibbosité. Le récit des malades, et surtout leur manière d'interpréter les faits, ne peuvent donc être admis, et, en réalité, le traumatisme n'est que la circonstance à propos de laquelle on a découvert la gibbosité. On a cité, il est vrai, des exemples très rares dans lesquels la gibbosité s'était produite dans une chute, et la suite des accidents a démontré qu'il s'agissait d'un mal de Pott et non d'une fracture; mais il n'est pas douteux que cette gibbosité survenue à l'occasion d'un traumatisme était préparée par une lésion vertébrale plus ou moins ancienne restée inaperçue. Un foyer de contusion ne se transforme pas en foyer tuberculeux, au moins lorsque le sujet n'est pas tuberculeux à l'avance. En aucun cas le traumatisme ne peut engendrer directement le tubercule. Si le traumatisme atteint un sujet déjà tuberculeux, on peut admettre que le point contus devient un lieu préparé à l'éclosion du tubercule. Les expériences de Schüller, dans lesquelles une contusion articulaire est le point de départ d'une arthrite tuberculeuse sur des animaux rendus tuberculeux par inoculation, semblent justifier cette manière de voir. On ne saurait nier que, dans quelques faits rares, les choses ne se passent ainsi en clinique; mais dans la généralité des cas, lorsqu'on recherche les causes du mal de Pott, on ne trouve aucun traumatisme; ou bien s'il est survenu un accident, il n'est d'aucune importance, parce qu'il est par lui-même insignifiant, ou parce qu'il n'a pas coïncidé avec l'origine des lésions vertébrales.

SYMPTOMES

L'étude clinique du mal de Pott comprend un ensemble de signes qui se rapportent les uns directement aux déformations du rachis , d'autres aux altérations secondaires de la moelle et des nerfs, d'autres enfin aux abcès migrateurs. Après avoir montré la physionomie générale de la maladie, nous examinerons les particularités qu'elle présente selon les différentes régions du rachis.

PHYSIONOMIE GÉNÉRALE

Début. — Le début du mal est latent, sa date est impossible à fixer. Un noyau tuberculeux apparaît et grandit dans l'épaisseur d'un corps vertébral sans occasionner aucun trouble sensible ; aucun signe n'en révèle l'existence. Cette indolence peut certainement durer longtemps, des mois et même des années, puisque dans certains cas la solidité du rachis est compromise avant que l'on ait pu reconnaître ou même soupçonner l'existence du mal : la gibbosité est alors le premier symptôme ; d'autres fois c'est la paralysie. Certaines autopsies ont donné la preuve directe de ce début obscur ; j'ai aussi trouvé quelquefois, sur des sujets qui avaient succombé à d'autres accidents, un foyer tuberculeux vertébral, avec un abcès froid plus ou moins volumineux, alors qu'aucun trouble n'avait fait penser au mal de Pott pendant la vie.

Ordinairement, les premiers symptômes qui attirent l'attention sont des troubles de la sensibilité, des douleurs de sièges et de caractères variés. On doit distinguer les douleurs initiales spontanées et celles qui sont provoquées par l'examen. Les premières sont exceptionnellement rapportées à la région vertébrale atteinte. Ce sont en général des douleurs irradiées suivant le trajet d'un cordon nerveux du cou, du thorax ou de l'abdomen, du membre supérieur ou de l'inférieur. Elles consistent en une sensation de pesanteur, de constriction, de brûlure, en un point douloureux, en élancements, etc. Parmi ces irradiations, l'une des plus fréquentes et surtout des plus caractéristiques est la douleur en ceinture, « comparée, dit Nélaton, à la sensation douloureuse que produirait un coup de fouet entourant la base de la poitrine ou l'abdomen ». D'autres fois le malade se plaint d'avoir la poitrine serrée comme dans un étau; la dilatation du thorax se fait avec peine, avec effort, ou bien un point névralgique occupe un espace intercostal sur un côté ou sur les deux. Lorsque la douleur siège sur les membres inférieurs, elle affecte parfois la forme d'une sciatique double, soit qu'elle se montre dès le début sur les deux côtés, soit que, primitivement unilatérale, elle gagne ensuite le membre du côté opposé, quelques semaines ou quelques mois plus tard. Dans la douleur en ceinture, dans la sciatique double, la bilatéralité devient un signe précieux à relever. Il n'est pas pathognomonique, puisqu'il se retrouve dans l'ataxie locomotrice et dans les compressions médullaires de cause quelconque, mais il indique l'existence d'une lésion de la moelle.

Les irradiations douloureuses sur le membre inférieur, au lieu de se faire en arrière sur le sciatique, peuvent d'autres fois suivre en avant la direction du nerf crural; des troubles analogues se rencontrent aux membres supérieurs; leur signification est la même. Mais les phénomènes douloureux du début sont souvent beaucoup moins caractéristiques : ils consistent, par exemple, en une brûlure, une piqûre, une pesanteur, des douleurs erratiques et fugaces à l'épigastre, autour de l'ombilic; en un point névralgique localisé au niveau de la masse sacro-lombaire, d'un espace intercostal, de l'angle postérieur des côtes; leur valeur diagnostique est moindre dans ce cas; on est porté à les rapporter à un rhumatisme musculaire, à un lumbago vulgaire, *a frigore,* ou bien on en fait volontiers un trouble réflexe lié à quelque affection viscérale de l'estomac ou de l'utérus. La persistance du symptôme et ses retours successifs doivent cependant éveiller le soupçon et l'explication qui manque doit être cherchée du côté du rachis. A la période de gibbosité et de paralysie, les phénomènes névralgiques disparaissent dans la plupart des cas. Leur apparition précoce est attribuable à des lésions des nerfs périphériques plutôt qu'à une altération de la moelle elle-même. Les nerfs ou leurs racines se trouvent au niveau des trous de conjugaison ou plus loin de chaque côté du rachis, en contact avec la périphérie du foyer tuberculeux, dès que celui-ci commence à envahir les parties molles. De là une névrite localisée qui a pour conséquence des sensations douloureuses extériorées, c'est-à-dire transportées aux extrémités terminales des nerfs atteints. Plus rarement, elle se traduit par des troubles de nutrition des tissus, surtout des muscles et de la peau, comme des éruptions diverses, un zona, un état squameux de l'épiderme. Ces dystrophies sur lesquelles nous aurons à revenir, sont plus communes à une période avancée de la maladie.

Les auteurs ont essayé d'établir une distinction entre les pseudo-névralgies par compression des troncs nerveux, et les névralgies de toute autre origine,.dues à l'impression du froid, au rhumatisme, à un trouble sympathique ou réflexe. On a dit que dans les pseudo-névralgies, les manifestations douloureuses étaient entièrement subjectives, que la pression ne retrouvait pas les points névralgiques habituels. Si ce caractère différentiel est réel dans un certain nombre de cas, lorsque, par exemple, il s'agit du sentiment de constriction autour du thorax qu'accusent quelques malades, au contraire on ne le retrouve plus lorsque ce sont des douleurs névralgiques qui se produisent. Alors, en effet, il existe sur certains points des zones d'hyperesthésie cutanée sur lesquelles la moindre pression détermine une vive douleur. Les troncs nerveux eux-mêmes, le sciatique surtout, sont également sensibles à une pression plus profonde sur différents points de leur trajet. Aussi la confusion est-elle fréquente entre la pseudo-névralgie par névrite ou par compression nerveuse et la névralgie proprement dite; elle est faite à chaque instant dans la pratique.

Mais à côté des troubles névralgiques, on observe assez souvent d'autres sensations anormales périphériques qui semblent plutôt liées à la compression de la moelle elle-même ; tels sont les picotements, les fourmillements, les crampes, les sensations de froid éprouvées vers les extrémités des membres, aux mains et aux pieds ; telles sont les douleurs qui parcourent subitement le trajet des nerfs comme une étincelle électrique, et qui rappellent les douleurs fulgurantes de l'ataxie locomotrice. Tous ces phénomènes qui accompagnent assez fréquemment la paralysie, la précèdent aussi quelquefois, soit isolément, soit concurremment avec les troubles névralgiques.

Dès que l'attention est éveillée par l'un des signes précédents, il est indispensable d'explorer le rachis d'après la méthode directe. On doit rechercher la sensibilité de chaque vertèbre dans les régions présumées atteintes, par des pressions exercées avec discernement ; puis on examine les mouvements du rachis. Le malade est déshabillé et placé debout, le dos tourné vers le chirurgien. Même au début, alors qu'à une inspection attentive il n'existe encore aucune trace d'irrégularité dans la direction du rachis, et que la série des apophyses épineuses ne forme aucune saillie anormale, on doit interroger la sensibilité vertébrale point par point. Quelquefois le sujet indique lui-même la région à explorer, mais dans un grand nombre de cas il n'en est pas ainsi. Quoi qu'il en soit, en exerçant avec le doigt une pression profonde sur les apophyses épineuses l'une après l'autre, sur les gouttières vertébrales, sur les apophyses transverses, on découvre qu'une, deux ou trois d'entre elles sont anormalement sensibles. Cette compression doit être faite avec une certaine force et d'une manière douce et graduée : on doit la répéter plusieurs fois pour éviter toute méprise sur l'origine et le caractère de la douleur. Chez les jeunes enfants qui ne rendent pas compte des douleurs spontanées, la douleur provoquée par la pression, accompagnée de cris, d'efforts de résistance, de contraction faciale, est un moyen d'investigation des plus précieux. Si, en effet, on retrouve une sensation douloureuse

constamment en un point donné, la certitude est à peu près
acquise qu'il y a là un état pathologique. La même notion se
confirme par la percussion pratiquée suivant un procédé analogue ; celle-ci réveille aussi une douleur profonde.

Quelques auteurs ont prétendu découvrir la région malade
du rachis par d'autres procédés. En promenant au contact
de la peau qui recouvre les apophyses épineuses une éponge
imbibée d'eau tiède, en plongeant le malade dans un bain
chaud, on provoquerait une exagération significative de la
douleur vertébrale. Nélaton avait déjà promené l'éponge à
la surface de la colonne dans des cas de gibbosité apparente,
sans éveiller aucune douleur particulière ; à plus forte raison,
le moyen est-il pour le moins infidèle à une époque moins
avancée.

L'étude attentive de la souplesse du rachis, de la mobilité des
vertèbres, peut, au contraire, donner des indications importantes. Lorsque le tronc s'infléchit en avant et se redresse, lorsque ces mouvements opposés sont portés à leur maximum,
on voit les courbures normales du rachis se modifier régulièrement surtout au cou et aux lombes ; les concavités s'effacent,
se transforment même en courbures inverses, et si, pendant
que le malade effectue ces mouvements, on applique les doigts
sur les apophyses épineuses, on sent facilement un certain
degré de mobilité entre les vertèbres d'une région. De plus, le
patient n'en éprouve aucune gêne. Au début du mal de Pott,
avant toute difformité, l'examen des mouvements fait voir sur
la région malade une certaine rigidité anormale. Les apophyses épineuses de cette région semblent fixées l'une au-dessus
de l'autre ; les mouvements de flexion et d'extension manquent
de souplesse. Souvent aussi ils deviennent douloureux à leur
degré extrême. Je me contente, pour faire cette exploration,
de mettre le malade debout devant moi et de lui faire exécuter
successivement tous les mouvements normaux du tronc d'avant
en arrière et latéralement. C'est, je crois, la meilleure attitude

de recherche. Sayre[1] conseille un autre moyen d'étudier les mouvements du rachis chez les jeunes enfants. Se tenant lui-même assis, il place le jeune malade couché en travers sur ses genoux, la face tournée vers le sol, les bras pendant d'un côté et les membres inférieurs de l'autre. Ensuite il écarte et rapproche successivement les cuisses, tandis qu'avec les mains il exerce des pressions sur les différentes régions de la colonne vertébrale; puis il fléchit et redresse alternativement le tronc. Par ce moyen, Sayre se rend compte du degré de mobilité des vertèbres, en même temps qu'il explore la sensibilité. A part les cas où il s'agit de jeunes enfants qui ne se prêtent pas d'eux-mêmes à l'examen, il est préférable que le malade exécute lui-même et volontairement tous les mouvements dont on veut apprécier l'étendue.

On a aussi conseillé de presser sur les épaules du malade, de lui faire supporter un poids, de le faire sauter : tous ces moyens de réveiller la douleur rachidienne sont beaucoup moins fidèles que la pression méthodique ; ils n'ont qu'une valeur tout à fait secondaire.

La rigidité particulière de la région malade est liée *à la contracture* des masses musculaires qui occupent les gouttières vertébrales. A la vue, on aperçoit assez souvent une saillie anormale de chaque côté de la ligne médiane, ou d'un côté seulement. La palpation montre que la consistance des tissus est plus ferme à ce niveau, que l'épaisseur de la couche musculaire est légèrement augmentée, que la surface de la peau se laisse moins facilement déprimer. Certains sujets rendent indirectement compte de cette contracture. Ils accusent une certaine gêne dans les mouvemements du cou ou des reins, et cette gêne est une cause de fatigue pendant la marche.

On doit encore tenir compte, au début, de certains *troubles fonctionnels,* peu caractéristiques en eux-mêmes, mais d'une

---

1. Sayre, *Spinal disease and spinal curvature*, London, 1877.

certaine importance lorsqu'ils coïncident avec quelques-uns des symptômes précédents. Le malade devient paresseux, il garde le repos plus volontiers que d'habitude ; une marche un peu prolongée le fatigue, alors qu'auparavant il en supportait de plus longues sans aucun inconvénient. Parfois on observe encore de la dysphagie, des vomissements, une constipation opiniâtre, des troubles urinaires, de la toux, et cela dans les premiers temps de l'affection.

On se ferait d'ailleurs illusion en croyant qu'il est toujours possible de reconnaître la lésion vertébrale à son début. L'indolence peut être absolue, et les signes subjectifs presque nuls ; les premiers symptômes traduisant déjà des altérations avancées sont les abcès par congestion et même une gibbosité. Toutefois c'est là un fait des plus exceptionnels ; et si le diagnostic reste ignoré jusqu'alors, c'est qu'on a négligé l'examen du rachis, vers lequel l'attention n'a pas été appelée antérieurement à la gibbosité ou à l'abcès.

FORME NÉVRALGIQUE ET CONVULSIVE DU MAL DE POTT

Le début du mal de Pott peut encore se présenter d'une manière particulièrement insidieuse et tout à fait anormale. Les premiers symptômes consistent, tantôt dans des crises convulsives épileptiformes, tantôt dans une série d'accès de violente douleur. Voici en résumé quelques-uns de ces faits ; ils ont trait à des maux de Pott dorsaux ou dorso-lombaires. Un enfant de huit ans, bien portant jusque-là, eut, il y a trois ans, à la suite d'une indisposition légère dont il était déjà remis, une crise épileptiforme extrêmement violente que rien n'avait fait prévoir. Il fut trouvé le matin, dans son lit, sans connaissance, en proie à des convulsions cloniques des membres et de la face du côté droit. Cette attaque ne dura pas moins de sept heures, puis l'enfant revint à l'état normal. Un peu plus tard, il éprouva des douleurs siégeant dans le côté droit du thorax, et revenant par séries d'accès réguliers ; puis survint une pleurésie de nature suspecte, à marche lente : elle fut qualifiée tuberculeuse par le médecin traitant. Enfin deux ans après la première, il y eut une nouvelle attaque épileptiforme analogue, mais moins forte ; les contractures furent générales et durèrent seulement quelques minutes. Or le mal de Pott avait été reconnu quelque temps seulement avant cette dernière crise par l'apparition d'une gibbosité angulaire dorsale. (*V.* obs. XXIX, p. 389.) Chez un autre sujet, une crise de convulsions cloniques généralisées survint aussi, mais ce fut après l'apparition des signes caractéristiques d'un mal vertébral dorsal. Ici l'attaque convulsive pouvait s'expliquer par l'existence d'altérations médullaires agissant sur le bulbe. (*V.* obs. XXXI, p. 394.) Nous sommes conduit à penser que dans le premier fait il y avait eu une atteinte du côté des mé-méninges et de la moelle, près de deux ans avant l'apparition des signes caractéristiques du mal vertébral ; une altération osseuse primitive occupant la face postérieure des corps vertébraux de manière à irriter les méninges ou la moelle pourrait peut-être rendre compte des troubles observés. Nous pourrions citer encore deux autres cas semblables au premier.

D'autres fois, ce ne sont plus des crises convulsives qui se produisent, mais des accès douloureux revenant par intermittences et localisés sur la région du rachis ou dans son voisinage. Un enfant, jusque-là en bonne santé, éprouva en 1885 des crises douloureuses dans la région dorso-lombaire, pendant une quinzaine de jours. Ces crises revenaient tous les soirs à la même heure, lorsque le malade était couché, et duraient quelques heures. Des séries d'accès analogues se renouvelèrent à plusieurs reprises pendant plus d'un an, jusqu'au moment où le médecin, après un certain nombre d'examens de la partie douloureuse du rachis, put reconnaître une très légère difformité et les premiers troubles fonctionnels du mal de Pott. La forme insolite des symptômes avait auparavant fait penser à tout autre chose, à des coliques néphrétiques, à des vers intestinaux, etc.

Michaud cite [1] une observation de Vulpian, dans laquelle un mal de Pott dorsal moyen était accompagné aussi de crises douloureuses semblables aux précédentes. Cette forme clinique du mal vertébral, qu'il qualifie de névralgique, s'expliquait par la névrite des racines nerveuses à leur passage à travers la dure-mère, et par la sclérose du faisceau radiculaire postéro-interne, lésions qui furent constatées directement. Michaud rapporte également deux observations de mal de Pott avec accidents épileptiformes. Dans l'un de ces faits, où il s'agissait d'une femme atteinte de mal de Pott lombaire, les attaques convulsives se montrèrent au début, mais ne reparurent pas plus tard. Dans le second cas, la malade était une fille de seize ans qui depuis l'âge de treize ans portait un mal de Pott dorsal inférieur. Des attaques épileptiformes se produisirent tous les six mois de seize à dix-huit ans ; à vingt-quatre ans une nouvelle attaque reparut à propos d'une vive contrariété, et fut le point de départ d'une série qui se prolongea plusieurs années. Dans l'intervalle des accès on provoquait facilement des mouvements tétaniformes, mais pas d'attaque épileptiforme complète.

On verra plus loin que ces accidents nerveux peuvent survenir à une période quelconque du mal de Pott. Ils sont plus fréquents lorsque les altérations des nerfs et de la moelle siègent au cou, au voisinage ou même au niveau du bulbe. Mais les faits précédents montrent qu'on les observe aussi dans le mal de Pott des régions inférieures. Dans le cours de la maladie, alors que la gibbosité est évidente et les troubles nerveux complexes, l'apparition d'accidents particuliers, comme les crises convulsives ou névralgiques, trouve une explication naturelle dans les altérations évidentes du rachis. Cette complication ne peut être un sujet d'erreur. On conçoit qu'il en puisse être tout autrement lorsque les mêmes accidents épileptiformes ou simplement névralgiques surviennent au début, avant toute autre manifes-

---

1. Michaud, thèse citée, p. 74.

tation, avant que l'existence de la lésion vertébrale soit apparente; c'est alors qu'il importe de recourir à l'exploration vertébrale par la compression, qui seule, en révélant l'existence d'une douleur à siège constant, peut mettre sur la voie du diagnostic.

GIBBOSITÉ

La gibbosité apparaît en général d'une manière lente et progressive. Sur un malade qui se plaint déjà depuis quelque temps de douleurs extrinsèques, et souvent sans douleur locale appréciable, on voit se former insensiblement une légère saillie postérieure par la projection en arrière d'une ou de deux apophyses épineuses.

Les anciens, qui ne connaissaient qu'obscurément les lésions des corps vertébraux, et qui par conséquent n'avaient d'autre criterium que la déformation extérieure, attribuaient la gibbosité à une luxation; le mal vertébral était pour eux une luxation de cause interne. Et, en effet, parfois la direction générale du rachis n'est pas encore modifiée; seul l'arc postérieur des vertèbres malades est porté en arrière. Lorsque le mal siège au cou ou bien à la région lombaire, le premier effet de la déformation consiste à redresser la concavité normale de ces régions. Ce redressement, joint à la rigidité qui l'accompagne, est un signe important. La saillie postérieure augmente peu à peu ou s'accroît rapidement à une certaine période. En quelques semaines, elle est doublée. D'habitude elle n'acquiert les énormes proportions qui correspondent aux graves lésions que nous avons passées en revue, qu'avec une très grande lenteur. L'apparition subite d'une gibbosité est tout à fait exceptionnelle. Un malade, à l'occasion d'un effort, en portant ou en soulevant un fardeau, sent un craquement brusque au niveau du dos ou des lombes, et s'affaisse; parfois une paralysie des membres inférieurs se montre du même coup. Nélaton rapporte des faits de cet ordre. Dans quelques cas, le début a été encore plus singulier. Un enfant porteur d'une lésion absolument latente, et par conséquent ignorée, fait une chute d'un à deux mètres, peu importante en somme; il en résulte une gibbosité que les parents, et le chirurgien même s'il n'y prend garde, rapportent exclusivement à l'accident. On croit à une fracture vertébrale, et l'erreur est d'autant plus aisée à faire que le récit du traumatisme est naturellement empreint d'exagération, puisque, dans l'esprit des parents ou du malade, la succession des deux faits, accident et gibbosité, ne peut guère être qu'une relation de cause à effet. Quoi qu'il en soit, la gibbosité qui se produit de cette manière est anguleuse; les deux segments supérieur et inférieur du rachis se réunissent sous un angle plus ou moins marqué dont le sommet n'est pas arrondi, étant formé par une ou deux apophyes épineuses seulement.

La gibbosité commune, celle qui s'agrandit lentement, revêt aussi parfois ce caractère; mais il ne faut pas partager l'erreur de quelques auteurs qui font de la forme anguleuse un caractère distinctif de la gibbosité du mal de Pott, en l'opposant à la forme arrondie des courbures de la scoliose. Nous avons dit ailleurs, en effet, que la bosse du mal de Pott est le plus souvent arrondie à son sommet : tantôt c'est une courbure régulière à grand rayon; une grande partie du rachis contribue à la former; le mal de Pott dorsal fournit bon nombre d'exemples de cette disposition; tantôt c'est, au contraire, une courbure de rayon moindre, pouvant comprendre six, huit, dix vertèbres : au-dessus et au-dessous, les deux tronçons du rachis reprennent une direction rectiligne ou concave en sens inverse.

On peut dire, d'une manière générale, que la gibbosité anguleuse correspond à la destruction d'une, deux ou trois vertèbres, au lieu que la gibbosité arrondie se rapporte à des cas où un grand nombre de vertèbres ont disparu en partie ou en totalité. Le rayon de courbure est d'autant moins long que l'affaissement vertébral est plus complet. Lorsque les deux fragments supérieur et inférieur viennent en contact, ou même se pénètrent l'un l'autre, bien qu'il y ait eu destruction de cinq, six, huit corps vertébraux, la gibbosité forme un arc ou un segment d'ellipse dont les extrémités ne sont pas éloignées l'une de l'autre de plus de 10 centimètres ; nous l'avons désignée sous le nom de gibbosité en anse, et nous renvoyons à l'anatomie pathologique (p. 17 et suivantes) pour son interprétation.

La gibbosité tuberculeuse est postérieure et médiane : c'est là son caractère essentiel, celui qui sert à distinguer de prime abord le mal de Pott de la scoliose. Il n'est cependant pas absolu ; nous savons que, par exception, la gibbosité peut être déjetée latéralement.

Lorsque l'affection a débuté dans l'enfance et qu'on est appelé à examiner le rachis déformé beaucoup plus tard, alors que le sujet guéri est devenu adulte, on constate assez souvent la présence de fortes courbures de compensation au-dessus et au-dessous de la gibbosité. Et si, comme cela est observé parfois, celle-ci n'est pas médiane, il peut arriver que les déviations, dans leur ensemble, affectent une grande ressemblance avec celles de la scoliose ; la distinction présente alors de réelles difficultés. Pourtant d'autres détails cliniques, faciles à retrouver dans l'histoire du malade, viennent éclaircir ce diagnostic rétrospectif : tels sont les abcès froids, les paralysies, etc.

Les courbures de compensation se produisent lentement ; elles augmentent aussi longtemps que le développement du rachis n'est pas terminé ; elles sont nulles ou peu marquées dans le mal vertébral de l'adulte.

Généralement le malade souffre peu ou même ne souffre pas au niveau de la gibbosité, surtout lorsqu'elle existe depuis un certain temps. A l'époque de sa formation, on constate assez souvent sur la partie culminante un certain degré d'empâtement des parties molles: la pression sur les apophyses épineuses, qui sont un peu plus écartées qu'à l'état normal, développe à peine de la douleur ; elle est souvent plus pénible sur les côtés, au niveau des apophyses transverses.

Durant la période de développement de la gibbosité, les malades ont conscience du défaut de solidité de leur colonne vertébrale et de leur impuissance à la maintenir droite ; de là une attitude et un ensemble de précautions que Boyer rappelle dans un excellent tableau, reproduit déjà par plusieurs auteurs. Lorsque « la déformation augmente, dit-il, la partie supérieure du tronc est déjetée de plus en plus en avant, et le coucher, la station, la marche, etc., deviennent remarquables et caractéristiques : le décubitus a lieu de plus en plus sur les côtés ; dans la station, les jambes sont légèrement fléchies, le col fortement tendu et la face tournée en haut, en sorte que la nuque repose sur les épaules, que ces dernières paraissent plus élevées, et la région cervicale plus courte ; ces derniers phénomènes sont remarquables quand la déformation de l'épine occupe la partie supérieure du dos. Dans la progression, les extrémités inférieures se déplacent suivant des lignes plus rapprochées, en sorte que le corps est moins ballotté de l'une à l'autre ; les mouvements s'opèrent avec lenteur et précaution ; le tronc n'est point équilibré par le balancement alternatif des extrémités supérieures ; ces membres restent parallèles au tronc ; à une époque plus avancée et lorsque la déformation est plus considérable, le malade appuie les mains sur le haut des cuisses, en sorte que les extrémités supérieures prêtent un point d'appui à la partie supérieure du tronc et le soutiennent par devant. Les malades évitent les occasions d'augmenter la flexion du tronc en avant, et la flexion a lieu seulement dans les articulations iléo-fémorales ; pour ramasser quelque chose par terre, ils écartent les extrémités inférieures, fléchissent les jambes et les cuisses, soutiennent le haut du tronc en appuyant une main sur la face antérieure de la cuisse correspondante, et saisissent l'objet de l'autre à côté d'eux, ou entre leurs genoux,

mais jamais devant eux. » Cette dernière expérience, qui consiste à faire relever un objet jeté à terre, constitue une épreuve
importante, qu'il est bon de reproduire toutes les fois que le
diagnostic n'est pas évident. Mais il ne faut pas confondre le
sentiment de faiblesse éprouvé par un malade qui paraît
douter de sa propre solidité, avec l'affaiblissement paralytique
des membres qui peut survenir en même temps et qui ajoute
à l'incertitude de la marche.

PARALYSIES, CONTRACTURES

La paraplégie est un symptôme fréquent dans le mal de Pott.
En général, les mouvements sont atteints avant la sensibilité.
Parfois, la tuberculose du rachis, latente jusque-là ou bien à
peine indiquée par des douleurs vagues, se manifeste en premier lieu et avant toute déformation par la paralysie des membres; les faits de cet ordre sont exceptionnels, et habituellement la gibbosité précède la paralysie. La raison d'être de
ces variations est fournie par l'anatomie pathologique. Les
altérations médullaires ne sont point la conséquence de la compression produite par les vertèbres déviées, mais bien de l'envahissement du canal rachidien par le foyer tuberculeux. Or
cet envahissement peut avoir lieu avant toute formation de la
gibbosité ou pendant la période de sa production; de là une
paralysie tantôt précoce ou tantôt tardive; cette dernière
éventualité est de beaucoup la plus habituelle.

Les anciens n'avaient pas reconnu les rapports qui unissent la gibbosité et la paraplégie, et bien que Wedel, de Gotha,
publie en 1671, dans l'*Académie des curieux de la nature*, une
observation d'ailleurs assez brève, ayant pour titre *Paralysis a
gibbere*, et relate, en effet, un cas vulgaire de gibbosité suivie de paraplégie, il faut arriver jusqu'à la fin du siècle dernier
pour trouver une description magistrale de *cette espèce de
paralysie des membres inférieurs qui accompagne souvent une*

courbure de l'épine, et qui est supposée en dépendre. Ce fut
l'œuvre de P. Pott. Dans son premier mémoire, l'auteur anglais s'attache à montrer que la paralysie des extrémités inférieures est due à une lésion vertébrale (carie); dans le second,
il en trace le tableau clinique avec une remarquable précision.

Si, par exception, la paraplégie peut survenir tout d'un coup,
ce qui se voit, en particulier, lorsque la gibbosité elle-même se
produit brusquement ; si, un peu moins rarement, son développement, sans être instantané, est encore rapide et se fait en
quelques jours, ordinairement le début de la paralysie est lent
et même insidieux. C'est ce qu'avait vu P. Pott. « Les détails
qu'on nous donne le plus souvent, dit-il, sont qu'on a observé
que l'enfant, avant de ne pouvoir plus marcher, était languis-
sant et nonchalant ; qu'il se fatiguait très promptement, qu'il
ne se souciait point de se mouvoir, qu'on le voyait surtout
broncher et trébucher quoiqu'il n'y eût aucun obstacle sur
son chemin ; que, lorsqu'il se mouvait avec précipitation ou
sans précaution, ses jambes se croisaient involontairement,
ce qui le faisait tomber souvent et tout d'un coup ; que, s'il s'ef-
forçait de se tenir debout et droit sans être soutenu par une
autre personne, ses genoux chancelaient et pliaient sous lui ;
qu'il ne pouvait diriger avec précision et avec assurance l'un
de ses pieds vers un point déterminé ; mais qu'en essayant de
le faire, ses pieds se croisaient aussitôt involontairement ; que
peu de temps après il se plaignait de pincements dans les
cuisses, particulièrement lorsqu'il était au lit, et d'une sensation
gênante au creux de l'estomac ; que, lorsqu'il était assis sur une
chaise ordinaire ou sur une chaise percée, on trouvait presque
toujours ses jambes repliées sous le siège ; enfin dans un court
espace de temps, après avoir présenté ces particularités, il avait
totalement perdu la faculté de marcher. » Très souvent la paralysie est incomplète et reste telle un certain temps, ou bien,
après avoir été complète, elle rétrograde en partie. On voit alors

.eparaître quelques mouvements dans les orteils, les pieds, la cuisse, quelquefois d'un côté seulement.

La paralysie est flasque et peut conserver indéfiniment ce caractère; mais d'habitude, au bout d'une certaine période, il s'y ajoute un nouveau phénomène, la *contracture* des muscles paralysés. Les malades éprouvent alors, sans aucune excitation extérieure, ou bien à l'occasion d'un changement de position, des soubresauts, des soulèvements partiels, des spasmes, des crampes douloureuses dans les membres paralysés. Plus tard la forme tonique, c'est-à-dire une contracture continue succède aux spasmes précédents. Les membres se raidissent; on n'arrive à les fléchir ou à les étendre qu'au moyen d'efforts considérables, et en faisant éprouver des douleurs violentes au malade. Leur attitude est d'abord l'extension complète; le pied lui-même s'allonge, et les orteils s'abaissent vers la plante.. Plus tard, c'est la flexion qui domine : la cuisse vient toucher l'abdomen, la jambe se rapproche de la cuisse, les contractures varient en intensité depuis une légère raideur jusqu'à une rigidité absolue et invincible.

L'abolition des mouvements volontaires avec état flasque des membres indique une interruption dans la continuité physiologique des faisceaux blancs (conducteurs) de la moelle. Les spasmes et les contractures sont, au contraire, des phénomènes d'activité médullaire en rapport avec une irritation de la substance grise.

Un autre symptôme d'excitation médullaire est la trépidation particulière désignée par Brown-Séquard sous le nom d'*épilepsie spinale*. Lorsqu'on étend les orteils et qu'on fléchit le pied sur la jambe, on provoque des secousses convulsives qui agitent le pied, la jambe, et même le membre inférieur tout entier. D'autres fois, une légère excitation, pincement, chatouillement, déterminent le même phénomène. Ces contractions cloniques sont d'origine réflexe. Les excitations périphériques mettent en jeu les centres moteurs de la moelle, devenus anormalement excitables. Mais il est difficile de dire pourquoi cette trépidation musculaire est causée plus spécialement par l'extension des orteils et la flexion du pied, pourquoi elle est arrêtée par les mouvements inverses, flexion du gros orteil et extension du pied.

La période des contractures coïncide, en général, avec une *atrophie* considérable des muscles, et souvent avec d'autres troubles trophiques dont il sera bientôt question. Bien que ces symptômes soient en rapport avec la dégénérescence et la sclérose descendante des faisceaux latéraux (Bouchard), ils n'entraînent pas un pronostic désespéré. Un assez grand nombre de sujets recouvrent les fonctions des membres, quelquefois même complètement, après avoir été contracturés durant de longs mois.

Nous avons à peine besoin de rappeler que ni les contractures, ni l'épilepsie spinale ne se rencontrent exclusivement dans la paraplégie du mal de Pott, ni même seulement dans les paraplégies par compression ; on les retrouve dans l'hémiplégie ancienne d'origine vérébrale, lorsque survient la dégénérescence descendante ; elles sont dans ce dernier cas localisées, comme la paralysie, à un seul côté.

La *sensibilité* est toujours moins altérée que le mouvement ; elle peut rester normale alors que la paralysie motrice est plus ou moins complète, et lorsqu'elle est atteinte, ce n'est que postérieurement. On a dit (Holmes, Michaud) que cette succession dans les deux symptômes, paralysie motrice et anesthésie, s'expliquait par ce fait que les faisceaux blancs conducteurs des mouvements, se trouvant placés en avant dans l'épaisseur de la moelle, étaient exposés à subir plus tôt les altérations pathologiques, tandis que les colonnes grises, qui sont considérées comme les conducteurs principaux de la sensibilité, sont protégées par les couches blanches, et, par suite, atteintes plus tardivement. Cette explication est peut-être vraie quelquefois. Mais les physiologistes ont aussi montré que la compression de la moelle dans son ensemble entraînait plus souvent la paralysie que l'anesthésie. Quoi qu'il en soit, dans le mal de Pott, comme dans les autres cas de compression médullaire ou de myélite transverse, la sensibilité peut être modifiée ou abolie dans ses modalités principales : *tact, sensibilité à la température, sensibilité à la douleur. L'anesthésie tactile* survient la première, puis vient la *thermique; l'analgésie* est plus rare ; cependant elle peut exister seule : le malade sent la piqûre et le pincement, mais seulement comme un contact et sans éprouver de douleur. Tous les degrés sont observés : diminution légère, amoindrissement notable, abolition presque complète; mais rarement la sensibilité disparaît d'une manière absolue. Une autre modification de la sensibilité consiste dans le retard de la perception : il y a un intervalle très appréciable, deux, trois et même plusieurs secondes, entre le moment de la piqûre et celui où le malade perçoit la douleur. Enfin les sensations se pervertissent dans certains cas; elles ne correspondent plus à une irritation périphérique de la même manière qu'à l'état normal; une piqûre, par exemple, donnera lieu à une sensation de chatouillement ou de fourmillement. Le retard et la perversion des sensations indiquent une altération organique de la moelle.

Tous les troubles nerveux précédents siègent exclusivement dans le territoire du corps, qui reçoit ses nerfs de la partie de la moelle placée au niveau et au-dessous de la lésion. Il sont généralement bilatéraux et d'une intensité à peu près égale des deux côtés; il y a cependant, à cet égard, de nombreuses exceptions; un membre est plus vite et plus profondément paralysé que celui du côté opposé; de même plus tard le retour des fonctions se fait d'abord sur l'un des deux membres. Mais les formes exclusivement unilatérales ou hémiplégiques sont extrêmement rares, au moins lorsque la lésion siège au dos ou aux lombes; nous verrons que le fait est plus commun à la région cervicale supérieure.

Louis avait déjà observé une paralysie des membres supé-

rieurs causée par un mal de Pott dorsal, sans pouvoir donner
l'explication de cette anomalie. Un certain nombre d'observations analogues ont été constatées depuis lors : on peut expliquer ces phénomènes paralytiques récurrents de plusieurs manières. Michaud pense que la sclérose de la myélite transverse
peut se propager à une certaine distance en haut comme en
bas, sans affecter la disposition fasciculée. L'altération ascendante se traduit alors par de nouveaux phénomènes paralytiques. N'est-il pas permis de supposer que, dans certains cas,
la récurrence n'est qu'apparente, et qu'un abcès intra-rachidien ou un prolongement de fongosités remontent à une certaine hauteur, comprimant ou altérant la moelle au-dessus de
la gibbosité?

Enfin on observe parfois de l'*incoordination dans les mouvements des membres,* fait qui s'explique par la dégénération de
la substance grise et des faisceaux radiculaires postérieurs.

L'isolement de la partie inférieure de la moelle, qui résulte
de son interruption, supprime l'influence cérébrale. Mais l'activité des centres médullaires réflexes persiste. La trépidation
spinale qui résulte du relèvement du gros orteil constitue déjà
un genre particulier et anormal de motricité réflexe. Le phénomène dit du genou, ou mouvement réflexe, produit par la percussion du tendon rotulien, est aussi conservé et généralement
augmenté. D'un autre côté, la lésion médullaire agit parfois sur
l'encéphale en provoquant des accidents épileptiformes. Les
attaques de ce genre sont plus habituelles dans le mal de Pott
cervical, c'est-à-dire avec des altérations d'une région élevée
de la moelle, et nous verrons qu'elles sont fréquentes dans
le mal sous-occipital, où les altérations nerveuses portent directement sur le bulbe ; mais on les observe aussi dans le mal vertébral inférieur dorsal ou dorso-lombaire. Il est probable que
le point de départ de ces réflexes généralisés se trouve le
plus souvent dans la myélite transverse ; cependant nous avons
dit précédemment que des crises convulsives pouvaient déjà

se produire au début comme symptôme primitif, alors qu'il n'existe aucune trace de paralysie. Ces faits peuvent s'expliquer non par une altération directe et grave de la moelle, comme la myélite transverse, mais par une irritation médullaire de voisinage ou par des lésions des troncs nerveux.

La nutrition des membres paralysés est presque toujours altérée plus ou moins profondément. Dans les cas les plus légers, il y a seulement une atrophie générale, un amaigrissement de tous les tissus. Lorsque la paralysie est compliquée de contracture, les troubles trophiques sont plus marqués, les muscles diminuent de volume et subissent la dégénérescence granulo-graisseuse ; la peau est sèche, squameuse, ou bien elle devient mince, lisse, tendue, luisante (*glossy skin*), comme dans le cas de névrite. Le tissu cellulaire s'épaissit et souvent s'infiltre de sérosité dans les parties déclives, au voisinage du cou-de-pied, sur toute la jambe, ou même sur tout le membre. On observe parfois une éruption de zona, en rapport sans doute avec les lésions des troncs nerveux au niveau de la gibbosité. Il n'est pas rare que des eschares se forment au sacrum, aux talons, sur les parties qui subissent une compression habituelle, même légère.

Durant la longue évolution du mal de Pott, il survient quelquefois des troubles articulaires présentant deux formes cliniques distinctes : l'une est une *arthralgie* pure ; l'autre est une *arthrite* subaiguë se rapprochant beaucoup de l'hydarthrose par ses manifestations locales. Sur dix cas que j'ai observés, les genoux ont été atteints six fois ; le cou-de-pied et le poignet, chacun une fois ; enfin j'ai vu à l'autopsie un épanchement articulaire dans les deux hanches chez un sujet affecté d'un mal de Pott dorso-lombaire.

L'*arthralgie* a pour unique symptôme la douleur ; c'est une véritable névralgie articulaire. Cette douleur apparaît à un moment quelconque du cours de l'affection, quelquefois au début, plus souvent à la période de gibbosité, surtout avant l'ouverture des abcès ; rien ne l'annonce, elle n'est en rapport avec aucun autre symptôme. Un malade qui semblait aller bien, qui ne souffrait pas, est pris pendant la marche, moins souvent pendant une période de repos complet, d'une douleur au genou ; il ressent spontanément, en dehors de tout attouchement et de tout mouvement volontaire ou communiqué, des battements, des élancements, une piqûre, une brûlure, un sentiment de constriction autour de l'articulation ; le sommeil en est quelquefois troublé. Chez une fillette de douze ans, atteinte de gibbosité cervico-dorsale, sans abcès apparent, mais avec paralysie incomplète des membres inférieurs, il survint un jour une douleur d'une acuité des plus vives dans les deux genoux. Ces articulations étaient intactes ; on n'y constatait ni chaleur ni gonflement, et le toucher n'y déterminait aucune sensation douloureuse ; il n'y avait pas d'hyperesthésie. Les douleurs spontanées durèrent environ six semaines chez cette jeune fille. D'habitude l'arthralgie est beaucoup plus légère ; elle apparaît sous forme de crises qui durent quelques heures dans la journée pour cesser ensuite. Dans d'autres cas, on ne trouve qu'un point douloureux péri-articulaire sans rapport avec une branche nerveuse d'une certaine importance. Ailleurs même, ce n'est qu'une hyperesthésie limitée d'une durée variable, mais d'habitude· peu longue, quinze jours ou trois semaines tout au plus.

L'*arthrite* proprement dite se révèle en général par la constatation d'un épanchement que rien jusqu'alors ne faisait prévoir. Le sujet ne se plaint guère de souffrir, et son état général n'est pas atteint. L'épanchement synovial, en tous points comparable à celui des hydarthroses, est plus ou moins abondant, d'habitude médiocre, sans grande tension articulaire. Ce n'est qu'exceptionnellement qu'il s'accompagne de chaleur, d'une légère rougeur et d'un empâtement des parties molles. Sur un enfant atteint de gibbosité dorsale, il se déclara, au troisième mois, une arthrite tibio-tarsienne avec un certain degré de gonflement inflammatoire, de rougeur et de sensibilité à la pression ; cette complication dura sept semaines. Dans un mal de Pott cervical, j'ai vu se développer sur le dos du poignet droit d'un enfant de cinq ans, dans la gaine des extenseurs, un empâtement qui m'a paru nettement isolé et sans atteinte articulaire. La gibbosité occupait la troisième et la quatrième vertèbres cervicales.

Ces arthrites d'ordre trophique ont en général une durée éphémère ; quinze jours ou trois semaines d'habitude suffisent pour qu'on assiste à la résorption de l'épanchement. Elles sont apyrétiques, et on n'y rencontre que par exception de la douleur, de la chaleur, etc.

L'occasion d'en faire l'examen anatomique ne se produit presque jamais. J'en ai cependant vu un cas dont voici la relation. Une fillette du service de mon collègue d'alors, le docteur Triboulet, ayant succombé à un mal de Pott dorsal suppuré, présentait une attitude fléchie des hanches qui avait attiré l'attention dans les derniers temps de sa vie et que le docteur Triboulet ne s'expliquait guère. J'en fis l'autopsie avec mon collègue, et nous constatâmes des altérations pour ainsi dire égales dans les deux jointures coxo-fémorales. La capsule était de chaque côté distendue par un épanchement séreux assez abondant ; le ligament rond notablement relâché permettait la sortie de la tête avec une facilité exceptionnelle. La tête du fémur était pourtant recouverte par son cartilage, qui avait conservé ses qualités physiques, sauf en un point, vers le centre, où il paraissait moins épais. La synoviale présentait à peine une légère injection diffuse dans les culs-de-sac ; la capsule était amincie. Il n'existait aucune déformation des cotyles.

ABCÈS TUBERCULEUX

Après la gibbosité qui traduit extérieurement les altérations osseuses, après les troubles nerveux si variés déterminés par les lésions des nerfs et de la moelle, on voit souvent apparaître à l'extérieur une expansion du foyer tuberculeux sous la forme d'abcès froid migrateur. L'abcès froid doit, en effet, être considéré comme un simple prolongement de la lésion tuberculeuse des vertèbres. Le nom de *tuberculome* lui conviendrait mieux que celui d'abcès : car ce terme significatif mettrait à l'abri de cette erreur invétérée qui consiste à rapprocher l'abcès tuberculeux des abcès d'une autre origine : abcès du phlegmon, de la lymphangite, de l'adénite chancreuse, de l'infection purulente, etc. Il n'y a pas plus de parenté entre le tuberculome et l'abcès phlegmoneux qu'entre la gomme syphilitique ulcérée et l'ulcère variqueux. L'origine, le mode de développement et de progression, le pronostic et le traitement diffèrent dans un cas et dans l'autre. Cette distinction absolue, que nous avons basée d'abord sur l'anatomie pathologique, avait sans doute frappé Le Dran qui refusait aux abcès froids le nom d'abcès, et qui les appelait intentionnellement des *collections de pus* [1]. Il n'est certainement pas inutile de mettre dans les termes la distinction existant dans les choses; mais si, pour éviter un mot nouveau, nous conservons le nom d'abcès froid que l'usage a consacré, ou encore celui d'abcès tuberculeux que nous avons introduit, au moins insisterons-nous sur ce point essentiel qu'il s'agit, non point d'un abcès ayant quelque rapport avec d'autres collections d'aspect analogue, mais bien d'une expansion, d'un prolongement du foyer tuberculeux; le contenu ne doit être considéré que comme un produit secondaire variable selon les cas, et la partie essentielle de la lésion est la paroi limitante ou tuberculogène toujours en évolution par sa surface externe, pour subvenir au développement excentrique de l'abcès.

Quelle que soit l'origine des abcès tuberculeux, qu'ils naissent du foyer osseux qui a déterminé la rupture du rachis ou d'une autre région vertébrale, qu'ils proviennent de fongosités

---

1. H. F. Le Dran, *Observations de chirurgie*, etc., 1731, t. II, p. 101 et p. 117.

développées dans le voisinage ou bien même de ganglions spécifiquement dégénérés, leur marche clinique est analogue dans tous les cas; la variété la plus fréquente de beaucoup, celle qui se rencontre généralement, est l'abcès ossifluent. Le tuberculome ne franchit pas toujours la région de son point de départ; il reste sessile, et si, dans ce cas, il se trouve placé dans le thorax ou l'abdomen, son existence demeure ignorée pendant la vie; il guérit, en effet, fréquemment sans avoir donné lieu à aucun symptôme. Ce n'est que dans les cas où il acquiert un volume considérable qu'on trouve à son niveau les signes d'une tumeur, voussure thoracique avec zone de matité correspondante, tumeur fluctuante et mate dans l'abdomen; il peut alors s'ouvrir dans une cavité viscérale, dans les bronches, dans l'estomac, dans l'intestin ou dans la vessie.

Habituellement l'abcès émigre au loin et vient apparaître superficiellement à une distance plus ou moins grande du lieu de son origine. Son trajet, étroit en certains points, se dilate en d'autres en formant de vastes collections, surtout au niveau des obstacles qui s'opposent à son développement, au-dessus du diaphragme, dans la fosse iliaque interne, etc. Nous examinerons plus tard en détail les principales variétés qu'il présente selon les sièges qu'il occupe.

La formation des abcès symptomatiques ne s'annonce par aucune douleur dans la région correspondante. Il n'est pas rare qu'une tuméfaction à peine sensible au toucher, ou même tout à fait indolente, attire seulement l'attention par son volume et qu'on la rencontre accidentellement en examinant un malade soupçonné de mal de Pott ou déjà porteur d'un mal de Pott reconnu. Les caractères des abcès tuberculeux sont ceux d'une collection liquide non douloureuse. S'ils occupent une région profonde, dans le thorax, sur les côtés de la colonne lombaire, dans le petit bassin, leur recherche exige certains procédés; lorsque, au contraire, ils sont superficiels, comme dans la fosse iliaque, à la cuisse, au cou, il est facile de reconnaître une tumeur fluctuante, indolente, d'abord recouverte par les téguments et les couches aponévrotiques, mais ne tardant pas à soulever la peau, qui se tend, s'amincit et finit par rougir à son niveau. A ce moment, la membrane tuberculeuse a envahi les téguments eux-mêmes; la collection liquide les distend, et ils ne tardent pas à s'ulcérer spontanément si l'on n'intervient pas. Lorsque le trajet de la migration est long, s'étendant, par exemple, depuis la colonne dorsale jusqu'au pli de l'aine, il se forme souvent sur son parcours plusieurs dilatations successives, dans le thorax, dans la fosse iliaque, dans le bassin, à l'extérieur enfin, en avant ou en arrière de la cuisse.

La marche des abcès tuberculeux est ordinairement progressive. La tumeur s'avance peu à peu, augmentant de volume, et, arrivée sous la peau, elle finit par s'ouvrir. Mais cette évolution n'est nullement fatale, on peut le prévoir, car selon que la paroi tuberculeuse contient des éléments en voie de prolifération ou qu'elle s'atrophie et devient stérile, l'abcès augmente ou reste stationnaire. Un malade peut ainsi conserver pendant de longs mois une collection qui ne change ni de volume ni de tension. Sous certaines conditions, le mal peut rétrograder, la paroi cesse d'être envahissante, le contenu se résorbe lentement, et on voit des abcès volumineux guérir ainsi complètement sans ouverture. Ces cas heureux sont moins exceptionnels qu'on ne le pense généralement. Cependant l'abcès tuberculeux qui a pris un volume considérable tend d'habitude à s'ouvrir, soit à l'extérieur, soit dans une cavité viscérale, selon la région, selon le siège de l'abcès.

Dès que la cavité se trouve en communication avec l'extérieur, de nouveaux phénomènes interviennent, des fermentations se produisent et occasionnent une complication grave, la septicémie aiguë ou chronique. Lorsque l'ouverture est étroite et ne correspond pas aux parties déclives, la poche se vide mal;

les liquides retenus, surtout les graisses, sont livrés à la fermentation putride, et exposent plus particulièrement les malades aux accidents septiques. De nouveaux trajets se forment et aboutissent à plusieurs orifices fistuleux. Le même abcès tuberculeux peut ainsi s'ouvrir à la fois à l'extérieur et dans une cavité viscérale. Il y a, à cet égard, des variétés infinies, selon les cas et surtout selon la région.

Si, au contraire, les liquides s'écoulent librement, le trajet se rétrécit, les dilatations qui se trouvaient sur certains points de son parcours reviennent sur elles-mêmes. Dès lors le foyer d'origine n'est plus en communication avec l'extérieur que par un mince canal. Cependant ce canal persiste la plupart du temps, et a peu de tendance à se cicatriser. On peut se demander quelle est la cause qui entretient cet état fistuleux. D'une manière générale, les dispositions qui empêchent les trajets fistuleux de se fermer se rapportent soit au trajet, soit aux liquides qui le traversent. Tantôt le canal est tapissé par un épithélium et sa paroi a les caractères d'une muqueuse : telles sont les fistules congénitales du cou, et certaines fistules cutanées intestinales : deux surfaces épithéliales adossées n'ont aucune tendance à se réunir ; tantôt un écoulement continu de liquide entretient en quelque sorte une voie d'échappement : c'est ce qui arrive dans les fistules urinaires d'origine vésicale, uréthrale ou uretérale ; tantôt une sécrétion anormale purulente ou séreuse joue le même rôle : on le voit dans les faits où un corps étranger séjourne dans les tissus, que ce soit un projectile, un calcul ou un séquestre. On a dit que, dans le mal de Pott, les trajets fistuleux étaient entretenus par la suppuration provenant du foyer d'origine. Ce serait reculer la question, si le fait était toujours vrai : car alors il y aurait à expliquer non seulement pourquoi les foyers osseux ne guérissent pas, mais aussi pourquoi ils vont s'agrandissant, alors que, pendant longtemps, aucun travail de réparation ne se produit. Ce n'est pas non plus parce qu'un séquestre vertébral entretient la suppuration, attendu que l'existence de ce séquestre n'est rien moins que constante. Les causes qui s'opposent à la cicatrisation des trajets sont multiples : en premier lieu, le foyer vertébral dans quelques cas ; dans d'autres la paroi du trajet elle-même avec son élément spécifique qui s'entretient et même progresse dans les tissus adjacents. On a la démonstration clinique aussi bien qu'anatomique de ce dernier fait, lorsque des fongosités s'amassent sous la peau autour des ouvertures, lorsque de vastes décollements se forment, sans qu'on puisse les expliquer autrement que par l'envahissement tuberculeux de proche en proche ; lorsque, à l'autopsie, on constate que ces trajets interminables ont cessé d'être en communication avec les lésions osseuses et ont néanmoins persisté pendant longtemps.

ORDRE D'APPARITION DES SYMPTOMES PRINCIPAUX ;
LEUR FRÉQUENCE

La gibbosité, la paralysie et l'abcès froid constituent une triade de symptômes donnant la vraie physionomie du mal vertébral. Mais le tableau n'est pas toujours aussi fidèle ; ces symptômes ne se succédant pas dans le même ordre, étant inconstants même, il varie étrangement.

Le plus souvent, après les douleurs initiales, c'est la gibbosité qui se montre en premier lieu ; la paralysie et les accidents qui la compliquent surviennent un peu plus tard, lorsque la déformation est déjà apparente ; enfin les abcès froids viennent dans une période plus ou moins avancée, jamais avant les quatre ou cinq premiers mois. Telle est la forme clinique la plus commune. Mais cet ordre peut être interverti. Un abcès se montre sans avoir été précédé par aucun autre symptôme important. On peut ne trouver qu'un symptôme à lui seul caractéristique, la gibbosité, car l'abcès froid peut provenir d'une autre origine ; en tout cas il est fort rare que la paralysie se présente comme symptôme isolé.

L'inconstance des symptômes principaux et leurs caractères insolites ont servi autrefois à créer des variétés et des espèces dans le mal vertébral. La division de Boyer en carie superficielle et carie profonde n'avait pas d'autre base. Dans la carie superficielle, il n'y avait pas de gibbosité. Ripoll et plus tard Broca, pour établir une distinction entre le mal vertébral osseux et l'arthrite ou polyarthrite vertébrale, s'étaient appuyés sur des observations purement cliniques. Sans apporter à l'appui de son opinion aucun document anatomo-pathologique, Ripoll admet qu'il existe une forme de mal vertébral débutant par une altération des fibro-cartilages intervertébraux, et aboutissant à une lésion qui ressemble au fongus articulaire ; s'il survient une ostéite, elle est secondaire et tardive. Cliniquement, cette prétendue forme de mal de Pott se caractériserait par « l'absence d'abcès dans la majorité des cas, et lorsqu'ils apparaissent, ce n'est que par exception, et alors au bout d'un temps très long, lorsque l'arthrite a déterminé une ostéite; la guérison serait presque constante ». Nous avons déjà insisté longuement sur ce point que les lésions fongueuses des fibro-cartilages, primitives, antérieures aux lésions osseuses, ne sont démontrées par aucune observation. En ce qui concerne la guérison fréquente du mal de Pott sans abcès, il est évident que cette absence de suppuration est une des conditions les meilleures pour obtenir une bonne solution, et que ce sont en effet les foyers exclusivement osseux qui aboutissent le plus aisément à cette heureuse terminaison. Enfin il suffit que l'abcès froid apparaisse pour qu'on puisse affirmer la nature tuberculeuse de l'affection. Quant au dernier signe donné comme caractère propre de l'arthrite, une gibbosité à grande courbure, il a été établi précédemment qu'il était lié aux altérations osseuses superficielles multiples, avec lésion des disques, et quelquefois même à un mal de Pott ordinaire.

Broca n'admettait pas l'unité du mal de Pott, et, dans un tableau remarquable, il s'est attaché à opposer l'une à l'autre deux formes cliniques : la première inflammatoire, la carie ; la seconde tuberculeuse.

L'affection tuberculeuse des vertèbres frappe surtout l'enfance ; elle se localise de préférence dans les régions cervicale et dorsale ; la gibbosité, à peu près constante, prend une forme anguleuse et comprend plusieurs vertèbres ; la paralysie y est fréquente et précoce, quelquefois primitive ; l'abcès froid, au contraire, manque souvent. La carie se rencontre plutôt chez l'adulte et siège à la région lombaire ; elle n'entraîne d'autre difformité que la saillie d'une ou deux apophyses épineuses ; la paralysie, extrêmement rare, ne se manifeste d'ailleurs qu'à une époque très avancée. Par contre, l'abcès est aussi constant dans la carie que la gibbosité dans l'affection tuberculeuse. En outre, l'abcès de la carie précède la gibbosité et ne se résorbe pas ; dans l'affection tuberculeuse, au contraire, l'abcès est inconstant, n'apparaît qu'après la gibbosité et guérit souvent par résorption. Enfin l'affection tuberculeuse est beaucoup moins grave que la carie, elle guérit souvent sans abcès ; la carie abandonnée à elle-même est presque inévitablement mortelle [1].

Broca s'était proposé pour but, en créant cette opposition, de combattre l'opinion de la spécificité et de l'unité du mal de Pott ; nous avons fait voir que la carie du mal de Pott est bien une lésion de nature tuberculeuse. Mais en laissant de côté toute préoccupation anatomo-pathologique pour ne considérer que le point de vue clinique exclusif, il était utile de rappeler cet exposé mémorable, parce qu'il répond à des individualités morbides parfaitement vraies. D'une part, un certain nombre de cas de mal de Pott avec gibbosité cervicale ou dorsale, avec paralysie, sont suivis de guérison sans qu'aucun abcès froid paraisse extérieurement ; et d'autre part on voit succomber surtout les adultes atteints de mal de Pott lombaire sans gibbosité

---

1. Broca, *Des différences qui existent entre les principales espèces de mal vertébral : Bull. de la Soc. de chirurgie*, 1857-1858, p. 421.

ni paralysie. La mort est alors amenée par la suppuration et les
accidents septiques qui suivent l'ouverture des abcès froids.
Mais, à part ces faits isolés, la symptomatologie du mal ver-

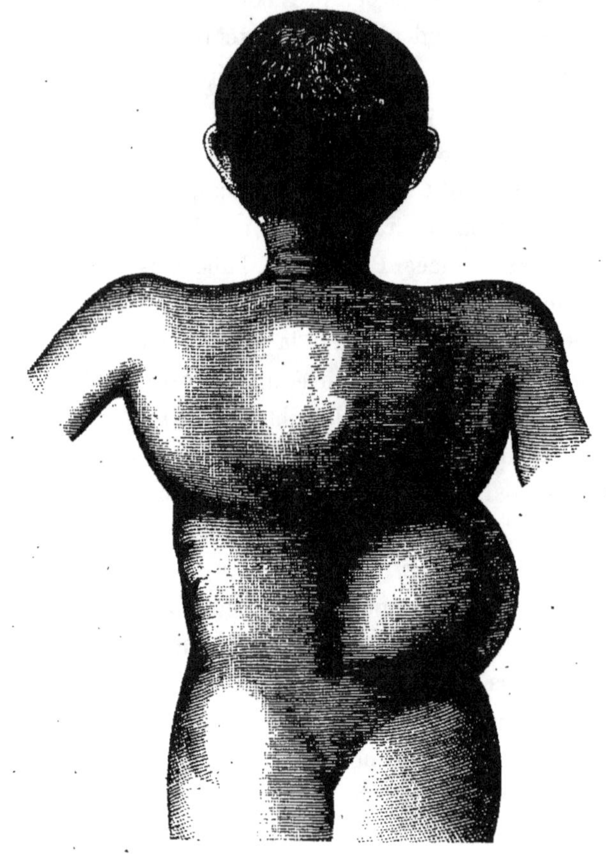

FIG. 23.

tébral n'admet pas cette distinction en deux types aussi caté-
goriquement opposés.

La gibbosité peut manquer au cou et même au dos, et la thérapeutique doit tendre à en éviter l'apparition; de plus elle n'est
pas aussi rare que l'indique Broca à la région lombaire. Il n'y

a pas non plus à faire une distinction, quant à la marche et à la gravité, entre les abcès dépendant du foyer osseux profond d'une coupure vertébrale, et les abcès liés à une altération superficielle. Les uns et les autres sont de même nature, c'est-à-dire tuberculeux dans un cas comme dans l'autre ; la gravité est en rapport, non avec le siège initial, mais avec le volume de l'abcès et aussi avec l'âge du sujet. Elle est moindre chez l'enfant que chez l'adulte. Quant à la paralysie, sa pathogénie explique suffisamment pourquoi elle est plus rare dans les cas de lésions superficielles des corps vertébraux que dans les coupures du rachis, qui intéressent presque nécessairement le canal rachidien. En un mot, la clinique elle-même n'autorise pas à créer deux entités distinctes par leur nature ; mais elle fait reconnaître qu'il existe des variétés prenant une physionomie propre suivant le siège, l'étendue et la profondeur des altérations. C'est pour cela que nous avons tenu à rappeler le magistral tableau des types présentés par Broca.

Une statistique de Bouvier, fondée sur un relevé de nombreux cas, donne, sur ce même point particulier, des éléments importants.

A. — Considérons d'abord la *gibbosité* : Bouvier recherche l'influence de l'âge et celle du siège.

A l'égard de l'âge, on trouve sur un ensemble de 101 cas :

40 cas chez l'enfant..........	{ 34 fois avec gibbosité, 6 fois sans gibbosité ;
61 cas chez l'adulte..........	{ 34 fois avec gibbosité, 27 fois sans gibbosité.

Pour le siège, les résultats sont aussi importants.

Sur 101 cas, on trouve :

10 cas à la région cervicale...	{ 3 cas avec gibbosité, 7 cas sans gibbosité ;

55 cas à la région dorsale.... (45 cas avec gibbosité,
                                (10 cas sans gibbosité ;

36 cas à la région lombaire... (20 cas avec gibbosité,
                                (16 cas sans gibbosité.

En résumé, la gibbosité est presque constante chez l'enfant, elle manque à peine dans un septième des cas ; à l'âge adulte elle n'existe pas dans plus des deux cinquièmes des cas.

Quant au siège, la gibbosité manque au cou dans les deux tiers des cas ; au dos, dans le cinquième des cas ; à la région lombaire, presque dans la moitié des cas ; autrement dit, gibbosité très fréquente, presque constante au dos ; très inconstante aux lombes et surtout au cou.

B. — Voici, en second lieu, les résultats de Bouvier en ce qui concerne la *paralysie*.

Sur un ensemble de 97 cas, où l'autopsie a été faite :

17, dans lesquels la lésion était superficielle, présentent 3 fois de la paralysie ;

80, dans lesquels la lésion était profonde, présentent 37 fois de la paralysie.

Sur un total de 104 cas, dans lesquels le siège est noté :

10 cas à la région cervicale fournissent   5 paralysies,
56   —   dorsale   —   33   —
38   —   lombaire   —   5   —

Ce qui fait en résumé : 1° que la paralysie existe une fois sur cinq avec une lésion superficielle, et à peu près une fois sur deux avec une lésion profonde ; 2° qu'elle existe une fois sur deux au cou ; un peu plus souvent au dos, et seulement une fois sur huit aux lombes.

C. — Enfin les résultats qui regardent les *abcès symptomatiques* ne sont ni moins intéressants ni moins caractéristiques.

I. — Si l'on tient compte de l'étendue de la lésion anatomique, on trouve, sur un total de 81 cas :

22 cas de destruction partielle ou totale de 1 corps vertébral avec 9 abcès ;

28 cas de destruction partielle ou totale de 2 corps vertébraux avec 17 abcès ;

34 cas de destruction partielle ou totale de 3 corps et plus avec 22 abcès.

II. — Selon le siège, sur un total de 112 cas, il y a :

10 cas de mal cervical avec 9 abcès étendus ;

59 cas de mal dorsal avec 24 abcès migrateurs et 23 sessiles ;

43 cas de mal lombaire avec 33 abcès migrateurs et 7 sessiles.

III. — Selon la profondeur de la lésion, on trouve :

68 cas de mal vertébral présentant une gibbosité, avec................
- 34 abcès migrateurs,
- 21 abcès sessiles,
- 13 sans abcès ;

32 cas de mal vertébral sans gibbosité, avec....................
- 24 abcès migrateurs,
- 4 abcès sessiles,
- 4 sans abcès.

Ici, les chiffres de Bouvier seraient en contradiction avec ce que nous avons observé : car sur plus de cent autopsies que nous avons pratiquées, nous n'avons vu l'abcès manquer qu'une seule fois. Mais si on n'en juge que d'après la clinique, il en est tout autrement, et alors les proportions précédentes traduisent exactement les résultats de l'observation. On peut donc conclure que l'abcès migrateur est d'autant plus commun que la lésion est plus étendue ; que la collection est appréciable à l'exploration presque toujours au cou, dans les trois quarts des cas aux lombes, beaucoup moins souvent, à peine dans la moitié des cas, au dos ; qu'enfin, s'il y a gibbosité, l'abcès n'apparaît extérieurement que dans la moitié des cas (région du dos surtout) ; s'il n'y a pas de gibbosité (cou et lombes principalement), l'abcès est découvert dans les trois quarts des cas au moins.

De toutes ces considérations il faut retenir plus spéciale-

ment ce qui distingue le mal de Pott des trois principales régions anatomiques du rachis : cervicale, dorsale, lombaire. Au
cou, la gibbosité manque dans les deux tiers des cas, la paralysie dans la moitié des cas ; mais les abcès sont presque toujours apparents, dans les neuf dixièmes des cas. A la région
dorsale, la gibbosité se dessine dans les quatre cinquièmes des
cas ; la paralysie, dans plus de la moitié des cas ; mais les abcès
restent cachés une fois sur deux. A la région lombaire, la gibbosité est relativement peu commune : on la voit un peu plus
d'une fois sur deux ; la paralysie se montre seulement dans un
huitième des cas environ ; les abcès développés vers l'extérieur
de l'abdomen sont observés dans les trois quarts des cas.

SYMPTOMES DU MAL DE POTT SELON LES RÉGIONS

Les auteurs ont jusqu'ici distingué dans la description clinique du mal de Pott trois variétés principales : cervicale, dorsale et lombaire. Cette division régionale est simple et parlante ;
mais si l'on y regarde de près, elle perd presque toute sa valeur. D'abord elle se trouve en défaut dans les cas nombreux
où l'altération rachidienne affecte un siège intermédiaire à
deux régions voisines ; la gibbosité n'est-elle pas souvent
cervico-dorsale ou dorso-lombaire et même lombo-sacrée ? En
outre, si l'on ne considère que l'altération osseuse, les différences symptomatiques qu'elle entraîne selon la région atteinte
ne sont pas assez importantes pour qu'on puisse en faire la base
d'une classification utile ; d'ailleurs, les principaux faits qui caractérisent anatomiquement le mal de Pott des régions cervicale, dorsale et lombaire ont été déjà exposés, spécialement en ce
qui concerne la marche des abcès tuberculeux. Il est, au contraire, d'un grand intérêt en clinique de mettre en relief les
principaux signes qui traduisent, d'une part les altérations de la

moelle à différentes hauteurs, particulièrement au niveau du bulbe et des renflements cervical et lombaire ; d'autre part les altérations qui, laissant la moelle indemne, portent exclusivement sur la queue de cheval. Afin d'interpréter d'une manière plus conforme aux données physiologiques les enseignements tirés de l'observation clinique, j'adopterai la classification qui distingue :

1° Le mal sous-occipital ; en raison des phénomènes bulbaires qui lui donnent une physionomie toute particulière et une gravité beaucoup plus grande ; cette affection sera décrite dans un chapitre à part ;

2° Le mal cervico-dorsal, correspondant aux altérations de la moelle cervicale et du renflement cervico-brachial ; les altérations siègent par conséquent sur la portion du rachis étendue de la troisième vertèbre cervicale à la quatrième dorsale ;

3° Le mal dorso-lombaire, dans lequel les lésions nerveuses portent sur la moelle dorsale et sur le renflement lombaire ; il occupe les régions dorsale et dorso-lombaire depuis la quatrième dorsale jusqu'à la deuxième ou troisième lombaire [1] ;

4° Le mal lombo-sacré ; ici les foyers osseux des vertèbres lombaires ou du sacrum ne sont plus en rapport avec la moelle, qui fait défaut, mais avec la queue de cheval.

Tandis que dans les trois premières variétés on observe des signes médullaires et des troubles de compression des troncs nerveux, il n'y a plus dans le mal lombo-sacré que des symptômes de compression nerveuse ou de névrite.

MAL VERTÉBRAL CERVICO-BRACHIAL

Trois signes prédominants marquent le début de cette variété : ce sont la contracture des muscles de la région, la dou-

---

1. Le renflement lombaire de la moelle, après avoir acquis son diamètre maximum au niveau des onzième et douzième vertèbres dorsales, se termine en un cône dont la pointe correspond, chez l'adulte, à la première ou à la deuxième lombaire. Chez les enfants au-dessus de deux ans, il ne descend pas au-dessous de la deuxième vertèbre lombaire.

leur locale provoquée par la pression sur les vertèbres ou sur la tête, les douleurs irradiées.

La *contracture* est plus évidente au cou que sur aucun autre point du rachis : elle entraîne une gêne des mouvements, une raideur manifeste, et quelquefois une déviation latérale du cou, un véritable torticolis. Lorsqu'on recherche quels sont les muscles qui sont en jeu, on trouve que la contracture ne se localise pas seulement sur un muscle, sur le sterno-mastoïdien, par exemple, sur la partie supérieure du trapèze ; les mouvements sont gênés, limités, empêchés plus ou moins complètement par une résistance générale. C'est l'ensemble de l'appareil musculaire, et plus spécialement les plans profonds qui sont atteints de contracture ou bien en état de vigilance; ce symptôme plus ou moins marqué est à peu près constant ; il se produit dans le mal vertébral par le même mécanisme que dans l'angine et dans le mal sous-occipital, d'une manière réflexe, et, pourrait-on dire, instinctivement, afin d'éviter les mouvements par crainte de la douleur.

La *douleur locale* doit être cherchée ici, non seulement par la pression sur les apophyses épineuses et transverses, les seules qu'on puisse explorer dans les autres régions, mais encore sur la face antérieure du rachis à travers les parties molles du cou et au fond du pharynx. La méthode directe donne les renseignements les plus précis même avant l'apparition de la gibbosité : c'est par elle qu'on localise sûrement le siège de la maladie sur le squelette, et qu'on élimine du diagnostic différentiel la plupart des affections si nombreuses du cou qui peuvent détourner l'attention.

Les *douleurs irradiées pseudo-névralgiques*, qui marquent aussi quelquefois le début et qui sont en rapport avec des lésions des troncs nerveux, siègent, non seulement au cou dans le territoire des branches du plexus cervical, mais aussi sur le plexus brachial, c'est-à-dire sur le membre supérieur. Le malade éprouve des douleurs plus ou moins vives au niveau de l'épaule, du coude ou même de la main, sur le trajet de l'un des troncs nerveux du membre ; ou bien il ressent dans la main de l'engourdissement, des picotements, des fourmillements. Ces derniers signes peuvent aussi se montrer du côté des membres inférieurs ; ils sont alors en rapport avec la compression médullaire, mais le plus souvent ils apparaissent en premier lieu sur les membres thoraciques. Les phénomènes nerveux ne sont, du reste, rien moins que constants au début de la maladie.

La *gibbosité,* qui fait quelquefois défaut, a des caractères différents suivant qu'il s'agit de la partie moyenne du cou ou de la région cervico-dorsale. Au cou, la saillie, ordinairement faible, est anguleuse et formée par une ou deux apophyses épineuses. Plus bas, au contraire, la gibbosité est souvent très accentuée, formant non pas une pointe, mais en général une courbure à plus ou moins grand rayon.

Sa présence entraîne une *attitude* toute particulière : le cou est raccourci ; la tête implantée directement entre les deux épaules se renverse en arrière, de telle sorte que l'occipital se rapproche de la face postérieure du cou, et cependant c'est à peine si la face est suffisamment redressée pour regarder droit en avant. La face antérieure du cou est arrondie, saillante, projetée en avant. Il arrive souvent qu'à une période avancée de l'affection le malade porte péniblemement sa tête et qu'il soit obligé de la soutenir avec ses mains lorsqu'il se lève ou qu'il marche. Cette précaution cependant ne devient nécessaire que si la lésion siège en un point élevé de la région cervicale ; encore l'est-elle beaucoup moins fréquemment que dans le mal sous-occipital.

Chez les jeunes sujets, le mal de Pott cervico-dorsal et dorsal entraîne fréquemment de graves modifications dans la forme du thorax. Les côtes, amincies, redressées, rapprochées les unes des autres, se portent presque verticalement en bas si la gibbosité est dorsale supérieure, horizontalement en avant si elle est

située plus bas. Le diamètre antéro-postérieur du thorax est
fortement réduit dans le premier cas ; il est augmenté dans le
second. Souvent le sternum devient convexe en avant, et forme
une bosse antérieure, qui complète la poitrine de polichinelle,
si commune dans le mal vertébral de l'enfance.

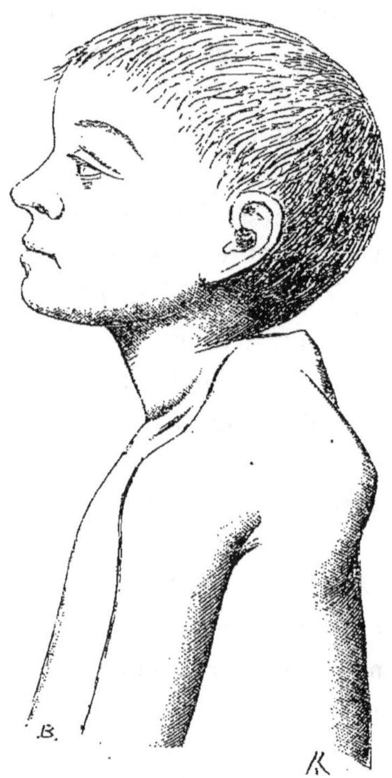

FIG. 24. — Mal de Pott cervico-dorsal. Troubles oculo-pupillaires. (Voir obs. IX, p. 362.)

C'est surtout dans le mal de Pott dorsal que la gibbosité a
pour résultat un raccourcissement considérable de la longueur
du buste. La hauteur du tronc et de la tête, prise de l'ischion au
vertex, peut, avons-nous dit, ne pas dépasser 40 à 45 centimètres à l'âge adulte. Cette exiguïté contraste étrangement
avec le développement des membres, qui atteignent des dimensions presque normales. Une allure singulière et caractéris-

tique découle de ce manque de proportions, aussi bien que de la présence de la gibbosité dorsale médiane.

Les *symptômes paralytiques* du mal cervico-dorsal commencent dans la majorité des cas par les membres supérieurs, soit pour s'y localiser exclusivement, soit pour s'étendre plus tard aux membres inférieurs ; la marche inverse, c'est-à-dire le début par les membres inférieurs, ne s'observe qu'exceptionnellement.

La paralysie des membres supérieurs se présente sous deux aspects, relevant en effet de deux origines différentes. Quelquefois à la suite de douleurs irradiées sur le trajet des troncs nerveux, après une période d'hyperesthésie ou d'anesthésie sur une partie du bras, de l'avant-bras ou de la main, il apparaît une paralysie partielle localisée à un groupe de muscles ; tantôt elle persiste avec la même étendue, tantôt elle augmente progressivement en gagnant peu à peu les groupes musculaires voisins. Elle est suivie à brève échéance d'une atrophie musculaire très marquée et d'une perte de la contractilité faradique. Ces accidents relèvent d'une altération des racines ou des troncs nerveux qui se trouvent en contact avec les fongosités au niveau des trous de conjugaison et dans le voisinage. L'existence d'une névrite ou d'une compression des troncs nerveux explique bien pourquoi ce genre de paralysie est souvent unilatéral et borné à un groupe de muscles, pourquoi aussi les réflexes sont diminués ou abolis dans le membre affecté.

Au contraire, la paralysie par compression médullaire atteint simultanément ou à courte distance les deux membres supérieurs, bien que l'un d'eux soit souvent plus éprouvé que l'autre. Si elle se produit lentement, ce qui est la règle, elle commence par des fourmillements aux extrémités, par un sentiment de lourdeur, par un affaiblissement de tout le membre, pour aboutir à l'abolition des mouvements principaux, puis à l'immobilité complète. L'anesthésie sous ses différentes formes est ordinairement moins marquée que la paralysie motrice. Les masses musculaires sont aussi beaucoup moins atrophiées. Un peu plus tard, après un temps variable, les membres inférieurs sont pris à leur tour.

La paralysie débute quelquefois par les membres inférieurs, et elle y reste localisée exclusivement ou elle envahit en second lieu les membres supérieurs. Pour expliquer ces variétés, on invoque l'opinion de Brown-Séquard sur le siège différent occupé par les fibres motrices correspondant aux membres supérieurs et aux membres inférieurs, dans l'épaisseur de la moelle. Les faisceaux qui doivent former le plexus brachial étant plus superficiellement placés, ce serait la raison pour laquelle la paralysie atteindrait en premier lieu les membres thoraciques, la compression altérant d'abord la conductibilité des fibres superficielles. Mais, par contre, l'interprétation physiologique devient moins aisée avec cette hypothèse, lorsque ce sont les membres inférieurs qui sont atteints les premiers. Il faut admettre une disposition capricieuse des lésions. C'est qu'en effet la compression de la moelle n'est pas dans le mal de Pott un phénomène nettement isolé. Elle ne se produit pas d'habitude d'une manière brusque, ni sous l'influence d'une cause unique ; elle se lie à des altérations médullaires irrégulièrement disposées, à une myélite transverse plus ou moins avancée. On peut dès lors concevoir que les faisceaux conducteurs ne soient pas atteints dans un ordre déterminé, et que des conditions diverses amènent dans la moelle des altérations plus avancées sur un point que sur un autre et sans aucune espèce de loi. En un mot, dans l'état actuel de nos connaissances, les interprétations physiologiques ne rendent pas un compte exact de toutes les variétés de paralysie qu'on observe en clinique.

La paraplégie dérivant d'une compression médullaire n'est pas accompagnée d'une atrophie musculaire aussi marquée que dans la névrite, ni de l'abolition des mouvements réflexes

qui sont au contraire généralement augmentés. La contractilité électrique est conservée dans les muscles paralysés.

Il n'est pas rare d'observer, en même temps que la paraplégie
cervicale, des troubles oculo-pupillaires, tantôt du myosis,
tantôt de la mydriase, ou bien des alternatives de contracture
et de paralysie; ces phénomènes n'ont qu'une courte durée
d'habitude; cependant dans quelques faits ils persistent durant
des mois et même des années. L'observation clinique confirme
ici pleinement les données de la physiologie expérimentale,
qui a démontré l'existence d'un centre cilio-spinal (Budge)
dans la moelle cervico-dorsale.

Un certain nombre d'autres symptômes nerveux, moins
communs, il est vrai, appartiennent à la région qui nous occupe : ce sont les troubles laryngés et pulmonaires, les troubles cardiaques, les troubles gastriques, les attaques épileptiformes. Du côté des voies respiratoires, on observe parfois
une altération de la voix, qui est enrouée et plus ou moins
éteinte, une toux quinteuse, tenace, et enfin un certain degré
de gêne respiratoire en dehors de toute paralysie diaphrag-
matique, bien que cette nouvelle cause de dyspnée puisse se
rencontrer aussi. Les fonctions digestives sont moins souvent atteintes; cependant j'ai vu quelques malades chez lesquels des vomissements répétés, sans altération viscérale
appréciable, ne pouvaient être attribués qu'à une influence
nerveuse. Quant à la gêne de la déglutition, qui n'est pas rare,
elle est moins souvent en rapport avec les altérations nerveuses
qu'avec les lésions tuberculeuses, fongosités, abcès symptomatiques développés autour du pharynx ou de l'œsophage.
On a noté aussi quelques exemples de modifications remarquables dans les contractions du cœur. Le pouls se ralentissait
jusqu'à cinquante, trente, et même dans un cas vingt-six pulsations; puis le malade tombait dans un état voisin de la syncope. Ces phénomènes se reproduisaient sous forme d'accès
passagers. Charcot les rapporte à la compression de la moelle.

Le même auteur a encore observé sous l'influence d'une compression de la moelle, et surtout de la moelle cervicale, des attaques épileptiformes. Rappelons aussi les cas de maux de Pott dorsaux avec gibbosité, accompagnés de crises convulsives du même ordre. (*V.* p. 148.)

Lorsque la paraplégie est complète, il y a souvent des troubles de la miction et de la défécation. C'est alors la rétention d'urine et la constipation que l'on observe communément; l'incontinence est exceptionnelle ; nous reviendrons sur ce point particulier à propos du mal dorso-lombaire, dans lequel les troubles fonctionnels de la miction sont inverses.

Les *abcès* symptomatiques du mal de Pott cervico-dorsal sont presque constants et peuvent être distingués, d'après la région où ils apparaissent, en postérieurs, latéraux et antérieurs.

1° Les abcès postérieurs sont les plus rares. Cependant ils sont moins exceptionnels au cou que dans toute autre région de la colonne vertébrale. Leur trajet part du foyer osseux antérieur et passe entre les apophyses transverses ou entre les faisceaux du scalène, en suivant une direction ascendante ou descendante. Les collections apparaissent à la partie postérieure du cou, recouvertes d'abord par d'épaisses couches de parties molles.

2° La variété latérale est fréquente. Les abcès suivent alors dans leur migration les trajets conjonctifs du plexus cervical, et surtout ceux du plexus brachial dans l'intervalle des scalènes. Ils se développent et deviennent apparents dans le creux susclaviculaire, ou bien ils cheminent plus loin, se montrant en arrière, sous le trapèze, ou encore ils arrivent en suivant le faisceau vasculo-nerveux jusque dans le creux axillaire. Dans ce dernier cas on a pu les prendre parfois pour une adénite tuberculeuse née sur place, lorsque surtout le mal de Pott cervical n'était pas très évident. Il est utile d'être prévenu tout au moins de la possibilité d'une erreur de ce genre.

3° C'est surtout en avant qu'apparaissent les abcès du mal cervical, par cette raison qu'il existe, autour du pharynx et de l'œsophage, un espace celluleux favorable à leur développement dans le voisinage immédiat de leur foyer d'origine. Ils forment en cette région une variété d'abcès rétro-pharyngiens qui s'annoncent par différents troubles fonctionnels de la déglutition, de la phonation, de la respiration même, et que l'on découvre par l'inspection directe ou par le toucher pharyngien. La disposition du canal digestif leur offre une voie des plus favorables à leur développement et à leur migration ; aussi se propagent-ils fréquemment le long de ce canal vers la cavité thoracique ou vers la base du crâne.

L'anatomie pathologique nous a montré que les abcès tuberculeux pouvaient parfois évoluer dans le canal rachidien, mais rien n'établit ce fait pendant la vie, car les troubles nerveux qu'ils occasionnent peuvent être rapportés à une tout autre origine.

4° Les abcès dorsaux supérieurs restent presque toujours en avant, et la plupart du temps ils se développent sur place, repoussant la plèvre, les poumons et les organes du médiastin. Ils sont d'habitude latents et difficiles à découvrir; parfois ils passent inaperçus et ils guérissent sans avoir été soupçonnés ; parfois aussi on les découvre à l'autopsie. Mais leur terminaison la plus habituelle est l'ouverture dans la plèvre, dans les bronches, dans la trachée, dans l'œsophage. Quelquefois ils émigrent suivant les directions les plus variées. Les uns remontent vers le cou, le long des vaisseaux sous-claviers, pour apparaître dans le creux sus-claviculaire ou dans la région axillaire. Bouvier avait déjà signalé cette variété d'abcès *récurrents*. Un plus grand nombre descendent en suivant le médiastin postérieur, arrivent au diaphragme, se dilatent audessus de cet obstacle, puis passent dans l'abdomen par un orifice naturel (orifice de l'aorte, de la veine cave, des nerfs splanchniques, arcade du psoas) ou artificiel et suivent ensuite les mêmes trajets que les abcès du mal lombaire. On en a vu s'engager dans un espace intercostal, se développer en avant, dans certains cas au-devant du cœur, où ils forment des collections parfois pulsatiles ; d'autres traversent, en un certain point de leur trajet, la paroi thoracique et deviennent superficiels, sous-mammaires, sous-pectoraux, etc. Enfin, dans quelques cas rares, un abcès né des corps vertébraux dorsaux se porte en arrière entre les apophyses transverses et se montre sous les masses musculaires des gouttières vertébrales.

MAL DE POTT DORSO-LOMBAIRE

D'après ce qui a été dit précédemment, nous comprendrons sous ce titre les phénomènes cliniques propres à la tuberculose de la portion du rachis étendue des troisième ou quatrième vertèbres dorsales à la deuxième lombaire, et contenant la partie dorsale de la moelle et son renflement lombaire. Ces caractères concernent le mode de début de l'affection, le degré et la forme de la gibbosité, surtout les troubles médullaires sensitifs et moteurs.

La période de début, antérieure à la gibbosité, aux abcès et à la paralysie, est en général fort longue. Elle peut durer plusieurs mois et même des années. Elle est caractérisée par des phénomènes douloureux variés, et s'il s'agit d'une lésion de la colonne lombaire, par une raideur particulière de cette région du rachis, si mobile à l'état normal.

Un certain nombre de malades accusent une *douleur* rachidienne précisément dans la région atteinte, douleur sourde, profonde, exaspérée par la compression sur les apophyses épineuses. Mais les points douloureux locaux manquent souvent, et c'est sous la forme d'irradiations suivant le trajet des nerfs que les douleurs se montrent le plus ordinairement : douleurs de reins, lumbago uni ou bilatéral, douleur en ceinture autour de la base du thorax et autour de l'abdomen, sciatique

double, névralgie crurale double. Parfois la névralgie est
unilatérale, au moins au début; dans ce cas elle est beaucoup

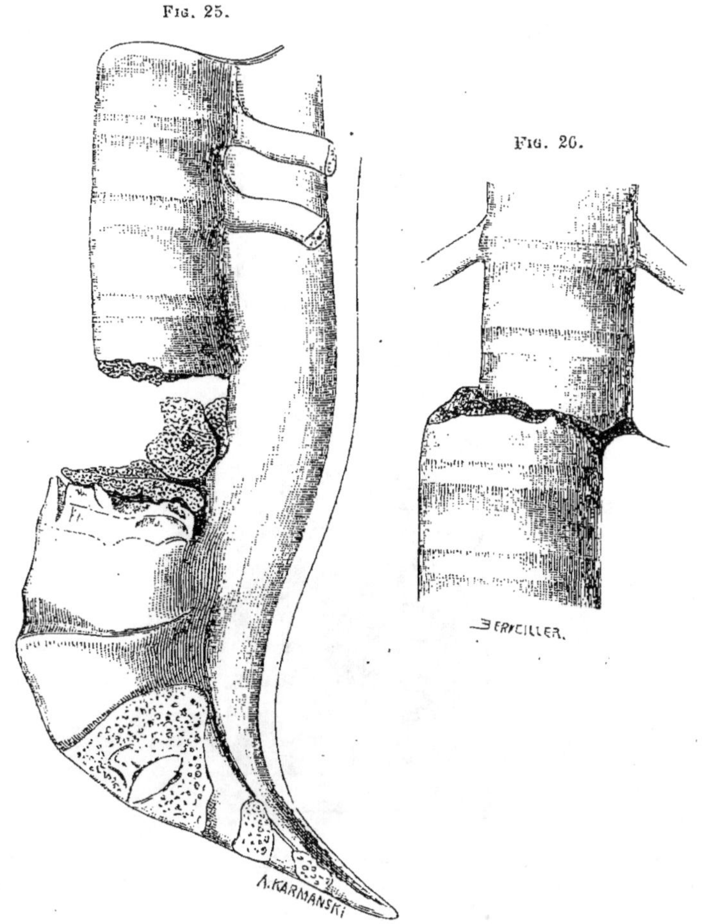

Fig. 25 et fig. 26. — Mal de Pott lombaire. Vaste cavité comprenant deux corps vertébraux; séquestres libres dans la cavité. Déplacement latéral du segment inférieur du
rachis. (Voir obs. XLII, p. 407.)

moins caractéristique. Un peu plus tard, il n'est pas rare que
des fourmillements, des picotements, des spasmes partiels, se
produisent dans les membres inférieurs; ce sont les phénomènes prémonitoires de la paralysie et de la gibbosité.

A l'état normal, la colonne lombaire est remarquable par
l'étendue de ses mouvements. Dans la station verticale, elle est
concave en arrière ; lorsque le tronc se fléchit, comme dans
l'acte de prendre un objet sur le sol, elle devient au contraire
convexe. Dans la marche, elle s'incline alternativement à

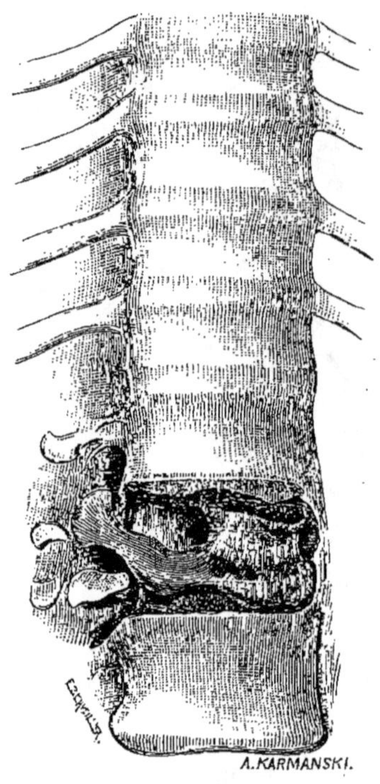

Fig. 27. — Mal de Pott lombaire. Caverne osseuse dans la troisième vertèbre lombaire,
dont il ne reste plus qu'une lame osseuse transversale qui partage la cavité en deux
compartiments. (Voir obs. XL, p. 404.)

droite et à gauche. La *perte de cette mobilité* est un des meilleurs signes du mal de Pott avant l'apparition de la gibbosité.
Quel que soit le mouvement que l'on fasse exécuter au sujet,
flexion, extension, etc., le segment altéré du rachis reste
rigide ; on le constate souvent à la vue, les malades eux-mêmes
s'en rendent compte indirectement par la difficulté qu'ils éprou-

vent à se baisser pour toucher la terre avec la main ; mais surtout, en appliquant les doigts sur les apophyses épineuses, on sent qu'elles sont fixées entre elles dans un rapport invariable, qu'elles ne s'éloignent ni ne se rapprochent l'une de l'autre.

La *douleur provoquée* par la pression sur les apophyses épineuses ou par la percussion est loin d'être constante ; chez certains malades elle manque absolument ; elle n'est, du reste, caractéristique que si on la cherche sur les apophyses épineuses elles-mêmes, car la pression sur les muscles sacro-lombaires détermine de la douleur dans une foule de circonstances en dehors du mal de Pott.

La *gibbosité* aussi manque souvent, surtout dans la région lombaire proprement dite, où elle se montre fort peu accentuée ; elle consiste d'abord en un léger redressement de la colonne lombaire, qui devient droite au lieu d'être concave ; d'autres fois une seule apophyse épineuse fait une légère saillie en arrière. Les grandes déformations existent aussi, mais elles sont peu communes au voisinage du sacrum ; elles se voient beaucoup plus souvent à la région dorso-lombaire. Ce dernier point est un siège de prédilection des gibbosités à grande courbure, qui se rencontrent très fréquemment aussi vers le milieu du dos. Je ne pense pas cependant qu'il convienne d'accorder une grande importance à l'influence que Nélaton invoque pour expliquer la production plus facile des gibbosités dorsales. D'après cet auteur, la convexité dorsale serait une prédisposition à la gibbosité, tandis que les régions cervicale et lombaire, concaves postérieurement, seraient mieux disposées pour résister à l'inclinaison en avant. Ce n'est pas dans l'arc postérieur qu'il faut chercher les causes de la gibbosité, mais dans les corps vertébraux. Lorsqu'une solution de continuité se produit dans la colonne antérieure, la gibbosité apparaît, quelle que soit la région, parce que les forces diverses, pesanteur, contracture musculaire, qui font incliner en avant la partie supérieure du rachis, sont très supérieures à celles qui produisent son redressement, et la puissance de la flexion est d'autant plus grande que la coupure vertébrale siège plus bas. Cependant à la région lombaire, et surtout chez l'adulte, la gibbosité du mal de Pott est plus inconstante. On doit attribuer cette particularité au plus large diamètre des corps vertébraux, et surtout à ce fait d'observation, que les altérations tuberculeuses sont ici très souvent étendues en surface, mais peu profondes, de telle sorte que le rachis n'est pas interrompu et que sa solidité n'est pas compromise; telle est la carie dite superficielle de Boyer.

Sur les sujets porteurs d'une gibbosité dorsale ou dorso-lombaire fortement accentuée, j'ai pratiqué l'auscultation des bruits respiratoires et vasculaires. A la surface même de la saillie, le *retentissement de la voix* s'entend d'une manière remarquable. De plus, il existe parfois un *souffle vasculaire* rémittent, que l'on perçoit sur la paroi abdominale antérieure au voisinage de l'ombilic, et qui s'explique par une altération du tronc aortique du genre de celles qui ont été décrites précédemment.

La *paralysie* dans le mal dorso-lombaire est d'autant moins commune que la lésion osseuse siège plus bas. Au dos, elle survient à peu près dans la moitié des cas ; à la région lombaire, seulement une fois sur huit. De plus elle revêt des caractères un peu différents selon que la myélite transverse occupe la région dorsale proprement dite ou le renflement lombaire. La myélite transverse dorsale donne lieu au type commun de la paraplégie des membres inférieurs, paraplégie complète ou incomplète, flasque d'abord, accompagnée quelquefois plus tard de contracture. La sensibilité est plus ou moins diminuée, rarement abolie; les réflexes sont conservés, et en général augmentés. En somme, on observe au début les signes d'une myélite transverse simple par compression ; plus tard peuvent survenir les contractures indiquant la sclérose secondaire descendante des faisceaux latéraux.

Lorsque le mal de Pott siège au niveau des trois dernières vertèbres dorsales ou des deux premières lombaires, c'est-à-dire au niveau du renflement lombaire de la moelle, la paraplégie, complète ou incomplète, reste en général flasque à toutes ses périodes, et les mouvements réflexes sont abolis ou affaiblis.

Les *troubles urinaires* du mal de Pott dorso-lombaire diffèrent, dans la majorité des cas, de ceux du mal de Pott supérieur. Dans le mal dorso-lombaire, c'est le plus généralement l'incontinence qui prédomine ; les malades perdent continuellement leurs urines sans distension de la vessie ; la rétention est beaucoup plus rare. Le contraire s'observe, avons-nous dit, dans le mal vertébral supérieur. Cette différence a été interprétée par les physiologistes. D'après Budge, il existe à la partie inférieure de la moelle (au niveau de la quatrième vertèbre lombaire, chez le chien et chez le lapin) une petite région longue de 4 ou 5 millimètres seulement, dont l'excitation détermine des contractions de la vessie et du rectum. Giąnuzzi, répétant les mêmes expériences, a trouvé deux centres vésico-spinaux chez le chien : un premier au niveau de la troisième vertèbre lombaire, dont l'excitation produit des contractions lentes de la vessie ; un second au niveau de la cinquième vertèbre lombaire, dont l'excitation détermine des mouvements de la vessie plus rapides et plus vifs. D'un autre côté, Kupressow, dans un travail plus récent, montre que la destruction de la moelle entre la cinquième et la septième vertèbre lombaire chez le lapin diminue la résistance des sphincters de la vessie, tandis que la section de la moelle sur un point plus antérieur ne produit rien de pareil, sans augmenter toutefois l'obstacle à l'émission de l'urine. Il semble résulter de ces données de l'expérimentation que le centre médullaire des mouvements réflexes de la vessie et de son col se trouve placé à la partie inférieure de la moelle. C'est à peu près tout ce que la physiologie révèle sur ce sujet. Mais il importe de se rappeler, d'une part, que la paroi musculaire de la vessie et son sphincter propre sont formés de fibres lisses et que le sphincter de la portion prostatique est un muscle strié, et, d'autre part, que les muscles de la paroi abdominale jouent un rôle actif dans la miction. Donc l'appareil musculaire qui préside aux fonctions motrices de la vessie, émission et rétention, est en partie soumis à la volonté et en partie soustrait à cette influence. Lorsque l'action cérébrale est supprimée par une interruption médullaire au-dessus du renflement lombaire, la paroi abdominale et les sphincters striés n'ont plus d'action. De plus, la vessie a perdu sa sensibilité, le besoin d'uriner a disparu. La suppression de l'influence cérébrale ou volontaire affaiblit beaucoup plus la puissance expulsive de la vessie que le pouvoir occlusif du sphincter. Kupressow a même démontré que la section de la moelle dorsale ne diminue en rien la résistance tonique du col vésical. On est conduit à conclure que les malades atteints de compression de la moelle cervicale ou dorsale éprouveront surtout de la rétention, et urineront par regorgement sans éprouver le besoin d'uriner. D'un autre côté, la destruction du centre vésico-spinal diminue très notablement la tonicité du col vésical (Kupressow) ; il doit en résulter que la compression du renflement lombaire amène surtout de l'incontinence urinaire. Avant toutes ces expériences physiologiques, Ollivier (d'Angers) avait déjà montré que les muscles de l'émission et ceux de l'occlusion pouvaient être paralysés séparément, et cela a lieu, en effet, chez quelques sujets.

Le *rectum* présente des troubles fonctionnels analogues. La constipation se remarque fréquemment, soit seule, soit en même temps que la rétention d'urine ; il en est pareillement du relâchement du sphincter anal et de ses rapports avec l'incontinence urinaire.

Les *abcès* du mal de Pott lombaire sont presque toujours migrateurs. Parfois cependant ils se développent sur les côtés du rachis et s'ouvrent dans l'intestin, dans le côlon ascendant ou descendant, dans le cœcum, dans le rectum. En général, les abcès gagnent les parties déclives ; placés à leur origine dans l'épaisseur du psoas ou à sa surface, ils trouvent dans la gaine de ce muscle une voie toute tracée vers la fosse iliaque. Là ils évoluent d'une manière différente suivant qu'ils occupent la surface antérieure du muscle ou sa face profonde. Dans le premier cas, il se forme souvent une collection volumineuse au-dessus de l'arcade de Fallope, et cette collection soulève la paroi abdominale, qu'elle envahit ensuite pour s'ouvrir à son niveau ; il est rare que dans ce cas un prolongement suive le trajet inguinal pour apparaître à l'extérieur. Les foyers profonds du psoas se prolongent, au contraire, au-dessous de l'arcade fémorale et arrivent à la partie supérieure de la cuisse, dans le triangle de Scarpa, où ils forment une collection facile à découvrir. Le passage sous l'arcade crurale se fait par la gaine du psoas, en dehors, en dedans, en arrière du muscle, ou par l'anneau fémoral, surtout par sa partie interne entre la veine et le ligament de Gimbernat. Le trajet qui fait communiquer le bassin avec la cuisse prend parfois des détours plus singuliers ; il suit, par exemple, les vaisseaux obturateurs, et apparaît entre les muscles adducteurs.

Parvenu à la cuisse, quel que soit son trajet, l'abcès ne tarde pas en général à soulever la peau et à s'ouvrir. Sa migration cependant peut s'étendre plus loin ; il descend le long des vaisseaux fémoraux jusqu'à leur partie moyenne et même jusqu'au genou ; dans quelques cas il remonte en haut et en dehors au-dessous du *fascia lata*, et forme une tumeur dans la fosse iliaque externe au-dessous du muscle moyen fessier.

Un abcès placé en avant du psoas, au lieu de descendre vers la fosse iliaque, envahit d'autres fois le petit bassin, s'ouvre dans la vessie, dans le rectum, dans le vagin ; ou bien il sort du bassin, tantôt par l'échancrure sciatique pour apparaître au-dessous du grand fessier, tantôt par la fosse ischio-rectale pour s'ouvrir au périnée, au niveau des branches ischio-rectales, etc. Certaines fistules voisines de l'orifice anal n'ont pas une autre origine.

Un certain nombre d'abcès lombaires se dirigent en arrière, perforent la masse sacro-lombaire ou l'aponévrose du muscle

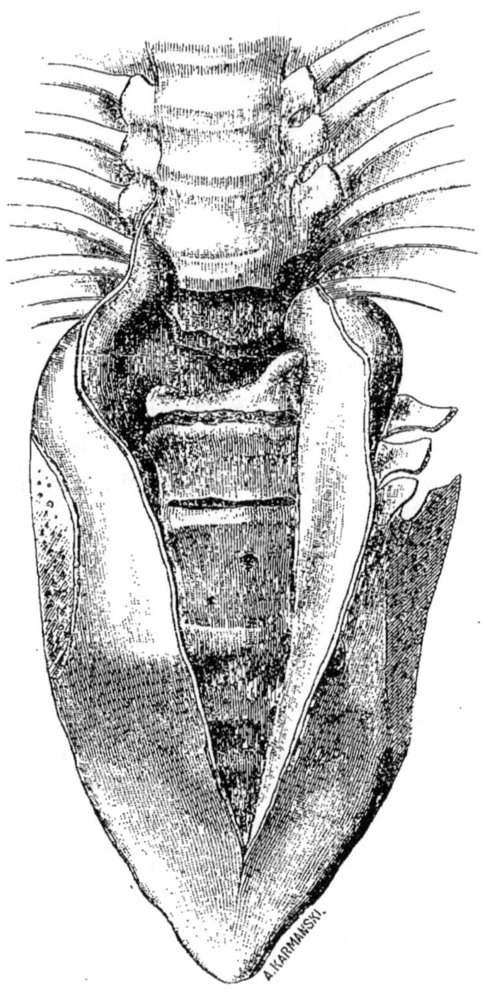

Fig. 28. — Mal de Pott dorso-lombaire; destruction de sept corps vertébraux; abcès tuberculeux descendant jusqu'à la pointe du coccyx. (Voir obs. XI, p. 364.)

transverse en dehors de la couche musculaire, et apparaissent sous la peau de la région postérieure.

13

Nous n'insisterons pas sur la marche de ces abcès, ni sur les accidents divers qui les compliquent et qui n'ont rien de particulier à la région. Mais il convient de rappeler que l'abcès migrateur est le plus constant des symptômes du mal dorso-lombaire et qu'il en est souvent le signe le plus évident. Aussi toutes les fois qu'un abcès froid se montre dans un point quelconque du bassin ou de son voisinage, dans la fosse iliaque, dans le petit bassin, dans le triangle de Scarpa, dans l'épaisseur de la fesse, en arrière de la cuisse, au périnée, doit-on penser à l'existence possible d'un abcès migrateur et chercher son origine dans le rachis. Ce précepte est plus spécialement de rigueur chez l'adulte. Car à cet âge, comme Boyer, Bouvier et plus particulièrement Broca l'ont fait observer, le mal lombaire consiste souvent en lésions superficielles et ulcéreuses de la surface des corps vertébraux, avec ou sans atteinte d'une ou plusieurs articulations intervertébrales.

MAL DE POTT LOMBO-SACRÉ

Il ne saurait être question ici de phénomènes cliniques médullaires, surtout directement médullaires, puisque la moelle n'existe plus dans la région du rachis où nous envisageons l'affection, c'est-à-dire au-dessous de la seconde vertèbre lombaire. Aussi tout l'intérêt de cette variété se concentre-t-il sur les troubles nerveux qu'on y observe et qui présentent des traits vraiment caractéristiques. La déformation du rachis, les abcès symptomatiques, n'ont, au contraire, rien de très spécial, et quant aux conséquences au point de vue de l'accouchement, nous renvoyons aux ouvrages classiques d'obstétrique où se trouve bien traité ce côté de la question. Les symptômes nerveux sont dus à des lésions compressives ou inflammatoires des nerfs périphériques destinés aux organes du bassin et aux membres inférieurs. La compression ou la névrite peut porter soit sur les nerfs de la queue de cheval dans les cas de pachy-

méningite lombo-sacrée, soit sur un point plus périphérique
au niveau des trous de conjugaison ou en dehors du rachis.
Dans l'un et l'autre cas, tous les troncs nerveux ne sont point
altérés à la fois ; ils sont atteints les uns après les autres à des
degrés différents et en plus ou moins grand nombre. Les uns

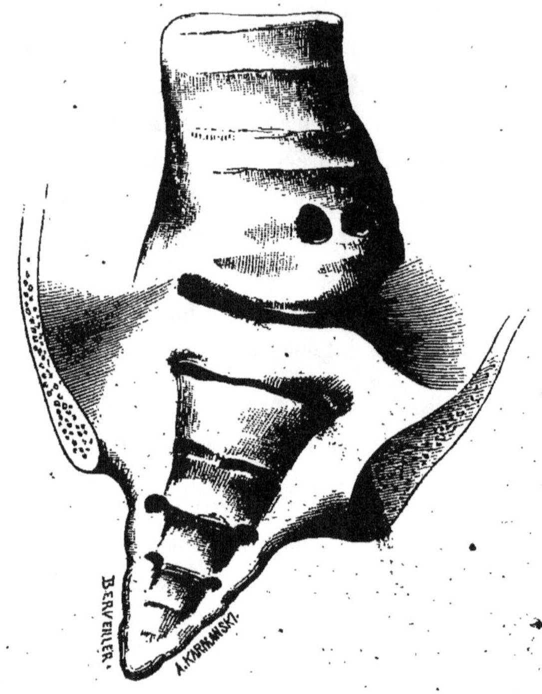

Fig. 29. — Mal de Pott lombo-sacré. Luxation latérale du rachis sur le sacrum.
(Voir obs. XXXIX, p. 403.)

sont profondément sclérosés, d'autres sont intacts ou légèrement touchés. Il résulte de ces faits anatomiques que les phénomènes cliniques, la douleur, les paralysies motrice et sen-
sitive affectent toujours, au moins au début, des territoires
limités sur les membres inférieurs. Cette disposition irrégulière
et disséminée, ainsi que l'isolement des troubles nerveux périphériques, contrastent singulièrement avec la généralisation

et la bilatéralité qui caractérisent d'habitude les troubles d'origine médullaire.

Les pseudo-névralgies se montrent communément et précèdent presque toujours la gibbosité ; elles se présentent sous la forme de sciatique, de névralgie crurale ; elles ne deviennent guère bilatérales qu'après avoir été unilatérales pendant un temps assez long. La paralysie motrice n'affecte presque jamais toute l'étendue des deux membres inférieurs ; elle est partielle et incomplète : certains groupes musculaires sont para-

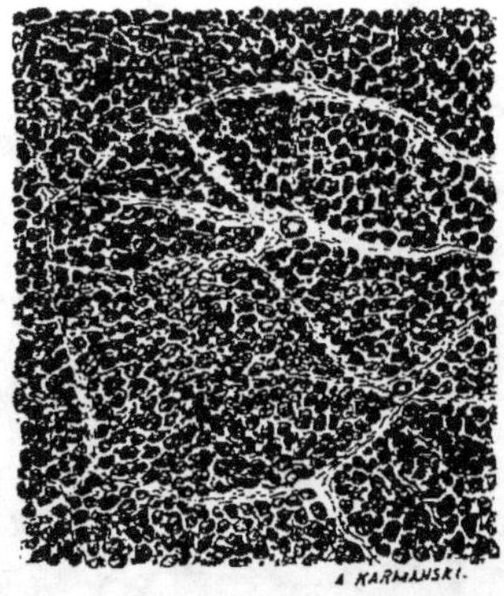

Fig. 30. — Coupe du muscle biceps fémoral du membre inférieur normal sans paralysie, ni atrophie. (Voir obs. XXIV, p. 380.)

lysés ou seulement affaiblis, alors que les groupes voisins sont respectés ; certains mouvements de la jambe et du pied sont compromis, tandis que les autres et ceux de la cuisse sont intacts. La localisation peut se restreindre encore davantage : on observe parfois une paralysie isolée du triceps fémoral, des adducteurs, des muscles fessiers, etc. Ces paralysies ne sont point symétriques ; elles n'affectent souvent qu'un seul membre, ou, si elles sont bilatérales, elles sont plus marquées d'un côté que de l'autre et siègent sur des groupes musculaires différents. Elles sont rarement accompagnées de contracture, mais les mouvements réflexes sont diminués ou même abolis.

Les troubles trophiques prennent ici une grande importance. L'atrophie musculaire est la règle dans le territoire des nerfs atteints; elle affecte une allure spéciale. D'abord elle est très précoce et elle constitue un des signes les meilleurs et dont on peut le plus facilement constater l'existence quand on est prévenu. L'examen des membres montre que cette atrophie est partielle et irrégulière dans sa distribution, affectant certains muscles, certains groupes musculaires et respectant ceux du voisinage, comme la paralysie, et avec plus de netteté encore.

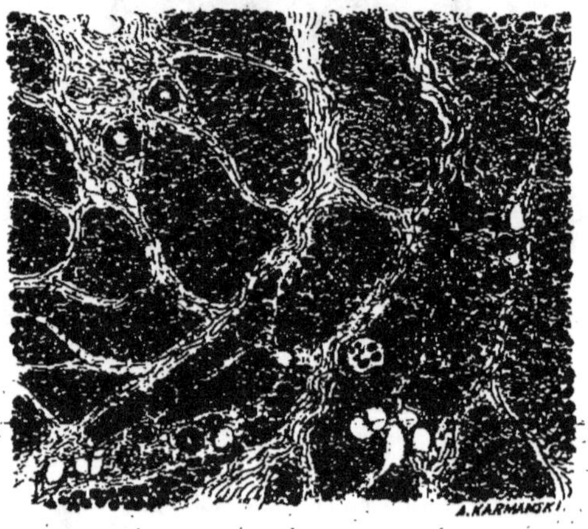

Fig. 31. — Coupe du muscle biceps fémoral du membre atteint d'atrophie.
(Voir obs. XXIV, p. 380.)

Les muscles ainsi atrophiés perdent rapidement leur contractilité faradique et plus tard la galvanique. (*V.* fig. 30 et fig. 31.)

Le système cutané est souvent aussi affecté de dystrophies de différents genres. On observe fréquemment un état squameux de la peau, un épaississement de l'épiderme avec crevasses et sillons profonds sur la plante des pieds, un eczéma tenace et rebelle à tout traitement, un amincissement avec atrophie, rétraction, état luisant de la peau (*glossy skin*), un œdème des extrémités, des eschares survenant spontanément ou sous l'influence des moindres pressions, une hypertrophie des ongles avec exfoliation des couches cornées, une production plus abondante de poils, quelquefois du zona ; en un mot, toutes les variétés d'altérations consécutives à la névrite.

Les troubles vaso-moteurs qui accompagnent ces dystrophies s'accusent par des modifications dans l'abondance des sueurs et de la transpiration insensible, par des changements de température. Tantôt la peau est sèche, tantôt elle se couvre fréquemment de sueurs profuses. Des recherches ont été faites dans mon service d'hôpital[1] sur les modifications de la température prise sur différents points de la surface du corps chez des enfants atteints de mal de Pott lombo-sacré, par comparaison avec l'état normal. Sur les sujets sains, la température de la plante des pieds ne varie pas d'un côté à l'autre de plus de deux dixièmes de degré ; le plus souvent même la variation est nulle. Dans le mal de Pott, au contraire, on trouve entre les deux surfaces plantaires une différence constante de température, variant de quelques dixièmes de degré jusqu'à un degré et demi et davantage. On peut remarquer que la température la plus basse correspond toujours au membre le plus atrophié. On observe le contraire sur les membres des enfants atteints de coxotuberculose ; ici le pied correspondant à la hanche malade fournit une température constamment plus élevée de un, deux et même trois degrés que celui du membre sain, quelle que soit d'ailleurs l'atrophie musculaire. Mais en ce qui concerne le mal de Pott, les différences de température entre les deux membres ne se rencontrent pas seulement lorsque l'affection siège dans la région lombo-sacrée, elle se retrouve aussi dans les paralysies d'origine spinale.

Un autre fait révélé par le thermomètre est l'abaissement constant de la température à la surface de la gibbosité, quelle

1. Mme Conta, *Du mal de Pott au-dessous de la moelle chez les enfants, et de ses conséquences au point de vue de l'accouchement*, thèse de Paris, 1887.

que soit la région, pourvu qu'il n'y ait pas trace de lésions
inflammatoires superficielles ; cet abaissement est établi par la
comparaison des températures prises sur la gibbosité et sur
une autre région du rachis. Il varie de six à huit dixièmes de
degré jusqu'à un degré et demi.

DIAGNOSTIC

La question du diagnostic se pose d'une manière différente à
la période de début et à la période d'état. Au début, antérieurement à la déformation, à la paralysie, aux abcès, le diagnostic
est loin d'apparaître avec évidence ; il convient de rechercher
attentivement les signes rationnels, d'explorer avec soin la colonne vertébrale. Plus tard la maladie se reconnaît au premier
coup d'œil à la forme de la gibbosité, ou tout au moins à un
examen superficiel. On ne rencontre de difficulté que dans
l'appréciation de l'intensité des désordres ou de l'existence de
complications.

A la première période, une erreur peut être commise de
deux manières : premièrement, on méconnaît un mal vertébral
à cause de l'insuffisance des signes offerts par le patient ; se-
condement, on interprète mal les symptômes et on confond le
mal de Pott avec une autre affection.

Les symptômes du début ne révèlent pas toujours le diagnostic sans incertitude. La douleur intercostale, le lumbago
ou la sciatique, les douleurs rachidiennes, sont dans la majorité des cas peu accentués d'abord. Ces symptômes ne semblent
pas de nature à inquiéter le malade, ni même assez souvent le
médecin. Ils sont mis sur le compte de névralgies, de rhuma-
tismes, etc., et cela d'autant plus aisément que leur apparition
n'est que passagère ou plutôt intermittente. Un peu plus tard
viennent la difficulté de la marche et des mouvements du rachis, la répugnance des malades à se livrer aux exercices habituels du corps. Dès que cet état se montre persistant ou qu'il
revient par intermittences, on doit porter son attention vers le
rachis. Les pressions méthodiques révèlent que quelques vertè-

bres sont sensibles et qu'il existe une gêne dans les mouvements ;
le rachis se montre plus rigide ; déjà cet ensemble est presque
caractéristique. Cependant même après une exploration minu-
tieuse on conserve parfois des doutes, et il convient de réserver son jugement. D'autres éléments de probabilité peuvent se
rencontrer d'ailleurs chez le malade, lorsque, par exemple, il est
déjà porteur de lésions tuberculeuses manifestes, ganglions suppurés du cou, abcès froids, tumeur blanche, spina-ventosa, etc.

Au cou, le premier signe du mal de Pott est souvent une raideur par contracture. Cette raideur va rester désormais permanente, et on n'en trouve la cause ni dans une douleur musculaire rhumatismale, ni dans une inflammation de la région,
adénite, angine, périostite du maxillaire inférieur. De plus,
les vertèbres cervicales sont sensibles à la pression, et le toucher pharyngien, en découvrant une déformation ou en réveil-
lant la douleur, fournit parfois d'utiles renseignements.

L'affection qui peut être le plus aisément confondue avec le
mal de Pott à la période de début est l'arthrite des petites articulations des vertèbres cervicales. Cette maladie, beaucoup
plus commune qu'on ne le pense chez les jeunes sujets et surtout chez l'adulte, est très fréquemment d'origine rhumatismale.
C'est qu'en effet la région du cou est prédisposée au rhumatisme par ses mouvements incessants et surtout par son
exposition au froid. Au début, le diagnostic n'offre guère de
difficultés, l'arthrite rhumatismale étant une affection aiguë
ou au moins subaiguë et fébrile. Les douleurs dont l'invasion
est subite y sont liées aux mouvements du rachis, et ces mouvements sont empêchés ou restreints : l'inclinaison de la tête
à droite ou à gauche, la flexion et l'extension sont plus ou
moins douloureuses et limitées. La douleur siège au niveau
même des articulations prises ; il suffit d'une pression latérale
assez légère pour l'exaspérer ; mais comme cette pression
s'exerce à travers les masses musculaires et que les muscles
entrent promptement en contracture, il en résulte qu'on a sou-

vent méconnu l'arthrite proprement dite pour ne voir là qu'une simple contracture des muscles. Delore (de Lyon), en décrivant avec juste raison un torticolis postérieur, a cité quelques faits de rhumatisme de la région cervicale postérieure, sans indiquer avec précision ce qui revient aux jointures et aux muscles. Or je crois que l'arthrite cervicale est commune et que la plupart des cas de torticolis postérieur ne sont pas primitivement. musculaires et doivent être rapportés à l'arthrite. Les considérations suivantes me paraissent justifier cette opinion. Après avoir eu une phase aiguë plus ou moins violente, l'affection guérit; mais elle laisse après elle des attitudes vicieuses dues, non à la contracture des muscles qui a disparu à cette époque, mais à des déformations articulaires et quelquefois à des adhérences fibreuses entre les surfaces. De nouvelles poussées reviennent, des douleurs se reproduisent de temps en temps, surtout à l'occasion des mouvements, et des manifestations de même nature se montrent sur d'autres jointures. Une simple contracture ne donnerait pas l'explication d'un état aussi complexe.

Cette forme chronique ou plutôt ces déformations avec poussées subaigües survenant par intervalles sont une source de fréquentes erreurs de diagnostic lorsqu'on n'a pas vu les sujets dans la première phase. Les phénomènes qui se montrent alors sont : une déformation et une attitude de la région cervicale simulant celle du mal de Pott, une contracture des muscles postérieurs et quelquefois du sterno-mastoïdien, une douleur à la pression sur une zone déterminée du rachis, des douleurs périphériques spontanées dans les régions voisines, l'épaule et quelquefois les membres supérieurs; enfin, un léger empâtement du côté des articulations atteintes. Tous ces signes existant d'une manière permanente, sans réaction fébrile appréciable, on conçoit bien, surtout quand on n'est pas fixé sur le début, quelles sont les difficultés du diagnostic. Néanmoins un examen raisonné permet de lever les doutes. Il ne s'agit, bien entendu, que de l'arthrite des cinq dernières articulations vertébrales postérieures du cou, et non de celles de l'atlas et de l'axis. Les mouvements de rotation de la tête sont libres ; la déviation du cou est latérale ; la courbure du rachis est plutôt une scoliose qu'une déviation antéro-postérieure. De plus, il est rare que l'immobilité de la région soit aussi absolue que dans le mal de Pott. Dans beaucoup de cas, on pourra déterminer des mouvements incomplets, accompagnés parfois de douleurs plus vives que dans le mal de Pott. Comme la déformation est simple et due à des altérations limitées, il n'y a de gonflement que d'un côté, et ce gonflement osseux est produit par la courbure du rachis ; on atteint plus facilement de ce côté les apophyses transverses et articulaires qui soulèvent les muscles. Il n'y a pas d'empâtement total et symétrique de la région, et on ne trouve pas non plus cette tuméfaction envahissante des parties molles qui dans le mal de Pott conduit à la formation des abcès. L'affection rhumatismale ne se complique, en effet, jamais de suppuration ni d'abcès, et c'est là pour les cas anciens un caractère important. Notons enfin une atrophie des muscles plus prononcée que dans le mal de Pott. Cette atrophie est ordinairement unilatérale et affecte le côté dont les articulations sont atteintes.

A la région du dos, les signes qui les premiers mettent sur la voie du diagnostic sont les douleurs à distance et en particulier la douleur en ceinture, quelquefois une sensation de barre en travers du thorax, ou encore des vomissements, des troubles gastralgiques. Un peu plus tard, l'apparition des désordres de la marche et la déformation ne tardent pas à rendre le mal de Pott évident.

A la région lombaire, les signes pathognomoniques se font attendre pendant longtemps. On se trouve en présence d'un lumbago tenace à retours incessants, d'une sciatique de même caractère. On est porté, au premier abord, à chercher la cause de ce symptôme partout ailleurs que dans la colonne vertébrale. Il est extrêmement commun que l'affection soit prise pour une sciatique rhumatismale, pour un lumbago en rapport avec quelque trouble viscéral que l'on croit découvrir du côté des reins, de la vessie, de l'utérus. Il est donc indiqué en pareil cas, après examen des urines et de l'utérus, de recourir à l'exploration du rachis, d'examiner la sensibilité, la mobilité des vertèbres ; là est la base du diagnostic. Dans un certain nombre de cas on ne peut se prononcer qu'avec réserve.

A la période d'état, le mal de Pott est très généralement manifeste, à ce point qu'il n'y a pas d'erreur possible. Il est reconnu à première vue, lorsqu'il y a gibbosité, paralysie et abcès symptomatique, et même lorsqu'il y a seulement gibbosité sans les deux autres symptômes. La gibbosité médiane ou légèrement déviée, anguleuse ou arrondie, mais à court rayon, est caractéristique. Elle n'a pas de ressemblance avec les courbures rachitiques, ni avec la scoliose des adolescents. Dans ces dernières déformations, les courbures sont multiples ; la principale d'entre elles, le plus souvent dorsale, est déviée latéralement. Le sommet de la bosse est formé non par les apophyses épineuses, comme dans le mal de Pott, mais par la partie postérieure des côtes. D'un autre côté, le rachitisme de l'enfance se limite rarement à la colonne vertébrale ; il produit en même temps des déformations des membres, des courbures diaphysaires, etc.

Il est un cas cependant où la courbure du mal de Pott ne se distingue pas sans difficulté de celle de la scoliose. Lorsqu'un mal de Pott dorsal ou dorso-lombaire s'est produit dans l'enfance avec une gibbosité déviée latéralement, que le malade a guéri et qu'on est appelé à examiner la difformité beaucoup plus tard, dans l'âge adulte, on constate parfois, surtout en cas de gibbosité modérément accentuée, que les courbures de compensation se sont développées assez largement pour rétablir la direction générale du tronc. Nous avons décrit, à propos de l'anatomie-pathologique, une colonne vertébrale qui répond à ce type (fig. 2, p. 25). La gibbosité ou courbure principale est arrondie et déviée de côté ; les courbures de compensation sont également latérales. La ligne des apophyses épineuses décrit une série de

trois courbures superposées, la supérieure et l'inférieure concaves en arrière et latéralement, la moyenne également latérale,
mais convexe. L'ensemble de la déformation rappelle assez exactement certaines variétés de scoliose. Il est des cas dans lesquels le diagnostic rétrospectif du mal de Pott serait difficile à
poser, s'il n'y avait pas dans les antécédents du sujet d'autres
éléments, tels qu'une période de paralysie, des abcès, des
troubles urinaires, tous phénomènes étrangers à la scoliose.

La déformation rachidienne n'étant pas constante (elle
manque assez souvent dans le mal cervical et dans le mal
lombaire, surtout chez l'adulte), on peut n'avoir à sa disposition pour établir le diagnostic que la paralysie et les abcès
symptomatiques. Avec ces deux symptômes réunis, le mal de
Pott est encore presque toujours évident. Il n'en est pas de
même lorsqu'il y a seulement paraplégie ou abcès froid ; mais
il est fort rare que la paraplégie soit un symptôme isolé du mal
de Pott. En pareil cas on ne pourrait remonter du symptôme à la
cause, c'est-à-dire de la paralysie à la lésion vertébrale, que par
la recherche des mêmes signes cliniques qui servent à établir
l'existence de la maladie à son début : douleur à la pression,
rigidité du rachis, douleur en ceinture, pseudo-névralgie, forme
de la paraplégie indiquant une lésion organique de la moelle.
Quant aux abcès froids, ils constituent au contraire assez souvent une manifestation isolée de la tuberculose vertébrale, en
particulier de cette forme désignée par Boyer sous le nom
de carie superficielle. Ordinairement la situation de l'abcès,
son évolution suivie par le malade et par le chirurgien, ne laissent pas de doute sur le point de départ : tels sont les abcès
froids du pli de l'aine et de la fosse iliaque, les abcès froids
rétro-pharyngiens, etc. Mais lorsqu'une collection se montre
sur les côtés du cou, dans le creux sus-claviculaire, ou bien
encore à la face postérieure de la cuisse, au périnée, etc., on
est porté naturellement à chercher une origine plus voisine que
la colonne vertébrale. Il faut cependant se tenir toujours en

garde contre la possibilité d'un long trajet et rechercher les signes du mal de Pott. Il est arrivé qu'une fistule à l'anus, traitée en vain par les moyens ordinaires, n'était autre qu'un trajet ossifluent remontant jusqu'aux vertèbres lombaires. Avec un esprit prévenu, on évitera ce genre d'erreur.

Un abcès, développé dans la région du rachis et se rattachant d'une manière évidente aux vertèbres, est lié dans quelques cas rares à une affection vertébrale toute différente du mal de Pott, je veux dire à l'ostéomyélite des vertèbres. Mais cette maladie, peu commune au rachis, évolue d'une autre manière. Son début est aigu ; il est marqué par une fièvre violente, par des douleurs vertébrales intenses, par un état typhoïde quelquefois caractéristique. On a pu croire d'abord qu'on était en présence d'une fièvre continue à forme grave. Cette erreur est d'autant plus facile à commettre que les phénomènes locaux peuvent avoir été modérés, et par suite entièrement voilés par l'intensité de la fièvre, par l'état de prostration extrême. Le mode de début n'a aucun rapport avec la lenteur et la forme insidieuse des premiers symptômes du mal de Pott. De plus, la suppuration de l'ostéomyélite ne se fait pas attendre pendant des mois ; elle commence avec les premiers symptômes et souvent devient apparente au bout de quelques jours, sous la forme d'un abcès chaud, d'un vaste phlegmon suppuré. Bien qu'il s'agisse d'une suppuration d'origine vertébrale, et qu'on puisse parfois, comme dans un cas de phlegmon lombaire que nous avions ouvert vingt jours après le début, sentir les vertèbres dénudées au fond du foyer, néanmoins la marche aiguë du mal détourne de l'idée du mal de Pott et ne permet pas une telle confusion. Mais si le malade n'est examiné qu'à une période tardive, quand la fièvre a cessé et qu'il ne reste plus qu'un trajet fistuleux, alors on est porté à penser de prime abord à la cause la plus commune des suppurations vertébrales, à la tuberculose. Le vrai moyen d'arriver au diagnostic est de rétablir tous les détails de l'observation du malade, spécialement ceux qui se rapportent au début.

MARCHE ET TERMINAISONS

On a rencontré dans quelques autopsies une lésion tuberculeuse des corps vertébraux que rien n'avait fait soupçonner
pendant la vie, le sujet ayant succombé à une affection étrangère qui était le plus souvent une tuberculose viscérale. Un
certain nombre de faits de cet ordre se trouvent dans les re-
cueils. Ce mal de Pott latent n'a joué aucun rôle clinique ;
mais il est quelquefois difficile de dire si l'altération vertébrale
est secondaire, ou si elle est antérieure aux lésions tuberculeuses qui ont emporté le malade.

Le début du mal de Pott, sans être aussi complètement latent, est encore parfois fort insidieux ; il ne se traduit que par
des signes peu accentués : douleur rachidienne, névralgies passagères, qui n'arrêtent pas le malade dans sa vie ordinaire.
Celui-ci ne s'inquiète de son mal qu'à l'apparition de l'un des
symptômes caractéristiques, la gibbosité, la paralysie, l'abcès
tuberculeux.

Le mode de début le plus commun est celui dans lequel les
signes rationnels : douleur locale, douleur à la pression sur les
vertèbres, douleurs irradiées, rigidité du rachis, précèdent pendant un temps variable, souvent très long, les symptômes de la
période d'état. Avec un examen attentif, la maladie peut être
reconnue avant qu'elle ne se soit aggravée au point de devenir
tout à fait évidente. Ce diagnostic précoce est des plus utiles :
il permet de placer les malades dans les meilleures conditions
pour guérir avec le minimum des désordres irréparables.

Les trois symptômes caractéristiques de la maladie se montrent lentement ou tout d'un coup, isolément ou presque en
même temps ; l'un d'eux peut manquer, ou même deux d'entre

eux. Un malade peut n'avoir jamais de gibbosité, ni de paralysie, mais il a un ou deux volumineux abcès symptomatiques ; tel est plus spécialement le cas du mal lombaire chez l'adulte. Un autre a une forte gibbosité, mais jamais la marche n'a été entièrement empêchée, et aucun abcès n'est apparu à l'extérieur ; tel est parfois le mal de Pott dorsal des jeunes sujets. Souvent aussi gibbosité, paralysie et abcès se trouvent réunis. Nous avons déjà insisté sur ces combinaisons symptomatiques en étudiant la fréquence des symptômes principaux et leur ordre d'apparition. Mais il est important de rappeler quelques-unes des particularités qui concernent la marche et la terminaison de chacun de ces symptômes. J'insiste d'abord sur ce fait que la gibbosité, une fois constituée, doit être considérée comme une déformation définitive. Toutefois, par un traitement bien dirigé, on peut quelquefois l'atténuer légèrement ; nous aurons à déterminer plus tard dans quelle mesure il est utile de tenter cette correction. Il est en général impossible de prévoir à un moment donné du cours de la maladie, surtout au début, si la gibbosité, abandonnée à elle-même ou traitée, aura de la tendance à s'accroître, ou bien si elle doit s'arrêter au degré où elle se trouve ; car on n'a aucun moyen d'apprécier exactement l'étendue réelle du foyer vertébral, ni de savoir s'il est limité ou non, s'il doit s'agrandir, et dans quelle mesure. Quoi qu'il en soit, en général la gibbosité s'accroît lentement ; elle augmente avec plus de rapidité à certaines périodes, ou même elle se montre subitement à l'occasion d'un effort, d'un mouvement inaccoutumé ; à partir du moment où elle est constituee, non seulement elle n'a pas de tendance à rétrograder, mais elle tend au contraire à s'aggraver.

La paralysie dans ses formes légères est souvent améliorée rapidement par le repos au lit, par l'ouverture d'un abcès, par l'application d'un appareil orthopédique soutenant le poids du fragment supérieur du rachis. D'autres fois, après avoir été pré-

cédée et annoncée pour ainsi dire par des fourmillements, par
un sentiment de lourdeur des membres, elle s'aggrave peu à
peu jusqu'à la perte complète des mouvements, jusqu'à une
diminution considérable de la sensibilité. Elle commence à peu
près toujours par le relâchement, par un état flasque de tous
les muscles ; ce n'est que plus tard qu'il survient parfois des
contractures et de la trépidation des membres. Pott avait déjà
vu et bien étudié la contracture, et il avait pensé qu'il ne s'agissait pas d'une vraie paralysie, car pour lui la paralysie devait
être une abolition de la contractilité et de la tonicité des mouvements. « Les muscles sont exténués et diminués de volume ;
mais ils sont raides et toujours au moins dans un état tonique
par lequel les genoux et les chevilles du pied acquièrent une
raideur qu'il n'est pas aisé de vaincre. Par le moyen de cette
raideur, jointe à une espèce de spasme, les jambes du malade
sont dans un état d'extension constante, et alors on a besoin d'employer une force considérable pour plier les genoux [1]. » Cette
extension est habituelle au début des contractures ; elle indique
une prédominance de la puissance des extenseurs. Plus tard
l'attitude peut changer ; les fléchisseurs l'emportent, la jambe
se plie sur la cuisse, et la cuisse sur le bassin. La contracture
tardive est en rapport, ainsi que l'a bien établi Bouchard, avec
la sclérose descendante, c'est-à-dire avec une lésion anatomique
réelle. Son apparition est d'un pronostic grave. Néanmoins elle
n'est pas incompatible avec la possibilité d'une restauration
plus ou moins parfaite des fonctions motrices. Charcot cite
la remarquable guérison de deux femmes adultes après huit
années de maladie. Toutes deux étaient dans un décubitus
particulier, les cuisses pliées sur le bassin, les jambes sur les
cuisses. Un beau jour la contracture disparaît, les réflexes
cessent d'exister, les membres s'allongent, les malades se
lèvent et marchent [2]. Ces deux cures étaient obtenues l'une

1. Pott, Deuxième Mémoire, *loco cit.*, p. 104.
2. Charcot, *Gazette des Hôpitaux*, 29 mai 1883, p. 483.

14

après deux ans, l'autre après dix-huit mois de séjour au lit. Bouchard rapporte cinq cas analogues de guérison après contracture, et j'en ai observé moi-même plusieurs exemples chez les enfants. Il reste souvent, surtout chez l'adulte, après le retour des mouvements volontaires, un certain degré de raideur, des spasmes involontaires, une exagération des réflexes tendineux. Il n'en est pas moins pratiquement démontré que la guérison peut survenir après une longue période de paralysie, même avec contracture, quelque obscur que soit encore le mode de réparation des faisceaux médullaires atteints de sclérose.

La marche ordinaire des abcès symptomatiques du mal vertébral est lente et progressive. Les collections augmentent peu à peu de volume et tendent à devenir superficielles, puis à s'ouvrir extérieurement ou dans une cavité viscérale. Si après cette ouverture le contenu est facilement évacué, s'il n'y a aucune rétention, les dilatations des trajets disparaissent ; il reste une fistule suppurante qui persiste fort longtemps. La suppuration est d'ailleurs plus ou moins abondante, tantôt séreuse, tantôt plus épaisse. Souvent la quantité du liquide écoulé et les accidents septiques qui surviennent épuisent le sujet ; il pâlit et s'amaigrit de plus en plus ; ses jambes s'œdématient ; l'albumine apparaît dans les urines : la mort survient dans le marasme. Mais si, au contraire, sous l'influence d'un bon état général, la suppuration vient à diminuer, le travail de réparation succède à l'envahissement tuberculeux, le foyer d'origine se répare et se ferme, le trajet sousjacent s'oblitère ensuite de la profondeur vers la surface. La cicatrisation de l'orifice superficiel en impose quelquefois et fait croire à une occlusion de tout le trajet ; mais bientôt l'abcès reparaît sous la cicatrice, en ramenant les accidents ordinaires de la rétention du pus.

Les abcès ne parcourent pas toujours cette évolution ; ils peuvent se résorber et guérir sans ouverture ; la figure 32 en re-

présente un exemple frappant : la paroi de l'abcès considérablement épaissie s'est transformée en un fibrome au centre duquel
existent seulement deux petits noyaux caséeux. Cette heureuse

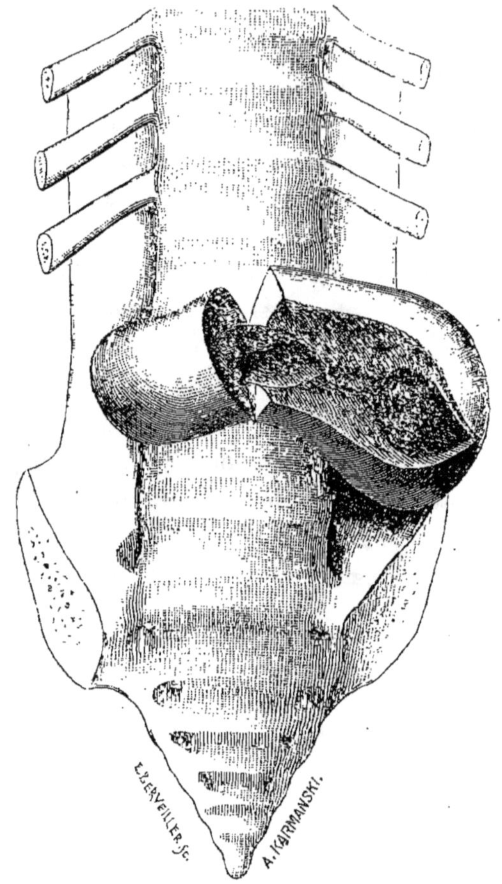

Fig. 32. — Mal de Pott lombaire. Guérison d'un abcès symptomatique par épaississement
et transformation fibreuse de sa paroi. (Voir obs. XLIII, p. 408.)

terminaison est obtenue le plus souvent pour les abcès peu volumineux chez des malades jeunes et dont l'état général s'est
maintenu bon. Cependant les grosses collections peuvent
aussi se résorber. Nous verrons que de nombreuses tentatives

thérapeutiques ont été faites pour prévenir l'ouverture des abcès et provoquer leur résorption. Et, en effet, c'est surtout la suppuration des abcès jointe aux dégénérescences viscérales consécutives qui menace directement la vie des malades ; c'est elle qui aggrave principalement le pronostic et qui amène la mort dans la majorité des cas, en dehors, bien entendu, des complications tuberculeuses proprement dites.

Sous quelque forme que se présente le complexus symptomatique, le mal de Pott a une évolution lente et une durée fort longue. Le malade ne succombe en général qu'après un certain nombre de mois de suppuration, souvent après plusieurs années ; s'il doit guérir, la restauration n'est complète que dans un temps plus long encore, trois, quatre, six et même huit ans chez l'adulte. Aussi est-il impossible au début de l'affection de fixer la durée du mal, de prévoir la nature des accidents et d'en prédire l'issue. Car il faut compter avec le siège et l'étendue de la lésion, avec son mode de progression, avec les incidents qui surviennent, avec l'âge et la condition sociale des malades. L'âge joue un rôle considérable. Un enfant guérit mieux des complications de paralysie, de suppuration, etc., et la réparation est plus rapide chez lui; la résistance de l'adulte est moindre, le danger de l'infection viscérale est plus imminent. Il est à peine utile de dire qu'un malade qui ne peut vivre dans les conditions de soins exigées et dans une hygiène excellente, perd la plus grande partie de ses chances de guérison. La pratique montre que la survie est plus longue et la guérison beaucoup plus fréquente dans la classe aisée que chez les pauvres et à l'hôpital. Un mal cervical est moins grave au point de vue de la vie qu'un mal dorsal ou lombaire. Les grandes courbures qui traduisent ordinairement des lésions profondes de plusieurs vertèbres sont moins favorables qu'une saillie anguleuse liée à la destruction d'une seule vertèbre. Enfin le dévoloppement des abcès constitue la complication la plus grave.

Jusqu'ici nous avons considéré le mal de Pott comme une affection isolée ; c'est souvent ainsi qu'il se présente, surtout chez les enfants. Mais fréquemment aussi l'atteinte de tuberculose cesse d'être unique ; l'infection progresse de la région envahie aux régions voisines et gagne l'économie tout entière ; de là des manifestations multiples sur différents points de l'organisme et principalement sur les viscères. Les sujets porteurs d'un mal de Pott peuvent avoir successivement des affections tuberculeuses externes de toutes sortes : ostéo-arthrites, spina-ventosa, adénites cervicales, etc., ou ils sont pris d'une tuberculose interne, et en première ligne de la phthisie pulmonaire.

Sur 103 cas de mal de Pott, H. Colas signale 8 lésions scrofuleuses ou tumeurs blanches, 10 adénites, 4 otorrhées, 12 doigts en massue ; cette proportion d'accidents concomitants me paraît encore inférieure à la réalité.

La multiplicité des localisations tuberculeuses externes est beaucoup moins funeste dans l'enfance que dans l'âge adulte. On voit en effet beaucoup de jeunes sujets guérir successivement d'une tuberculose ganglionnaire, d'une tuberculose articulaire ou osseuse, d'une tuberculose vertébrale, et rentrer plus ou moins défectueux de forme dans la vie commune, quelquefois pour de très longues années, sans avoir de nouvelles poussées tuberculeuses. L'adulte n'oppose plus la même résistance ; il est rare qu'après trente ans un malade survive longtemps, lorsqu'il présente simultanément ou successivement plusieurs atteintes de tuberculose chirurgicale. S'il ne succombe aux accidents locaux du mal de Pott, le poumon, l'intestin, les méninges ne tardent pas à être envahis et ces complications hâtent la terminaison funeste. La statistique de Bouvier sur le sujet qui nous occupe donne le résultat suivant : sur 82 cas de mal de Pott, sans distinction d'âge, 45 fois il existait des lésions tuberculeuses ailleurs que sur la colonne vertébrale ; sur 78 décès de malades atteints de mal de Pott, 44 fois la mort était attribuable à la lésion rachidienne, 34 fois elle était due à une autre affection. Il est donc évident que pour apprécier justement la gravité du mal de Pott on doit tenir compte, d'une part, de la lésion rachidienne elle-même, et, d'autre part, de toutes les manifestations concomitantes de la tuberculose. Ces deux influences amènent la mort dans des proportions à peu près égales.

La durée moyenne du temps nécessaire à la guérison varie entre trois et cinq ans. Lorsque le mal de Pott se termine par la mort, ce n'est guère avant quinze ou dix-huit mois, et elle est ordinairement beaucoup plus tardive.

GUÉRISON. RECHUTES. TROUBLES FONCTIONNELS DÉFINITIFS

On doit considérer la guérison du mal de Pott comme complète et définitive lorsque tous les accidents ont disparu et que la gibbosité est parvenue à une soudure osseuse ou tout au moins ostéo-fibreuse serrée. Un assez grand nombre de sujets guéris de la sorte reprennent la vie ordinaire avec une santé suffisamment bonne.

Si la gibbosité occupe une région du rachis douée d'une grande mobilité, on observe alors le curieux phénomène suivant : la mobilité est, il est vrai, très amoindrie et même nulle à ce niveau, mais les régions supérieure et inférieure en acquièrent une plus grande que normalement, et cette suppléance vient en aide à l'imperfection du rachis gibbeux.

Un point des plus délicats dans la pratique est celui de fixer le moment de la guérison, c'est-à-dire l'époque à laquelle le malade peut reprendre la vie commune sans crainte de nouveaux accidents. On ne peut résoudre ce problème sur un simple examen : car il n'est pas aisé de constater directement le degré de consolidation du rachis, ni de savoir si les foyers caséeux et les cavernes sont transformés en tissu de bon aloi et désormais guéris. Ce n'est en réalité que sur un ensemble de considérations que l'on parvient à asseoir un jugement fondé.

La durée de l'affection et surtout l'absence bien établie de toute
espèce d'accidents locaux depuis longtemps, la possibilité pour
le malade de se livrer à une marche prolongée sans fatigue, le
bon état de la constitution, tels sont les éléments du criterium
cherché. Mais on ne doit pas ignorer que la guérison du mal de
Pott, qui s'observe fréquemment, n'est pas toujours une guérison définitive : un certain nombre de malades éprouvent ce
qu'on peut appeler une rechute ou une récidive. Après avoir joui
un certain temps des avantages de la vie ordinaire, quelques-
uns de ces sujets sont repris de douleurs locales ou irradiées, de
phénomènes paralytiques ou de contracture ; d'autres voient se
former, sans aucun trouble apparent, un abcès par congestion
plus ou moins volumineux. Ces faits n'ont rien que de légi-
time, et le retour offensif n'est pas à proprement parler un
second état pathologique ; c'est le prolongement à long intervalle du travail primitif. Il est resté, en effet, dans un point de
la gibbosité ou dans l'angle rentrant des tronçons vertébraux
un reliquat tuberculeux. Ce seront tantôt des fongosités spécifiques emprisonnées dans les os, dans la cicatrice fibreuse,
tantôt un noyau caséeux et même un petit abcès, demeurés
longtemps stationnaires. De même un foyer d'ostéite tuberculeuse indolent, des séquestres environnés de fongosités pour-
ront être le point de départ de la poussée nouvelle. Quoi qu'il
en soit, cette poussée déterminera souvent une véritable rechute, parfois plus grave que la première atteinte. C'est qu'en
effet le sujet est alors un tuberculeux ancien, chez qui ont pu
se montrer d'autres localisations tuberculeuses qui vont désormais évoluer plus vite ; d'autre part, la résistance moindre du
malade fait que les phénomènes locaux sont plus accusés et
prennent une marche plus rapide. Nous avons vu plusieurs fois
des malades succomber à des rechutes survenues cinq, dix ans
et davantage après la guérison apparente du mal de Pott.

La guérison, au surplus, peut être incomplète. Il n'est
pas rare de voir des sujets chez lesquels tout semble indiquer

que l'affection vertébrale est bien guérie, mais qui conservent tantôt une paralysie complète ou incomplète, tantôt des contractures plus ou moins prononcées. Les adultes, plus que les enfants, sont exposés à ce genre de terminaison. Enfin la présence de la gibbosité chez un sujet guéri n'est pas sans déterminer parfois des troubles fonctionnels fâcheux et même graves. La déformation du thorax, son défaut de capacité compromettent gravement la respiration et les mouvements du cœur. Les gibbeux dorsaux sont sujets aux palpitations, aux essoufflements, et les affections bronchiques prennent chez eux une gravité inaccoutumée. Ces troubles cardiaques et pulmonaires sont la source d'une débilité irrémédiable. Les bossus doivent se résigner à mener une vie calme et sans excès d'aucune sorte. Ils sont incapables d'un effort violent, d'un exercice énergique et continu. Même au repos, la respiration est haute; les battements du cœur sont souvent irréguliers; il y a fréquemment des redoublements ou des intermittences du pouls. La moindre fatigue, une marche un peu précipitée, l'ascension d'un escalier, provoquent des palpitations et un essoufflement avec cyanose de la face. Il y a plus encore : les modifications du calibre de l'aorte, résultant d'un changement de forme et de direction du vaisseau, sont une nouvelle cause de troubles cardiaques. L'aorte rétrécie en un point se dilate au-dessus; mais comme cette dilatation est progressive, la chose est d'importance médiocre, croyons-nous; il n'en est pas de même de la dilatation consécutive du cœur gauche, qui en est la conséquence, ainsi que nous l'avons constaté à l'autopsie.

QUATRIÈME LEÇON

TRAITEMENT

Les moyens thérapeutiques qu'on oppose au mal de Pott tendent, les uns à enrayer la marche des désordres locaux, les autres à relever l'état général du sujet; les premiers, d'ordre chirurgical, varient selon les phases de la maladie, selon la forme et la gravité des accidents; les seconds, qui sont du domaine de la médecine, remplissent la même indication à toutes les périodes, celle de fortifier l'organisme par une bonne hygiène et par une médication interne appropriée.

TRAITEMENT LOCAL

PREMIÈRE PHASE

Il n'y aurait aucun intérêt pratique à passer en revue une multitude de moyens et de procédés chirurgicaux préconisés et employés à diverses époques, aujourd'hui plus ou moins abandonnés; mais il importe, au contraire, de préciser les indications thérapeutiques selon les périodes, et de faire une étude raisonnée des méthodes qui les remplissent avec le plus d'avantage.

Or le début de l'affection et la phase qui lui succède, celle qui répond à la formation de la gibbosité, offrent deux indications pressantes, qui peuvent être formulées ainsi :

1° Limiter autant que possible les désordres locaux, c'est-à-dire enrayer la marche progressive du foyer tuberculeux initial;

2° Prévenir la formation de la gibbosité, ou, si l'on ne peut l'empêcher, la restreindre à un minimum de déviation. Cette seconde proposition est étroitement liée à la première.

En ce qui concerne la limitation du foyer tuberculeux, on ne dispose, il est vrai, jusqu'à présent, d'aucun moyen spécifique. Aucun médicament agissant sur l'organisme, aucun procédé curatif local ne permettent d'arrêter l'envahissement tuberculeux ou de guérir les foyers initiaux. Lorsque P. Pott, traitant le mal vertébral par les cautères appliqués de chaque côté des apophyses épineuses, écrivait dans son premier Mémoire : « Les malades que j'ai soignés au commencement de la maladie, de quelque âge qu'ils aient été, ont tous été rétablis, » il exagérait certainement ses succès. Car ce moyen, après avoir été mis en pratique durant un siècle sur la confiance sans bornes qu'il inspirait, a fini par tomber en désuétude comme étant sans valeur. L'emploi du cautère était d'ailleurs fondé sur une interprétation fausse d'un fait vrai, quoique assez rare. « Ayant remarqué dans Hippocrate, dit Pott, un passage où il était question d'une paralysie des extrémités inférieures guérie par un abcès survenu au dos, le docteur Caméron avait tâché, chez un malade où l'état d'inutilité des membres était accompagné d'une courbure de l'épine, d'imiter cette opération de la nature, en excitant une suppuration, et ce moyen avait été très avantageux. » Tous les chirurgiens ont pu voir, en effet, quelquefois la paralysie guérir après l'ouverture d'un abcès communiquant avec le foyer vertébral ; en supprimant la tension du contenu de ce foyer par l'évacuation du liquide, on fait disparaître du même coup la compression médullaire. Nous nous sommes expliqué antérieurement sur ce cas particulier ; mais il y a loin de là à cette prétention bizarre d'après laquelle on guérirait un foyer tuberculeux par une suppuration abondante surajoutée à la maladie, et capable, tout au contraire, de contribuer à l'épuisement du malade. Marjolin, partisan des cautères, trouvait en 1858 que ce moyen dérivatif était le meilleur des traitements, qu'il intimidait les enfants, qu'il les faisait souffrir, qu'il diminuait leur funeste penchant à la masturbation. A quoi bon chercher une efficacité morale, lorsque l'inefficacité physiologique est reconnue? Il n'y a donc plus qu'un intérêt historique à rappeler l'origine de cette méthode dérivative qui n'a vécu si longtemps que par le renom de son inventeur.

Cependant si les cautères ne peuvent avoir aucune action curative sur la lésion spécifique, ce n'est pas à dire que la méthode dérivative, ou mieux révulsive, ne puisse être de quelque utilité contre certaines complications inflammatoires et congestives qui surviennent dans le foyer vertébral et en particulier sur les pachyméningites d'ordre irritatif. Mais alors les moyens qui ont une action passagère et qu'on peut renouveler, comme les pointes de feu, sont préférables aux exutoires dont l'écoulement épuise les sujets. Nous y reviendrons plus loin à propos des paralysies.

Il n'y a pas lieu de s'arrêter sur les applications de glace, sur les badigeonnages iodés, sur les vésicatoires, sur les émissions sanguines locales, moyens inférieurs aux cautérisations et plus difficiles à appliquer. On a essayé plus récemment d'exercer une action plus directe sur le foyer : Hueter a préconisé l'injection dans le corps vertébral même d'une solution phéniquée à trois pour cent. Malgré les résultats avantageux que Hueter prétend avoir retiré de cette méthode nouvelle, on est surtout frappé des difficultés de son application, et d'autre part son efficacité n'est pas rigoureusement démontrée.

Donc, en l'absence de moyens spécifiques, on est conduit à l'adoption des méthodes rationnelles. Or, une condition essentielle pour limiter le foyer tuberculeux est d'empêcher la compression que le segment supérieur du rachis exerce sous l'influence du poids des parties sur le segment inférieur. En remplissant cette indication, on préviendra le plus souvent la formation de la gibbosité ou on l'atténuera tout au moins dans la mesure du possible. On la réduira à un minimum, c'est-à-dire à la déviation produite uniquement par la perte de substance, par l'ulcération tuberculeuse initiale. Pour nombre d'auteurs, il est une autre indication utile à remplir, quoique beaucoup moins essentielle, c'est l'immobilisation du rachis dans la section atteinte. On a accordé, en effet, à l'immo-

bilisation du rachis un rôle prépondérant dans le traitement ;
une explication est ici nécessaire. Au début et dans la période
qui nous occupe, c'est-à-dire pendant la formation de la gibbosité, phase souvent lente, la section malade, loin de posséder
une grande mobilité, est, pour ainsi dire, fixée et rigide, quelle
qu'ait pu être auparavant l'étendue de ses mouvements. Rappelons, en effet, le rôle que joue la contracture durant l'évolution
des phénomènes ; il est tel dans les périodes initiales que l'immobilisation du rachis est complète ; plus tard, lorsque la gibbosité se forme par degrés successifs, la mobilité ne paraît pas
plus grande ; ce n'est véritablement que lorsque la coupure du
rachis est complète et large qu'il peut y avoir de la mobilité
anormale. Aussi n'est-ce pas dans ce sens, c'est-à-dire en vue
d'empêcher le jeu des mouvements du rachis, peu étendus
d'ailleurs, qu'il faut comprendre, je crois, l'opinion des auteurs. Immobiliser le rachis, dans l'espèce, ne peut vouloir dire
autre chose que maintenir la région atteinte de manière à
l'empêcher de se fléchir, ou, ce qui revient au même, de manière
à prévenir la gibbosité. Or, à ce point de vue, on peut assurer
que la méthode qui restreindra les désordres, qui les limitera,
sera la méthode de choix, et c'est pour cette raison que l'extension continue se présente avec une supériorité évidente. En
supprimant la compression qui ajoute un surcroît d'activité à
l'irritation locale, en limitant les foyers, elle favorise singulièrement la réparation des désordres, car elle tend à localiser une
affection progressive.

Extension continue. — L'extension continue réclame des conditions différentes selon que l'affection siège plus ou moins bas ;
tandis, en effet, que la troisième vertèbre cervicale ne supporte
que le poids de la tête, la première lombaire reçoit en plus la
charge des organes du cou, de la partie du tronc correspondant
au thorax et des membres supérieurs. Nous avons fait remarquer en outre que le poids des parties supportées sollicite le segment du rachis en avant. Dans ces conditions, il ne suffit pas de

maintenir le rachis dans sa position normale si l'on veut éviter
les effets de la compression. La contention simple, ou, plus
exactement, l'obstacle apporté à l'incurvation n'atténue en rien
les effets de la pression exercée par les parties supérieures. Le
seul principe rationnel dont l'application doive être poursuivie est celui qui consiste à soustraire la plus grande somme
du poids du segment supérieur, pour la transporter au-dessous
par une voie autre que le rachis. Le décubitus horizontal est
certainement à lui seul un des moyens les plus simples, car
alors chaque partie du corps transmet directement au matelas
son propre poids. Pourtant c'est un moyen incomplet, pour
deux raisons : l'une est la difficulté d'imposer un décubitus constant pendant un temps très long ; en outre, le malade fait des
mouvements de latéralité du tronc. Tous les mouvements exécutés même dans le décubitus sont encore une cause d'irritation locale, beaucoup moindre sans doute que lorsque les
malades sont debout, mais suffisante pour provoquer la contracture des muscles du tronc, et cette contracture est une
cause nouvelle de compression dans le foyer tuberculeux. Si
donc par le décubitus on a supprimé plus ou moins complètement l'influence nocive du poids du corps, on n'a cependant
pas fait cesser la compression au niveau de la région affectée,
pas plus que dans la coxotuberculose la position horizontale
ne fait cesser la compression exercée sur les surfaces malades
par les muscles contracturés ; et de même qu'on voit la flexion
de la cuisse s'accentuer davantage malgré le repos au lit, de
même on voit, dans le mal de Pott, la gibbosité se produire et
augmenter malgré le décubitus horizontal. Je pourrais citer ici
un nombre respectable de faits cliniques dans lesquels la gibbosité a continué de s'accroître malgré un décubitus horizontal de
longue durée et assez rigoureux ; toutefois j'estime, sans qu'il
soit possible d'en fournir la preuve, que la déformation a été
notablement moins accusée que si on avait autorisé la marche
et les exercices corporels ordinaires.

Il est incontestable que si on pouvait parvenir, au début du mal de Pott, à empêcher la formation de la gibbosité et même à arrêter l'effondrement déjà commencé dans la période d'état, rien ne serait plus avantageux que de joindre à l'extension continue le bénéfice de la marche et d'une bonne hygiène corporelle. Malheureusement les appareils imaginés jusqu'ici ne répondent pas à cette double exigence. En permettant la marche, on ne parvient avec aucun d'eux à conserver la direction normale du rachis, c'est-à-dire à faire obstacle aux causes productrices de la difformité. Les appareils exclusivement de soutien ou de contention, et celui de Sayre est un des types les plus séduisants et les mieux imaginés dans ce genre, ne réalisent pas l'extension du rachis.

C'est donc sur le malade couché qu'on doit appliquer l'extension continue, et, même dans cette attitude, elle ne s'exécute pas sans quelque difficulté. Lorsque le mal de Pott siège au cou, l'appareil à extension est fixé à la tête, qui s'y prête assez bien par sa forme et sa résistance ; une corde s'en détache, se dirige vers la tête du lit, passe sur une poulie et soutient par ses extrémités un sac de plomb ou des poids quelconques. On commence par un ou deux kilos, puis on augmente graduellement en tâtant la susceptibilité du malade et la résistance des parties ; on peut aller, chez l'adulte, jusqu'à cinq ou six kilos sans inconvénients. La contre-extension est faite par le poids du corps. Dans une circonstance, j'ai utilisé le simple poids de la tête pour faire l'extension, en la faisant reposer en arrière du matelas sur une découpure de la planche qui le supporte.

Pour le mal dorsal ou lombaire, on a recours à des moyens variés. On a divisé le matelas en deux parties, antérieure et postérieure, et, après avoir fixé le malade à chacune de ces deux sections, on les a éloignées l'une de l'autre par extension et par contre-extension. Rauchfus se sert d'appareils suspenseurs en linge, qui soulèvent les malades ; puis il applique des tractions à chaque extrémité du corps ; mais il est difficile d'immobiliser et de maintenir les petits malades dans une position convenable, et ils se dérobent à l'extension de mille manières ; on a employé des coussins, des lacs pour les maintenir : les moyens trop compliqués sont les moins bons en pratique.

Tout appareil extenseur doit présenter comme condition essentielle un point d'application convenable pour l'extension et la contre-extension. Pour la contre-extension, il n'y a pas de difficulté en général ; l'appareil prend son point d'appui inférieur sur le bassin et sur les hanches : cependant on doit y renoncer dans deux circonstances. Chez les enfants au-dessous de deux ans, le bassin est trop peu développé et le ventre trop volumineux : toute espèce d'appareil appliqué sur le bassin tend invariablement à descendre ; mais à cet âge aucun appareil n'est d'une utilité pratique. En second lieu, lorsque le mal de Pott occupe les dernières vertèbres lombaires ou le sacrum, il devient impossible de se servir d'une ceinture pelvienne. Le point d'appui doit être cherché dans ce dernier cas sur le sol, ce qui constitue une grosse complication.

En haut, il semble moins facile de trouver un point d'appui pour l'extension. Les orthopédistes ont généralement choisi le thorax et les aisselles en construisant des corsets à béquillons. Le thorax est un mauvais point d'appui, pour deux raisons : d'abord le corset ne peut relever le thorax qu'en le comprimant à sa base, et par suite en gênant la respiration, ce qui est un premier inconvénient, surtout chez les sujets débiles comme la plupart de ceux qui sont atteints de mal de Pott. En outre, l'extension faite avec un corset est illusoire, car à moins d'exercer une compression excessive, le corset se relâche, et le thorax descend.

Quant au point d'appui pris dans les aisselles à l'aide de béquillons, il n'y a pas à y songer : les épaules, essentiellement mobiles, se laissent soulever jusqu'à ce que le sujet commence à souffrir, auquel cas l'appareil devient insupportable.

Enfin, même en supposant qu'un corset puisse agir efficacement, sans présenter les inconvénients précédents, il ne serait

encore applicable qu'à un nombre restreint de cas, aux maux
de Pott de la partie inférieure du dos et supérieure des lombes.
Le mal lombo-sacré, le mal dorsal supérieur et le cervical lui
échappent entièrement.

En un mot, les corsets employés comme agents d'extension
dans le mal de Pott, ou même simplement comme moyen de

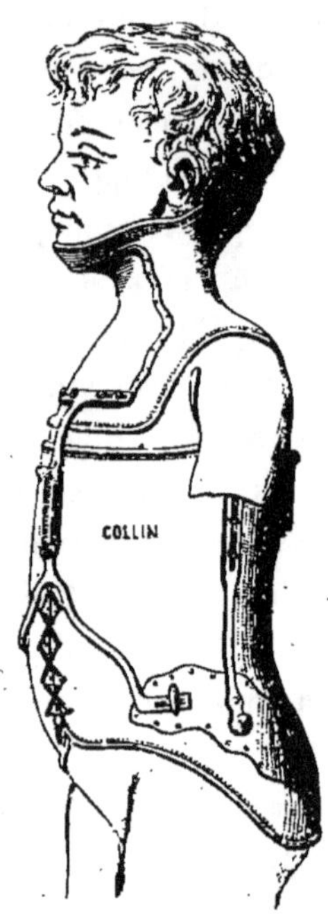

FIG. 33. — Appareil à extension continue pour les maux de Pott des régions : cervicale inférieure, dorsale, lombaire supérieure. — Voir fig. 35, p. 321, l'appareil à extension
continue pour le mal sous-occipital et pour les premières vertèbres cervicales.

contention, sont insuffisants lorsqu'ils sont applicables et dans
un grand nombre de cas ils ne sont pas applicables. On se
trouve ainsi amené à chercher un autre point d'appui pour
l'extension. Le seul auquel on puisse songer est la base du
crâne. Pour obtenir l'extension du rachis, ou seulement lui
constituer un mode de contention durable, on doit logiquement
le saisir par les deux extrémités, c'est-à-dire par l'extrémité

15

pelvienne et par la cervicale : la traction doit s'exercer en bas sur le bassin, en haut sur la tête.

Le raisonnement et l'expérience montrent que l'on peut mettre cette donnée assez aisément en pratique. L'appareil que j'emploie depuis quelque temps déjà se compose de deux pièces, qui sont : 1° une ceinture pelvienne en cuir moulé, prenant un point d'appui sur le sacrum et sur les hanches, n'exerçant aucune compression sur les épines iliaques antéro-supérieures ; 2° une sorte de collier également en cuir moulé. Ce collier s'évase supérieurement en forme de coupe pour s'appliquer exactement en arrière sur la face inférieure de l'occipital, en avant sur la région sus-hyoïdienne et le maxillaire inférieur. Ces deux pièces fondamentales sont réunies l'une à l'autre par deux supports métalliques suffisamment résistants, l'un antérieur, l'autre postérieur. A la partie moyenne de chacun de ces supports est placée une crémaillère à l'aide de laquelle on fait varier leur longueur à volonté, ce qui permet d'écarter les deux pièces de l'appareil, c'est-à-dire de graduer l'extension continue. (*V*. fig. 33.)

Repos dans le décubitus horizontal. — La méthode n'est pas nouvelle. A l'époque même où P. Pott préconisait, avec son autorité, l'emploi des cautères comme un moyen infaillible, un chirurgien de Rouen beaucoup moins illustre, David, écrivait que la curation des lésions vertébrales devait être « l'ouvrage de la nature, du temps et du repos ». Il insistait longuement sur l'efficacité du repos, et la démontrait par des observations. Un peu plus tard, Baynton et Earle, ce dernier élève de Pott, arrivaient à la même conclusion en faisant cette remarque importante que les malades auxquels Pott appliquait des cautères étaient maintenus couchés. On comprend sans peine l'opposition ardente que devait soulever une médication basée sur ce principe que, durant de longs mois, des années même, les malades étaient condamnés à une inaction absolue, et je ne parle pas de la répugnance des familles, de la résistance des sujets. Beaucoup de chirurgiens, en effet, ne l'ont pas acceptée et continuent à laisser marcher les malades, se bornant à l'application des révulsifs. Bouvier suivait une méthode mixte : il considérait l'exercice comme indispensable pour conserver l'activité des fonctions digestives ; mais il proscrivait la gymnastique, et conseillait de longues périodes de repos pour ne pas aggraver la déformation. Lorsque les sujets ou les parents des petits malades ne veulent pas accepter l'emploi des appareils à extension continue, je suis partisan du repos seul : dès que le diagnostic du mal de Pott est établi, et avant qu'il existe encore une difformité importante, je conseille de maintenir les malades dans l'attitude horizontale. Ce moyen atténue les complications inflammatoires qui sont la source des contractures, des douleurs locales et irradiées ; il diminue la compression des segments rachidiens l'un par l'autre, sans toutefois la faire disparaître entièrement ; l'ulcération se réduit considérablement, le foyer tend à se limiter.

Le malade est tenu dans le décubitus horizontal sur un matelas plan, capitonné de près, assez dur par conséquent ; il sera couché sur le dos ou de préférence sur le ventre, car cette dernière position favorise moins l'inflexion du rachis.

Ce n'est nullement d'ailleurs une raison pour que le malade soit condamné à vivre renfermé dans une solitude attristante : on lui fournira des distractions ; on le transportera, à l'aide d'un lit mobile, au grand air, au soleil ; on le changera de chambre ; il assistera aux repas en commun. Dans ces conditions, au lieu de perdre l'appétit, de pâlir, de s'amaigrir, il aura cessé de souffrir, et par suite conservera son entrain naturel et un bon état général. La nécessité du repos doit être considérée comme une règle absolue. S'il y a une exception à faire, c'est pour les malades trop misérables qui ne peuvent recevoir les soins convenables, et pour qui le séjour au lit serait une cause d'étiolement.

Il est un point qui embarrasse souvent dans la pratique. C'est la durée qu'on doit imposer au traitement par le repos combiné avec une bonne hygiène. Dès qu'un enfant a cessé de souffrir, ce qui arrive assez rapidement, après quelques semaines, il demande à se lever, à reprendre ses jeux et ses occupations; souvent il arrive que les parents partagent eux-mêmes son impatience et sollicitent de leur côté l'autorisation de le laisser marcher. Mais, guidé par la connaissance qu'on a de l'évolution du mal, par la conviction que sous l'influence des mouvements, de la station verticale, de la marche, des efforts de toute sorte, l'activité du foyer tuberculeux sera excitée par une poussée nouvelle, on doit résister au malade, à son entourage et conseiller avec persistance un repos prolongé, alors même que tout paraît aller bien.

Le repos est une condition essentielle du traitement local. On peut dire, en ce qui le concerne, que les principes du traitement ne sont pas différents dans le mal de Pott de ce qu'ils sont dans les arthrites tuberculeuses du genou et du cou-de-pied. La nature de ces affections est la même, et l'expérience n'a-t-elle pas condamné depuis longtemps toute pratique qui permet la marche chez les sujets atteints d'ostéo-arthrites tuberculeuses ou tumeurs blanches de ces régions? Tout au plus autorise-t-on, après que le mal a parcouru les longues phases du début et de la période d'état dans des appareils d'immobilisation et de redressement, les sujets à marcher avec d'autres appareils de soutien; encore ne doit-on le faire qu'avec une grande réserve, alors qu'on touche à la guérison, et en éprouve-t-on parfois des mécomptes. Mais, pour ces articulations, c'est l'évidence des manifestations cliniques qui force la thérapeutique, et en vérité on se demande pourquoi il n'en serait pas de même à la hanche et au rachis, où les lésions sont de même nature et ont les mêmes effets; je me trompe : car ici les manifestations, moins visibles, il est vrai, ont des conséquences plus graves, et les conditions de guérison y sont plus difficiles à réaliser; d'où la nécessité d'une application plus rigoureuse des méthodes de traitement.

Appareils permettant la marche. — Les appareils permettant
la marche ont de tout temps occupé une large place dans la thérapeutique chirurgicale du mal de Pott. Leur principe général
est d'immobiliser les parties malades, tout en donnant au sujet
le bénéfice du grand air, de l'exercice corporel, en un mot
d'une hygiène bien entendue. Il n'est pas douteux, en effet,
que dans un grand nombre de cas où la marche devient difficile, un corset orthopédique, ou tout autre appareil de soutien,
rend au malade une partie de son assurance et lui permet de
continuer ses promenades et ses sorties. Les chirurgiens qui,
comme Boyer, Nélaton, Bouvier, ont été partisans d'un exercice
modéré à toutes les périodes de la maladie, ont eu recours le
plus souvent à des corsets en cuir moulé renforcés par des ner-
vures d'acier et munis de béquillons. L'appareil de Bonnet,
composé d'une ceinture pelvienne et de ressorts servant de
béquilles, la cuirasse moulée de Mathieu, etc., ont été cons-
truits dans le même but. Mais tous ces corsets et appareils ne
remplissent que très imparfaitement la double indication de
soutenir et d'immobiliser la colonne vertébrale.

Voici comment Sayre, l'inventeur du *plaster jacket,* critique
les corsets orthopédiques : « L'idée d'après laquelle ont été cons-
truits les appareils de soutien formés d'une ceinture autour des
hanches et de béquilles placées sous le bras est simplement
absurde à cause de la mobilité des épaules, laquelle est si
grande que ces parties s'élèvent aussi haut que le permet la souffrance du malade sans enlever à la colonne le poids du corps. »
Le même auteur ajoute : « Ce but ne peut être atteint qu'en dis-
posant avec soin un appareil sur le corps lui-même en extension. » L'importance du corset de Sayre nécessite qu'il en soit
fait une description ; elle sera succincte.

Le tronc du malade est recouvert depuis les aisselles jusqu'aux saillies trochantériennes par une camisole de laine très
exactement tendue sur la peau ; cela fait, le malade est soulevé
dans l'attitude verticale à l'aide d'un appareil qui prend ses

attaches à la fois sur la tête et sous les aisselles. Ensuite on roule autour du thorax et de l'abdomen des bandes de tarlatane préalablement plâtrées et trempées dans l'eau tiède [1]. Le secours d'un aide est nécessaire pour que cette application soit faite promptement et avec soin. Deux ou trois attelles de fer-blanc sont interposées entre les couches de plâtre. En terminant, on rabat sur la surface plâtrée les bords de la camisole de laine, afin de ménager aux deux extrémités de l'appareil un bord mousse et non vulnérant.

Une précaution indispensable pour que la respiration reste libre après l'application de l'appareil consiste à rembourrer préalablement avec des tampons d'ouate les parties de la camisole qui correspondent au ventre du malade (*dinner pad*, tampon du dîner) et au sein. Des tampons doivent encore protéger la gibbosité contre le contact direct et la pression du plâtre. Le *dinner pad* est enlevé avant que le plâtre soit consolidé entièrement, et on donne à la couche plâtrée une forme convenable; on dégage les épines iliaques, points où les malades se plaignent le plus souvent de souffrir.

Lorsque la consolidation est à peu près terminée, on débarrasse avec précaution le malade de son appareil suspenseur, et on le couche horizontalement. Après une ou deux heures, le plâtre a pris assez de solidité pour que le sujet puisse se mettre à marcher. Tel est le *plaster jacket,* que nous appelons le corset plâtré de Sayre [2]. Il a été modifié de différentes façons. Sayre lui-même s'était d'abord proposé de le fendre sur la ligne médiane en avant pour rendre la respiration plus facile. Mais il a été reconnu que ce n'était pas nécessaire, et qu'en outre l'appareil perdait ainsi deux de ses qualités : l'ina-

---

1. Sayre indique un moyen pratique de déterminer le moment où les bandes plâtrées sont bien imbibées d'eau et où l'on peut s'en servir. Ces bandes laissent échapper des bulles d'air dès qu'elles sont plongées dans l'eau. Lorsque ces bulles cessent, l'imbibition est complète.

2. La traduction française, corset, ne correspond pas au mot *jacket,* qui est employé par Sayre, et qui signifie plutôt camisole.

movibilité et l'exacte application sur les parties. La suspension par la tête et par les épaules n'est pas sans danger; on a rapporté des accidents graves. Elle est en tout cas très pénible, et si les enfants la supportent assez bien en général, il n'en est pas de même de l'adulte. Aussi a-t-on proposé d'appliquer les bandes plâtrées, le malade étant couché horizontalement. Mais on perd ainsi en grande partie le prétendu bénéfice de l'extension momentanée. Les résultats les meilleurs paraissent encore provenir du mode d'application de Sayre lui-même.

Gibney a décomposé, pour ainsi dire, le corset de Sayre. Il applique une ceinture plâtrée autour du bassin, une autre autour du thorax, et les réunit l'une à l'autre par quatre montants en fer dont les extrémités sont fixées dans l'épaisseur du plâtre. En allongeant à volonté les montants, à l'aide d'une crémaillère contenue dans leur épaisseur, on peut faire postérieurement l'extension continue.

Indépendamment de son principe, qui ne répond pas, à mon sens, aux indications les plus rationnelles du traitement, le corset de Sayre, en tant qu'appareil, présente un certain nombre de défectuosités. Assez souvent il gêne la respiration malgré toutes les précautions prises, et on est obligé de l'enlever. Après quelques jours d'usage il se relâche au point de ne plus être exactement appliqué. Il peut blesser le patient et déterminer des excoriations, soit à ses extrémités sur des parties visibles, soit au niveau de la gibbosité. Dès que les malades se plaignent de souffrir, on a un sujet d'inquiétude à l'égard de ces lésions cachées, et, en effet, au lieu de simples excoriations superficielles, on a trouvé quelquefois des eschares, des ulcérations profondes. En tout cas, le corset doit être renouvelé de temps en temps.

Le but cherché par cet appareil est d'obtenir dans le traitement du mal de Pott « un repos des parties malades par des moyens tels qu'ils ne privent pas le sujet des bienfaits de l'air frais, du soleil, et du changement de lieu ».

Dans un grand nombre d'observations, Sayre constate en plus une diminution de la gibbosité. Le corset aurait donc pour effet, en même temps que le repos local, l'extension des deux segments du rachis, c'est-à-dire le redressement de la gibbosité.

Malgré l'enthousiasme provoqué par cette méthode, il y a tout au moins de fortes restrictions à mettre dans son application. Et d'abord le corset plâtré ne convient à proprement parler qu'au mal de Pott des régions dorsale moyenne, dorsale inférieure et lombaire supérieure. Les altérations dorsales supérieures, cervicales, cervico-dorsales, lombo-sacrées, échappent à la méthode. Mais, même pour les cas les plus favorables, elle demande encore à être examinée. Quelle que soit l'exactitude avec laquelle le tronc se trouve moulé dans le corset, quelle que soit la force avec laquelle on redresse le rachis au moment de l'application de l'appareil, on ne conserve pas nécessairement l'immobilisation de la partie malade, et surtout on n'obtient pas l'extension permanente. Durant la marche, les deux segments de la colonne vertébrale ont presque forcément un certain degré de mobilité l'un sur l'autre ; le supérieur comprime l'inférieur, et cela alors même que le rachis serait défléchi tout d'abord, et il ne l'est jamais très notablement. La colonne vertébrale malade continue à transmettre une partie du poids des régions sus-jacentes : la cause de l'ulcération compressive n'est donc pas supprimée. En faisant la somme des avantages et des inconvénients, on arrive à conclure que si, d'une part, le malade a la très grande satisfaction, j'en conviens, de marcher et de sortir, il n'est pas placé dans les conditions les plus favorables à la guérison. La gibbosité se produit dans l'appareil de Sayre, ainsi que je l'ai observé maintes fois sur mes malades et sur des sujets traités par les chirurgiens les plus compétents, qu'on ne saurait accuser de n'avoir pas apporté le plus grand soin à la confection de l'appareil et à la surveillance des patients. Je ne saurais dire toutefois si les gibbosités ne sont pas moins développées sous le corset appliqué convenablement; il m'a semblé qu'effectivement elles sont moindres.

D'un autre côté, les sujets ne sont à l'abri ni des abcès symptomatiques, ni des paralysies, ainsi que la remarque en a déjà été faite et que je l'ai souvent observé. Néanmoins le corset de Sayre, appareil ingénieux et bien conçu, pouvant être construit par le praticien lui-même à peu de frais, avantage que j'apprécie hautement, trouve utilement son emploi dans des circonstances nombreuses. Il est d'une grande ressource pour les malades peu aisés, qui s'en serviront avec profit et continueront à marcher et même à travailler, de même que pour les malades de la campagne, qui sont loin des fabricants d'appareils orthopédiques. Enfin à la période de réparation, lorsque le foyer a cessé depuis longtemps de s'étendre, que l'affection tuberculeuse est éteinte et que rien ne fait plus obstacle alors au travail de consolidation, à cette période, l'appareil de Sayre soutiendra suffisamment le rachis pour permettre au malade d'être debout et de reprendre la vie commune.

L'appareil de Taylor, qui permet aussi la marche, présente à certains égards plus d'avantages que le corset plâtré. Il est constitué essentiellement par deux attelles, formées chacune de deux pièces articulées, placées verticalement en arrière du tronc au niveau des gouttières vertébrales et fixées en bas à la face postérieure du sacrum par une ceinture pelvienne. A l'extrémité supérieure de ces attelles s'attachent des courroies qui attirent le thorax et même la tête d'avant en arrière; c'est dire que cet appareil cherche à redresser la gibbosité d'une manière permanente.

DEUXIÈME PHASE

Ici le malade se présente avec une gibbosité toute formée, avec de la paraplégie, avec des abcès tuberculeux; tantôt avec une seule de ces manifestations symptomatiques, tantôt avec une combinaison variable : gibbosité et paralysie, gibbosité et abcès, etc. Mais chaque espèce d'accidents comporte un traitement différent ; il faut donc envisager à part et successivement la gibbosité, la paraplégie, l'abcès tuberculeux.

1° *Gibbosité*. — La plupart des chirurgiens, considérant la gibbosité comme une difformité irrémédiable, ne s'en sont occupés que pour l'empêcher de s'accroître ; d'autres, plus ambitieux, ont essayé de la corriger. Les procédés de redressement méritent d'abord une mention, moins à cause de leur efficacité, généralement fort minime, que parce qu'ils sont revenus à toutes les époques en discussion parmi les chirurgiens.

Le redressement a été tenté tantôt à l'aide de manœuvres, de pressions et d'extensions, le malade étant couché, tantôt à l'aide d'appareils orthopédiques variés, permettant la marche. Déjà Hippocrate avait eu l'idée de mettre en pratique la première de ces méthodes, car il rapporte les tentatives infructueuses de redressement qu'il avait faites pour des gibbosités de cause traumatique, et il considère à ce propos que c'est « une connaissance précieuse que de savoir quels essais ont échoué et pourquoi ils ont échoué [1] ». Il appliquait un appareil à extension, le malade étant dans le décubitus dorsal, et pressait de bas en haut sur la gibbosité à l'aide d'une outre gonflée. Le procédé de Gillebert d'Hercourt pour redresser la gibbosité du mal de Pott est un perfectionnement du procédé hippocratique. Il consiste à faire coucher le malade sur un coussin dur incliné de la tête aux pieds, à pratiquer au niveau du point qui doit correspondre à la

---

1. Voici le texte hippocratique : « Il m'est arrivé, le malade étant couché sur le dos, de mettre sous la gibbosité une outre non gonflée, et d'insuffler, à l'aide d'un tuyau de forge, de l'air dans cette outre sous-jacente ; mais cet essai ne m'a pas réussi. Quand l'extension était vigoureuse, l'outre était affaissée, et l'air ne pouvait y être introduit. D'ailleurs la gibbosité du patient et la rotondité de l'outre qu'on travaillait à remplir, poussées l'une contre l'autre, tendaient à glisser. Si, au contraire, je ne donnais à l'extension que peu de force, l'outre était sans doute gonflée par l'air, mais le rachis du blessé se cambrait en entier au lieu de se cambrer là où besoin était. » (Hippocrate, trad. Littré, t. IV, *des Articulations*, paragr. 47.)

gibbosité un trou de capacité suffisante, à combler ce trou par un ballon en caoutchouc rempli d'air pour recevoir et repousser la gibbosité. L'auteur rapporte quelques cas favorables paraissant justifier l'application de son appareil.

La question du redressement de la gibbosité avait préoccupé les chirurgiens de toutes les époques et avait été tranchée, tantôt dans un sens, tantôt dans un autre. A côté d'Arrison, qui exerçait sur la difformité l'extension, la contre-extension et des pressions, en préconisant la position horizontale, et qui rapporte des observations de redressement peu croyables, Wenzel (1824) considérait toutes ces tentatives de correction comme inefficaces; d'autres chirurgiens (Jærg, 1816) n'appliquaient les moyens de redressement qu'après la guérison complète des lésions osseuses. Delpech, qui « couchait les sujets sur un lit dur horizontal, pensait atténuer même des gibbosités anciennes ». Bampfield (1824) faisait coucher ses malades sur le ventre en ajoutant des extensions momentanées et des pressions douces et continues sur la gibbosité. Seul le décubitus sur le ventre, le *prone system,* a été bien accueilli, les manœuvres ont été généralement condamnées. Tous ces moyens de correction étaient combinés avec le repos, qui est déjà une condition favorable.

Nous avons vu que Sayre part d'un autre principe. Il redresse la gibbosité par la suspension, puis il la maintient réduite et permet la marche. C'est contre cette doctrine que j'ai cherché à réagir en établissant les indications de l'extension continue combinée avec le décubitus horizontal. Je le répète, tous les efforts de la chirurgie doivent tendre à limiter les lésions, à favoriser leur réparation, et, par suite, la consolidation du rachis. Le redressement de la gibbosité, lorsqu'on n'est pas parvenu à prévenir sa formation, est une considération secondaire, attendu que ce ne serait pas sans appréhension et sans danger qu'on serait conduit à le tenter dans certains cas. Ce n'est pas que les inventeurs d'appareils et de procédés n'apportent des faits favo-

rables à l'appui de leur pratique ; presque tous affirment qu'ils
corrigent plus ou moins les difformités, mais il faut faire largement la part de l'illusion vraie ou simulée qui rapproche si singulièrement en général les résultats réels des résultats cher-
chés. En fait, la gibbosité résiste le plus souvent aux moyens
employés ; le redressement qu'on obtient est toujours fort limité ;
les cas dans lesquels il est très appréciable doivent être considérés comme de grandes et heureuses exceptions. En effet,
pour juger exactement du degré de redressement, il convient
de connaître la part qui revient aux courbures de compensation dans le redressement apparent qu'on a obtenu, et cette
part n'est pas facile à distinguer. C'est dans ces courbures,
il faut bien le dire ,et dans leurs modifications ultérieures que se
trouve la cause du rétablissement de l'équilibre du tronc dans la
station verticale, la marche, etc.

2° *Paralysie*. — Lorsque le mal de Pott n'est pas suivi de
mort, les sujets frappés de paralysie guérissent en général
spontanément et progressivement de cet accident. Quelquefois
l'ouverture d'un abcès, ou simplement l'apparition sous la peau
d'une collection profonde est suivie d'une amélioration rapide
de la paralysie. La plupart des moyens préconisés à diverses
époques n'ont guère fourni les preuves d'une réelle efficacité.
Pott ayant avancé que les cautères appliqués de bonne heure,
avant la naissance des abcès, conduisaient infailliblement à la
guérison de la paralysie, Boyer et beaucoup d'autres font un
titre d'honneur au chirurgien anglais de sa découverte, et cet
enthousiasme s'est prolongé jusqu'à une époque récente. Aujourd'hui les cautères sont tombés en désuétude, et les malades
n'en guérissent pas moins de leur paralysie. La chose se conçoit : condamnés au repos par leur paralysie, ils trouvent dans
le décubitus horizontal où ils se placent d'habitude une condition des plus favorables à la cure de cet accident. Au reste,
on comprend que l'application d'un seul cautère soit inoffensive ;
mais il n'en est pas de même de l'exagération qui consiste à

entretenir indéfiniment quatre ou cinq cautères, à les renouveler jusqu'à ce que l'on compte une trentaine d'ulcérations ouvertes successivement, quatre à six à la fois, durant une période d'un ou deux ans. Sous une autre forme, la méthode révulsive peut avoir certains avantages. Charcot a observé des résultats bienfaisants produits par les pointes de feu ; il recommande d'en renouveler fréquemment l'application. Les heureux effets qu'il a obtenus s'expliquent par une action favorable exercée sur la pachyméningite et la congestion médullaire qu'elle entraîne. L'innocuité de ce procédé permet d'y recourir sans inconvénient. On voit, d'après cela, que le traitement approprié aux altérations osseuses est aussi celui qui convient à la paralysie. David (de Rouen), qui recommandait le repos, était plus près de la vérité que Pott.

Que doit-on penser de l'électricité sous forme de courants galvaniques ou faradiques, de la strychnine, de la noix vomique, du massage ? Ces moyens accessoires, destinés à entretenir la nutrition et à mettre en jeu la contractilité des muscles paralysés, sont utiles, non seulement en cas de paralysie persistante, mais surtout lorsque la paralysie est en voie de guérison, en hâtant le retour complet des mouvements volontaires.

3° *Abcès symptomatiques.* — Il n'y a pas de règle invariable à suivre dans le traitement des abcès froids d'origine vertébrale. La conduite chirurgicale varie, en effet, selon la marche de ces collections.

Dans quelques faits, l'abcès, d'un petit volume en général, cesse de s'accroître, et on assiste à sa guérison spontanée. Malheureusement il en est autrement d'habitude, et le développement des abcès est continu ; la collection devient progressivement plus superficielle et tend inévitablement à s'ouvrir. A ces deux types d'évolution correspondent deux méthodes thérapeutiques : l'une a pour but d'empêcher l'ouverture, en cherchant à obtenir la résorption du contenu, la rétraction et l'occlusion de la poche ; la seconde se propose, étant donné que l'ouverture extérieure est inévitable, de la rendre aussi peu nocive que possible.

a. *Moyens thérapeutiques qui favorisent la résorption des abcès tuberculeux d'origine vertébrale.* — David (de Rouen), qui signala le premier la résorption spontanée d'un abcès froid d'origine vertébrale, attribua cette heureuse terminaison à l'influence du repos. D'un autre côté, l'étude de l'évolution du foyer vertébral nous apprend que l'abcès tuberculeux, presque constant anatomiquement, n'apparaît pas toujours à l'extérieur. Ces cas que je crois assez nombreux, dans lesquels le mal de Pott guérit sans qu'on découvre cliniquement l'existence d'un abcès, sont autant d'exemples de limitation des foyers et de leur résorption spontanée; que la collection ait été large ou étroite, peu importe, le fait seul de l'arrêt, puis de la réparation du tuberculome est important en lui-même. En outre, les abcès volumineux, très positivement reconnus, guérissent sans ouverture beaucoup moins exceptionnellement qu'on ne le pensait autrefois. Bouvier exprime cette idée sous la forme d'un soupçon, et il en induit l'indication thérapeutique de rechercher la résorption par deux moyens qui se confondent pratiquement, à savoir : 1° en diminuant l'abondance de la suppuration ; 2° en activant l'absorption. Toutes les applications locales par lesquelles on se propose d'atteindre ce double but ne sont pas très actives. Pott et Boyer, qui étaient partisans des cautères, y renonçaient lorsque l'abcès était apparu; Larrey appliquait des moxas; Abernethy, des vésicatoires ; la plupart des chirurgiens ont recours aujourd'hui aux révulsifs légers, en particulier au badigeonnage iodé : ce dernier moyen, entre tous, paraît mériter la préférence; mais on ne doit fonder qu'une bien mince confiance sur son emploi.

L'indication posée par David, mettre la lésion au repos, subsiste tout entière, et on la réalise par cette double condition du séjour au lit et de l'extension continue. C'est là le moyen rationnel d'éviter l'irritation locale et les complications inflam-

matoires, qui sont les causes les plus actives de l'agrandissement des foyers tuberculeux, et par suite du développement
des abcès.

b. *Méthodes évacuatrices et ablation des foyers tuberculeux.*
— Autrefois, la conduite des chirurgiens était surtout guidée
par la crainte qu'on avait des redoutables complications infectieuses qui suivaient immédiatement l'entrée de l'air dans la
cavité suppurante, et qui souvent entraînaient la mort du malade à bref délai ou plus tardivement. Aussi, naguère encore,
était-ce presque une règle d'attendre l'ouverture spontanée,
afin de retarder ce qu'on ne pouvait éviter. Cependant cette
expectation, ou mieux la crainte d'agir, n'est pas sans inconvénients; le volume de l'abcès augmente avec le temps, les désordres locaux qu'il entraîne sont plus nombreux, et son ouverture amène alors un péril qui va croissant. Ce point avait été
mis en lumière par Abernethy, puis par Boyer, qui l'un et l'autre
ouvraient de bonne heure les abcès, en prenant d'ailleurs des
précautions contre l'entrée de l'air. Aujourd'hui les indications sont autres : la méthode antiseptique vient mettre les
sujets à l'abri de tout danger d'infection consécutive ; de telle
sorte que s'il s'agissait d'un abcès dont l'origine fût assez
superficielle pour qu'elle pût être mise à nu, il n'y aurait pas à
hésiter ; l'ouverture large, suivie de l'extirpation de la paroi de
l'abcès et de la lésion osseuse, devrait être faite de bonne heure.
Mais comme, dans l'espèce, il s'agit d'abcès tuberculeux à long
trajet, destinés à rester fistuleux parce qu'on ne peut atteindre
les vertèbres malades, au moins dans un grand nombre de cas,
l'intervention est beaucoup moins facile à régler. Cependant je
reste convaincu qu'on ne doit pas attendre l'ouverture spontanée de ces collections. Sitôt qu'il est démontré que, malgré
le repos, malgré la médication reconstituante, un abcès symptomatique augmente de volume et que la résorption n'est plus
à espérer, on doit intervenir dans la mesure que permet la
région.

Plusieurs méthodes sont aujourd'hui en usage : 1° la ponction simple ou avec aspiration ; 2° la ponction suivie d'une injection modificatrice ; 3° l'ouverture large par une ou plusieurs incisions ; 4° l'extirpation de l'abcès par les incisions et le grattage.

Ponction. — On est assez souvent appelé à faire la ponction d'un abcès froid à titre d'exploration, ou plus souvent comme traitement palliatif pour éviter une ouverture spontanée et en attendant une intervention plus active ; il est rare, en effet, que la ponction simple, même répétée, soit suivie de guérison. Pour éviter tout au moins qu'elle ne soit nuisible, il faut se servir d'un trocart rendu aseptique par un nettoyage attentif, ou mieux par le flambage, si l'on ne veut pas être exposé à provoquer une poussée inflammatoire qui transforme l'abcès froid en phlegmon d'une extrême gravité. Le trocart que l'on choisit doit être d'un assez gros calibre pour ne pas s'engorger facilement. Quelques chirurgiens font l'aspiration avec l'appareil de Dieulafoy ou de Potain. Autrefois J. Guérin se servait d'une seringue spéciale, qui remplissait le même rôle. A mon avis, l'aspiration est inutile, et elle peut être nuisible. A l'aide du simple trocart, on évite facilement, si l'on veut, l'entrée de l'air, et l'on arrive aisément à vider la poche d'une manière suffisante. L'aspiration ne facilite guère l'écoulement : car souvent un amas caséeux vient boucher la canule, et l'on est obligé d'introduire à plusieurs reprises le trocart mousse pour la déboucher. L'emploi de l'aspiration a un autre inconvénient ; celui de vider trop rapidement et trop complètement la cavité. Le changement brusque de pression qui en résulte occasionne assez souvent une hémorrhagie d'autant plus prompte à se faire que la paroi saigne facilement et abondamment. Aussi est-il préférable de faire la ponction simple. Lorsqu'il s'agit d'un abcès sous-cutané, il est utile, après l'évacuation, d'appliquer sur la poche une compression ouatée qui a l'avantage, en immobilisant les parties, de favoriser l'adhérence des surfaces et de s'opposer à la reproduction rapide du liquide.

Ponction suivie d'une injection modificatrice. — C'est la méthode inaugurée par Velpeau et largement appliquée plus tard par Boinet ; l'un et l'autre se sont proposé de modifier par des injections de teinture d'iode diverses cavités pathologiques, entre autres celles des abcès froids. Boinet rapporte dans son *Iodothérapie* un certain nombre de guérisons obtenues par ce procédé. Cependant les injections iodées ne sont plus en usage dans le traitement des abcès froids ; on a reconnu que d'une part elles n'avaient pas une action spécifique, et que d'autre part elles amenaient une irritation trop vive, source fréquente de complications inflammatoires.

Récemment l'iodoforme a pris la place de l'iode. Mikulicz et Billroth d'abord se sont servis d'un mélange d'iodoforme et de glycérine ; Mosetig et Verneuil ont employé plus tard une solution d'iodoforme dans l'éther à 4, 5, ou même 10 pour 100. L'un ou l'autre de ces liquides introduit dans la cavité de l'abcès dépose à la surface interne de la paroi de l'abcès une mince couche d'iodoforme.

L'efficacité des injections iodoformées dans le traitement des abcès tuberculeux, et plus spécialement des abcès symptomatiques du mal de Pott, n'est pas admise sans conteste, malgré un grand nombre de succès publiés tant en France qu'en d'autres pays. Les observations de ce genre demandent à être suivies pendant un temps fort long, plusieurs mois et même deux ou trois ans, avant que les résultats heureux puissent être appréciés à leur juste valeur et que le danger de la récidive soit écarté. J'ai relevé récemment vingt-huit cas d'abcès tuberculeux, dont dix abcès symptomatiques du mal de Pott, traités dans mon service par la méthode des injections iodoformées. Bien qu'un certain nombre de ces faits remontent déjà à près de deux ans, je ne crois pas le moment venu de donner en détail les résultats de mon expérience personnelle, la plupart de mes observations étant encore incomplètes.

Aussitôt après l'injection d'éther iodoformé, le développement

des vapeurs d'éther distend fortement la poche qui devient
sonore à la percussion. Les inconvénients de cette tension sont
diminués par une ou deux ponctions faites avec l'aiguille tubulée
de la seringue de Pravaz. Une douleur vive se produit souvent
dans la région de l'abcès et même s'irradie à distance sur le trajet des nerfs. Elle se montre presque immédiatement après l'injection et peut se prolonger plusieurs heures et même deux ou
trois jours. Elle semble due d'habitude à la distension trop
forte de la poche, et il est facile alors de la conjurer. Il n'en est
plus de même lorsque la douleur est provoquée par le contact de
l'iodoforme agissant comme substance irritante. Un accident
d'un autre genre, peu commun, il est vrai, est l'intoxication par
l'iodoforme. Cette complication, beaucoup plus à redouter
chez les sujets âgés que chez les enfants, survient d'une manière très irrégulière et n'est pas toujours en rapport avec la
quantité d'iodoforme employée. Elle est par suite difficile à
prévoir ; aussi l'emploi des injections iodoformées dans les
grandes cavités d'abcès commande-t-elle une certaine pru-
dence.

Mais si on laisse de côté ces accidents, en général peu graves,
pour n'envisager que les suites thérapeutiques de l'injection
iodoformée, on est amené à ranger les faits en plusieurs
catégories. Ainsi, sur les 10 cas d'abcès symptomatiques du
mal de Pott auxquels j'ai appliqué cette méthode, 4 fois il s'est
développé pendant les jours qui ont suivi l'injection une inflammation vive avec tension et chaleur locale, avec un état
général grave qui m'a obligé à inciser largement les collections
et à pratiquer des lavages antiseptiques; 3 fois la réaction a
été peu vive ; mais au bout de quelques jours, de deux ou trois
semaines, l'abcès s'est ouvert spontanément, et on a dû recourir
encore à des pansements antiseptiques. Il y a eu amélioration
de l'état général chez ces trois sujets; l'un d'eux a guéri assez
rapidement de son abcès. Enfin, chez les 3 derniers malades, la
collection est restée fermée; chez l'un deux le .liquide s'est

reproduit constamment, malgré quatre injections successives ; les deux autres ont été améliorés.

Ces faits sont trop peu nombreux pour juger sans appel dans un sens ou dans un autre la méthode des injections iodoformées. Ils établissent cependant la variabilité des résultats : inflammation vive obligeant à inciser d'urgence ; inflammation lente aboutissant à l'état fistuleux ; reproduction du contenu sans inflammation, et enfin guérison immédiatement après l'opération ou par résorption lente du liquide collecté.

La proportion des succès est difficile à déterminer, par ce motif que ce traitement ne s'adresse qu'à un des éléments du mal de Pott, l'abcès symptomatique ; toutefois, comme ces abcès constituent une des complications les plus graves du mal de Pott, on doit considérer comme un bienfait toute méthode thérapeutique qui non seulement les guérit quelquefois, mais qui enraye leur marche en modifiant leur caractère infectieux. Ce dernier point de vue est celui sous lequel il convient d'étudier la méthode par de nombreux et nouveaux faits patiemment recueillis, afin d'en fixer la valeur définitive. Pendant qu'on traitera de la sorte le diverticule du foyer vertébral, on cherchera la réparation des désordres osseux contre lesquels l'injection est impuissante par le traitement ordinaire, c'est-à-dire par l'extension continue dans le décubitus horizontal. Verneuil recommande l'immobilisation prolongée dans une bonne attitude ; il « enferme le tronc dans une cuirasse » ou tient « le sujet couché pendant de longs mois, permettant à peine la promenade en voiture, dans une gouttière de Bonnet, ou sur une planche convenablement matelassée [1]. »

Large ouverture simple ou suivie de l'extirpation de la paroi des abcès et des foyers vertébraux. — Abernethy et Boyer évacuaient le contenu des abcès ossifluents par une ouverture étroite qu'ils faisaient avec le bistouri poussé obliquement sous

1. Verneuil, *Sur le pronostic et le traitement du mal vertébral : Bull. de l'Acad. royale de Belgique,* 3° série, t. XX, 1886, p. 1189.

la peau ; puis ils refermaient cette ouverture à l'aide d'un emplâtre. C'était une ponction plutôt qu'une incision à proprement parler. Le liquide se reproduisait, et une seconde, puis une troisième ponction devenaient nécessaires. Les accidents inflammatoires, à peine marqués ou nuls la première fois, apparaissaient après l'une des ponctions suivantes. Une fistule s'établissait dans les conditions les plus défavorables ; aussi cette manière d'agir a-t-elle été depuis longtemps abandonnée. Comme ouverture intermittente, elle est inférieure à la ponction avec le trocart ; comme ouverture permanente, elle offre infiniment plus de dangers que l'incision large.

J. L. Petit et Larrey croyaient se mettre à l'abri des complications en pratiquant l'ouverture avec les caustiques ou le fer rouge, comme si l'infection septicémique se faisait exclusivement par la surface de la plaie opératoire. Lisfranc, après avoir incisé largement la poche au bistouri, appliquait trente ou quarante sangsues sur la région pour combattre les complications inflammatoires : autre erreur inspirée par les doctrines de l'époque. Bonnet (de Lyon) opposait à la fièvre opératoire, à l'abattement des forces, l'emploi des vomitifs, des injections irritantes et antiputrides ; c'était se rapprocher davantage d'une pratique rationnelle. Cependant Bonnet ajoute : « La maladie est en général si grave que l'on ne peut attendre que de médiocres résultats d'un moyen quelconque. » La question a changé d'aspect depuis l'introduction de l'antisepsie. Celle-ci permet de se mettre à l'abri des complications infectieuses ; grâce à elle, on a entrepris des opérations plus larges, et même on est allé à la recherche de la lésion vertébrale. Un certain nombre de succès ont suivi ces tentatives.

Dès que l'ouverture est devenue inévitable, tout le monde est maintenant d'accord : on doit inciser largement sur le point déclive, vider complètement la collection, pratiquer des injections antiseptiques et même légèrement caustiques avec une solution d'acide phénique, de chlorure de zinc, etc., puis drainer et appliquer un pansement large, mettant à l'abri du contact de l'air. A l'aide de ces moyens on évite les complications inflammatoires et septiques ; on peut même obtenir qu'il ne survienne presque aucune élévation de température après l'opération. Mais la cavité ne se cicatrise pas à la suite de cette simple incision ; elle reste fistuleuse. On n'obtient une guérison rapide que si le foyer vertébral est en voie de réparation ou bien si l'abcès est d'avance isolé de ce foyer. La cure peut encore être définitive, quoique très tardivement, après des alternatives de cicatrisation et de reproduction de l'orifice fistuleux. Enfin il est malheureusement fréquent que la fistule persiste d'une manière indéfinie, que la suppuration épuise le sujet et amène la mort dans le marasme, si elle n'est causée par une complication viscérale.

Les données anatomo-pathologiques qui ont fixé la constitution des abcès tuberculeux devaient conduire à une pratique plus rationnelle : l'extirpation de la paroi de l'abcès et du foyer osseux lui-même, toutes les fois que la chose est possible. On ouvre largement la poche, on décortique la paroi ; je me sers pour cela de longues spatules ou curettes d'un usage très commode. Si on peut atteindre le foyer vertébral, on le gratte, on l'évide avec la curette de Volkmann ; on enlève tout qui est suspect. Mais on devine que cette méthode, la seule rationnelle en somme, n'est pas, il s'en faut, toujours applicable au mal de Pott et qu'elle n'est pas sans inconvénients et même sans quelques dangers.

Ainsi, en présence d'un abcès tuberculeux du psoas lié à un mal lombaire, on ouvre d'abord cet abcès à la racine de la cuisse, là où il fait saillie extérieurement ; ensuite on pratique une contre-ouverture sur le point le plus rapproché de la lésion osseuse. On incise donc verticalement la région lombaire, en dehors de la masse sacro-lombaire ; on élargit au besoin par un prolongement oblique en avant, ajouté à l'une des extrémités de l'incision verticale ; on arrive ainsi au psoas, en passant en arrière du rein, puis sur les vertèbres malades, dont on enlève les parties altérées. J. Bœckel[1], sur sept cas dans lesquels il a pratiqué cette contre-ouverture lombaire pour des abcès volumineux de la fosse iliaque et de la cuisse, a obtenu sept succès, dont cinq ont persisté pendant plus de deux ou trois ans; un seul de ses malades a été consécutivement atteint de généralisation. Fredericq Treves[2] pense que ce traitement est applicable aux vertèbres lombaires et à la douzième dorsale; il rapporte trois observations personnelles suivies de succès. Socin (de Bâle)[3] fournit une statistique de 25 cas avec les résultats suivants : 5 guérisons complètes par première intention; 16 guérisons incomplètes avec persistance de trajets fistuleux; 4 insuccès opératoires, la collection purulente s'étant reproduite. Sur ces 20 malades non guéris, 7 succombèrent dans la suite.

Nous manquons d'un ensemble de faits suffisant pour porter un jugement définitif sur ce mode de traitement chirurgical; il n'est applicable qu'aux lombes et au cou, car les vertèbres dorsales nous semblent encore plus difficiles à atteindre. Le premier et peut-être le principal avantage de la contre-ouverture lombaire est d'établir entre la lésion osseuse et l'ouverture extérieure une communication directe par le plus court chemin et dans le sens de la déclivité. Les trajets longs et compliqués, qui conduisent les produits tuberculeux de la colonne vertébrale à la racine de la cuisse, sont supprimés avec leurs dilatations et leurs diverticules. La septicémie chronique et la suppuration diffuse, qui épuisent si souvent les malades dans les cas ordinaires, sont évitées en grande partie. Les succès obtenus montrent que l'on arrive dans un certain nombre de cas à une guérison rapide; mais il ne faut pas se dissimuler qu'en opérant dans une région profonde et dangereuse même il est malaisé de

---

1. J. Bœckel, *Congrès français de chirurgie*, 1885.
2. F. Treves, *Med. chir. Transactions*, 1884.
3. Socin, *Congrès français de chirurgie*, 1885.

faire le curage du foyer osseux, pour peu qu'il ait une certaine étendue, et qu'il occupe, comme cela se voit fréquemment, les deux côtés du rachis. En un mot, le chirurgien se trouve placé dans de tout autres conditions que lorsqu'il opère sur une lésion osseuse extérieure, comme le grand trochanter ou une articulation des membres. L'opération est plus compliquée ; elle est moins complète ; ses résultats par conséquent sont plus incertains.

Sans aller à la recherche de la lésion vertébrale, on fait une intervention utile en diminuant autant qu'il est possible l'étendue du trajet, et en supprimant les abcès extérieurs, ceux de la cuisse et même de la fosse iliaque, par des ouvertures appropriées et suivies de décortication. Après ce traitement partiel, dont l'indication est assez fréquente, il reste une fistule entretenue par la lésion osseuse ; mais l'écoulement étant réduit à ses plus minimes proportions, on peut réussir à éviter l'épuisement du malade.

TRAITEMENT DE LA CONVALESCENCE

A quelle époque commence la convalescence? Comment peut-on juger du degré de réparation des désordres vertébraux? Quand faut-il autoriser la marche et tous les exercices physiques? Il est le plus souvent difficile de répondre avec précision à toutes ces questions. L'appréciation de la guérison se base sur un examen local et sur la santé générale du sujet. Lorsque là suppuration est tarie depuis longtemps et qu'on ne trouve aucune trace d'un abcès profond, lorsque les altérations vertébrales paraissent cicatrisées et que le malade a lui-même conscience de la solidité du rachis, lorsque enfin la constitution ne traduit aucune souffrance, on est en droit de croire à une guérison sérieuse. Toutefois, il n'y a que des avantages à ne pas céder trop tôt à l'impatience du malade et de son entourage. Un repos un peu plus prolongé n'amène aucun inconvénient, tandis qu'un retour offensif des lésions est assez souvent provoqué par l'irritation due à la station debout et à la marche. Aussi est-il impossible de fixer à l'avance avec quelque précision la durée de la période de repos. En veillant sur les malades, en suivant les modifications des symptômes, on juge au contraire assez facilement de l'état plus ou moins avancé de la guérison. D'ailleurs on procédera à la reprise de l'exercice physique par des essais mesurés ; c'est à cette période de convalescence que les appareils, corsets orthopédiques, corset plâtré, etc., sont d'une réelle utilité. Ils permettent d'atteindre sans danger la consolidation parfaite.

Lorsqu'il y a eu paralysie, le retour des mouvements est favorisé par les différents moyens locaux déjà mentionnés : électrisation faradique, massage modéré, bains, douches, etc.

TRAITEMENT MÉDICAL

Toute espèce d'intervention chirurgicale est inutile si la constitution du malade ne se relève pas, si l'organisme ne devient pas capable de réagir contre les causes de débilitation, de résister à l'infection tuberculeuse et aux accidents septiques. L'activité de toutes les grandes fonctions doit être excitée par les moyens que procurent une bonne hygiène, une alimentation soignée, une médication tonique et reconstituante, un climat favorable, etc.

La première condition d'une bonne hygiène est la vie au grand air. Il ne faut pas confondre le repos avec la réclusion. Le malade, étendu sur un lit mobile, sera porté au soleil ; il y passera une partie de la journée ; par l'habitude, il devient de moins en moins susceptible au froid, et peut sortir la plupart du temps, en toute saison, même sous notre climat parisien. Vivant ainsi au dehors, il évite l'ennui, garde sa gaieté, son entrain naturel et aussi son appétit.

On veillera à donner une alimentation assez riche en matières azotées, viande, salaisons, etc. ; on aura soin de la varier ;
le vin, la bière sont des excitants utiles.

Parmi les médicaments les mieux appropriés à l'état général
des tuberculeux, l'huile de foie de morue se place en première
ligne ; il faut la donner à dose modérée et ménager de temps en
temps des interruptions ; puis viennent le quinquina, l'arsenic,
le fer, le phosphate de chaux. Dans le cas où l'appétit languit,
l'usage de la poudre de viande peut rendre d'importants services.

Le choix du climat a souvent la plus grande importance : on
voit de jeunes enfants qui languissaient depuis de longs mois
dans une grande ville, se modifier en quelques semaines sous
l'influence du séjour au bord de la mer, sur une plage de la
Manche comme Berck, sur une plage de l'Océan ou de la Médi-
terranée ; l'appétit revient, et avec lui la vivacité et la fraî-
cheur du teint. Un certain nombre de sujets, spécialement ceux
qui portent des complications tuberculeuses viscérales, ne peuvent pas toujours supporter le climat maritime. A ceux-là
convient mieux un climat chaud, le séjour dans les Pyrénées,
ou mieux en Algérie.

On peut encore conseiller un traitement dans une station
d'eaux minérales, en particulier d'eaux chlorurées sodiques,
telles que celles de Bourbon-l'Archambault, de Néris, de Salies,
de Bourbonne-les-Bains, ou d'eaux chlorurées sodiques sulfu-
reuses, comme celles d'Uriage, etc.

CINQUIÈME LEÇON

MAL VERTÉBRAL POSTÉRIEUR

SOMMAIRE

Le mal vertébral postérieur comprend les altérations tuberculeuses limitées
à l'arc postérieur des vertèbres, c'est-à-dire aux apophyses épineuses,
transverses et articulaires, ainsi qu'aux lames.

ÉTIOLOGIE. — C'est une affection peu commune, qui s'observe chez l'adulte
comme chez l'enfant. Elle est primitive ou secondaire.

ANATOMIE PATHOLOGIQUE. — Les lésions affectent un ou plusieurs arcs vertébraux; elles se localisent sur les apophyses transverses, sur les apophyses épineuses, sur les lames. Dénudation osseuse; infiltration fongueuse de l'os; séquestre. Il y a quelquefois réparation spontanée de
la lésion osseuse.

Abcès froids. — Ils sont postérieurs et médians ou latéraux; d'autres fois
ils sont antérieurs et intra-cavitaires.

SYMPTOMES. — Début : douleur locale, spontanée et provoquée. Empâtement superficiel.

Abcès tuberculeux. — Leur diagnostic avec les kystes, les lipomes. Difficulté de reconnaître qu'un abcès antérieur a son origine dans une altération d'une apophyse transverse.

Pronostic. — Il est bénin en général.

TRAITEMENT. — Traiter l'abcès : extirpation ou grattage de la paroi. Extraction des séquestres. Résection de la portion d'os malade. Résection des
apophyses épineuses.

Observations.

MAL VERTÉBRAL POSTÉRIEUR[1]

On n'a pas fait, que je sache, une étude à part des lésions tuberculeuses des arcs postérieurs des vertèbres, de ce que j'appelle le *mal vertébral postérieur*. Sans nul doute, ce chapitre ne doit tenir qu'une place très secondaire à côté de celui du mal de Pott proprement dit; car les lésions postérieures sont beaucoup moins communes et beaucoup moins graves. Nous avons déjà indiqué l'extension possible du foyer tuberculeux antérieur aux pédicules et même, plus loin, aux lames ainsi qu'aux apophyses transverses. Mais alors la physionomie du mal de Pott n'en est que fort peu modifiée; sa gravité n'en est pas sensiblement accrue. Au contraire, lorsque les lésions de l'arc postérieur sont isolées, elles ont une symptomatologie propre et réclament un traitement chirurgical particulier.

ÉTIOLOGIE

Le mal vertébral postérieur est assez peu commun pour que, pendant une dizaine d'années de pratique dans un hôpital d'enfants, on n'en rencontre qu'un petit nombre de cas, huit à dix environ, alors que le mal vertébral antérieur s'observe presque journellement. Cette rareté relative du mal postérieur s'explique par les différences de volume, de structure et de

---

1. On trouvera à la fin du chapitre quelques-unes des observations qui ont servi pour sa rédaction.

fonctions qui distinguent les arcs postérieurs des corps vertébraux. Les apophyses épineuses et transverses, les lames, représentent des parties osseuses assez minces, constituées par une
couche de tissu compacte revêtant une faible quantité de tissu
spongieux, tandis que les masses épaisses des corps vertébraux
sont formées à peu près exclusivement par du tissu spongieux.
Or on sait que le tissu spongieux est un terrain de prédilection
pour le développement du bacille tuberculeux. De plus, le poids
du corps exerce exclusivement sur la série des corps vertébraux
une pression, qui n'est pas complètement étrangère à la prédisposition plus grande que cette partie affecte pour la tuberculose. Les arcs postérieurs ne ressentent pas cette influence.
Le jeune âge ne paraît pas constituer une circonstance aussi
nettement prédisposante que pour le mal vertébral antérieur.
On pourrait à cet égard rapprocher le mal vertébral postérieur
de la tuberculose costale, qui est à peu près aussi commune
chez l'adulte que chez l'enfant.

Les autres circonstances étiologiques présentent peu de
particularités à relever. Tantôt la lésion vertébrale est isolée et
constitue la première manifestation tuberculeuse, tantôt on
trouve d'autres localisations de même nature sur un autre point
du squelette, dans le tissu cellulaire sous-cutané, dans les
poumons, etc. On ne doit jamais oublier de fixer son attention
sur l'état général du sujet lorsqu'on est en présence d'une
affection tuberculeuse localisée en un point quelconque.

ANATOMIE PATHOLOGIQUE

Un seul arc postérieur est ordinairement atteint ; quelquefois
il y en a deux, rarement davantage. Toutes les parties de l'arc
peuvent être prises, et par ordre de fréquence, les apophyses

transverses, les apophyses épineuses, puis les lames dont la structure est plus compacte. Je n'ai jamais fait d'autopsie pour des lésions isolées de cette espèce, mais je les ai rencontrées quelquefois en même temps que le mal de Pott ; c'est du reste dans les opérations chirurgicales qu'on a surtout l'occasion d'étudier ces altérations. On trouve souvent une simple dénudation, peu étendue, au-dessous et autour de laquelle le tissu osseux est raréfié, infiltré de fongosités et se laisse emporter facilement par la curette tranchante. Il n'est pas rare qu'il y ait un séquestre dur, gris ou jaunâtre, adhérent ou isolé par une couche de fongosités. Parfois enfin l'os paraît sain, sa surface est régulière et revêtue de son périoste. Ce fait est fréquent pour les côtes ; un abcès froid ou une petite masse de fongosités se trouve en rapport avec la surface osseuse, et lorsqu'on enlève le foyer dans sa totalité par une dissection attentive, on constate un petit point d'adhérence, réduit dans quelques cas à un mince pédicule. C'est ce genre d'altération qui a été décrit sous le nom de périostite et même de périostite externe par Gaujot[1]. On a, en effet, discuté la question de savoir si en pareil cas la lésion avait pris son origine à la surface externe du périoste ou dans son épaisseur. Ni l'une ni l'autre de ces hypothèses ne me paraît admissible. Le siège initial des éléments tuberculeux est en général le tissu osseux lui-même, et non le périoste ; c'est dans la moelle osseuse qu'ils naissent, c'est à ses dépens qu'ils se développent ; mais le foyer peut être très superficiel, il peut même occuper la surface de l'os sous le périoste, ou, si l'on veut, la face profonde du périoste ; ce qu'il importe de savoir, c'est que les parties molles ne sont envahies que consécutivement. Le périoste est ulcéré en un point ; les fongosités traversent cet orifice et se développent alors en dehors du squelette, conduisant à la formation d'un abcès tuberculeux bien évidemment symptomatique. Or il peut arriver que plus tard

---

1. Charvot, *Gaz. hebd.*, 1879, p. 630.

la lésion osseuse primitive guérisse et se répare, ainsi que l'ulcération du périoste, pendant que l'abcès continue à progresser
dans les parties molles. Si l'on vient alors à ouvrir l'abcès, on
constate qu'il est indépendant de l'os, lequel est recouvert
comme à l'état normal. En réalité cependant, l'abcès est d'origine ostéopathique.

Dans les cas où l'altération osseuse présente une certaine
étendue, il n'est pas rare qu'il y ait à sa périphérie une
couche d'hyperostose plus ou moins épaisse; on peut même
voir deux apophyses ou deux lames voisines soudées ensemble.

L'infiltration tuberculeuse consécutive des parties molles
donne lieu à la formation de masses fongueuses et d'abcès froids
qui n'ont ici de particulier que leur siège et leur évolution.

Ceux de ces abcès qui sont en rapport avec une lésion des
apophyses épineuses se développent nécessairement vers les
parties superficielles, soit à peu près sur la ligne médiane, soit
dans l'épaisseur des masses musculaires des gouttières vertébrales. Il en est de même pour les abcès qui naissent des lames.
Je ne connais pas d'exemple d'abcès intra-rachidien ayant son
origine exclusivement dans une lésion de l'arc postérieur; on
comprend cependant que le fait puisse se rencontrer. Les abcès
nés d'une altération des apophyses transverses affectent une
marche différente selon la région. Au cou, ils sont assez superficiels; ils apparaissent latéralement du côté du creux susclaviculaire ou en arrière du pharynx; au dos, ils peuvent se
montrer en arrière dans la gouttière vertébrale, mais ils ont
plus de tendance à se développer du côté de la plèvre et à suivre
la même marche que ceux qui sont liés à une altération des
corps vertébraux. Aux lombes enfin, les apophyses transverses
sont profondément cachées en arrière par l'épaisse couche de la
masse musculaire sacro-lombaire. Les abcès tuberculeux qui
en émanent traversent quelquefois ces muscles pour devenir
superficiels (*V.* obs. II, p. 260); pourtant leur développement est
plus facile du côté de la cavité abdominale, vers le carré des

lombes et le psoas, où leur marche ne diffère en rien de celle qui est propre aux abcès du mal de Pott lombaire antérieur.

Tout ce qui concerne ces collections cavitaires a été dit antérieurement; nous n'y reviendrons pas. Ajoutons seulement qu'après avoir reconnu un abcès de la fosse iliaque ou de la racine de la cuisse, et avoir placé son origine dans une lésion de la colonne vertébrale qui n'a produit de gibbosité d'aucune sorte, il est impossible d'établir le diagnostic avec plus de précision; en sorte que, cliniquement, on peut confondre une lésion d'un corps vertébral lombaire ou dorsal avec celle d'une apophyse transverse. Il y aurait pourtant un réel intérêt à faire cette distinction, surtout à la région lombaire, où il serait possible d'atteindre chirurgicalement une lésion aussi limitée que celle d'une apophyse transverse.

SYMPTOMES

Les lésions tuberculeuses de l'arc postérieur ont pour symptômes du début une douleur locale accompagnée parfois de troubles fonctionnels; plus tard, il se forme d'habitude un abcès tuberculeux qui suit la marche accoutumée.

La douleur est spontanée ou provoquée. Le peu d'acuité de la douleur spontanée fait qu'on lui accorde peu d'importance pendant un certain temps; néanmoins sa fixité est assez caractéristique pour attirer l'attention. Elle siège au point lésé, qui est médian pour les apophyses épineuses, et latéral pour les lames ou les apophyses transverses. La douleur spontanée est souvent vague et peu marquée; on croit à une névralgie, à une douleur rhumatismale, à un lumbago; elle fait même quelquefois complètement défaut.

Dans une seconde phase, l'ostéite aboutit à la formation d'un abcès tuberculeux. Cet abcès est précédé d'un empâtement local et indolent, sensible seulement à la pression. Les signes de l'abcès ne tardent pas à être évidents si la collection proémine en arrière, ce qui est la règle. Dans quelques cas très exceptionnels, l'abcès fait saillie sous les téguments, sans paraître se rattacher à des parties profondes, au squelette en particulier; il peut même jouir d'une mobilité trompeuse. Cela se conçoit et tient à l'une ou à l'autre de ces raisons : il peut, en effet, avoir été isolé du point osseux qui lui a donné naissance; l'ostéite a évolué vers la guérison, et il ne persiste de l'affection primitive que l'émanation dans les parties molles qui constitue l'abcès froid. Dans un autre ordre de faits, l'abcès n'est rattaché à l'altération osseuse originelle que par un canal étroit et plus ou moins long, ce qui fait que la tumeur est mobile.

Ces cas exceptionnels sont les plus embarrassants au point de vue du diagnostic ; on peut alors confondre l'abcès avec un spina-bifida guéri, un kyste hydatique, un lipome.

Les abcès symptomatiques sont le plus souvent latéraux et placés dans l'épaisseur des muscles de la gouttière vertébrale ; quelquefois cependant ils sont médians. Ceux qui se rattachent à une lésion d'une apophyse transverse peuvent se développer non plus en arrière, mais en avant, et proéminer dans les cavités viscérales, dans l'abdomen principalement; là, leur origine sera presque toujours méconnue, et on croira le plus souvent à une tuberculose superficielle d'un corps vertébral.

Les fistules consécutives à l'ouverture de ces abcès se font remarquer, comme toutes les fistules tuberculeuses, par les caractères propres du liquide qui s'en échappe, par la présence fréquente de décollements et de productions fongueuses dans le trajet. Le stylet aboutit généralement à la lésion vertébrale, mais non toujours.

Le mal vertébral postérieur, s'il se présente à l'état de manifestation tuberculeuse isolée, est une affection peu grave, et, même abandonné à lui-même sans aucun traitement, ou avec

un traitement médical reconstituant, il finit par guérir. L'abcès
s'ouvre; la fistule consécutive laisse pendant un certain temps
s'écouler un pus séreux ; il y a ou il n'y a pas élimination de
parcelles osseuses ou de petits séquestres; puis la suppuration
tarit et la fistule se cicatrise. Le pronostic de l'affection locale
est donc bénin; mais un point est à réserver, concernant la possibilité de voir survenir un peu plus tard d'autres accidents de
même nature, surtout si le malade est un adulte.

TRAITEMENT

Le traitement de la lésion locale nous arrêtera seul. Au début,
avant l'apparition des abcès et de tout empâtement appréciable,
le diagnostic, bien que probable, est cependant trop incertain
pour qu'on soit autorisé à intervenir chirurgicalement; la lésion d'ailleurs peut être très minime et évoluer vers la guérison
sans abcès.

Les indications sont autres en présence d'un abcès reconnu
et dont l'origine est établie. Le volume de ces abcès étant minime et leur évolution longue, il est préférable d'intervenir.
L'ouverture de l'abcès, l'extirpation et le grattage de sa paroi
seront ici facilement exécutés. Ce procédé permet, en outre,
d'arriver jusqu'à la lésion osseuse elle-même et d'en faire
l'ablation, quel que soit d'ailleurs le siège de cette lésion sur
une apophyse épineuse ou sur une apophyse transverse. On se
conduit de même à l'égard des fistules interminables qui sont
accompagnées de bourgeonnements fongueux, de décollements,
et qui conduisent sur un os malade; une incision les met à
découvert sur toute leur longueur; on enlève ce qui est fongueux à l'aide de la curette; puis, selon les cas, on réunit par
première intention, ou bien on panse avec l'iodoforme. J'ai

mis un certain nombre de fois ce traitement en pratique, et
j'ai obtenu constamment une guérison rapide.

Dans les cas où l'altération siège sur l'extrémité d'une ou de
plusieurs apophyses épineuses, il n'y a pas d'inconvénient à
en faire la résection au delà de la partie malade. Polaillon[1] a
rapporté deux faits de ce genre, dans lesquels il a obtenu très
rapidement la guérison. Il s'agissait de deux adultes âgés, l'un
de trente-trois ans, l'autre de trente et un ans. Il avait réséqué
sur l'un d'eux les apophyses épineuses de la douzième vertèbre
dorsale et de la première lombaire; sur l'autre, les apophyses
épineuses des quatrième et cinquième vertèbres dorsales. Le
premier de ces malades s'était présenté avec une fistule, le
second avec un abcès tuberculeux; sur un troisième qui portait
aussi un abcès, l'ouverture et le traitement antiseptique furent
suivis d'une guérison complète en dix jours. Polaillon se ser-
vit du thermo-cautère pour faire les incisions; on peut imiter
cette conduite; cependant l'ouverture au bistouri suivie de grattage est plus favorable à la réunion par première intention, et,
à ce titre, elle est préférable.

OBSERVATIONS

Obs. I. — *Tuberculose de l'apophyse épineuse de la deuxième vertèbre dorsale; séquestre, extraction, guérison.* (Lannelongue, *Note sur
les ostéites apophysaires,* in *Bull. de la Soc. de chirurgie,* 1878,
p. 162.) — Godin (Cyprien-Dauphin), âgé de onze ans, entre le 2 octobre 1877 à l'hôpital Sainte-Eugénie, salle Napoléon, n° 12, pour
un trajet fistuleux consécutif à un abcès froid, à la suite d'une lésion
de l'apophyse épineuse de la deuxième vertèbre dorsale.

Cet enfant a eu la rougeole à deux ans et demi, la coqueluche à
l'âge de quatre ans. Après cette dernière maladie, il a eu des glandes
au cou, qui n'ont pas suppuré, mais qu'on retrouve encore aujour-

1. Polaillon, *Union médicale,* 1883.

d'hui assez développées. Il est assez grand, blond, et possède un certain nombre d'attributs du tempérament lymphatique, tels que développement du tubercule médian de la lèvre supérieure, altérations spéciales des dents. Ses parents se portent bien, mais son grand-père paternel est mort phthisique. Il y a cinq mois, il a ressenti une douleur d'abord légère à la partie supérieure du dos. Cette douleur, que rien n'avait provoquée, fut d'abord irrégulière et intermittente. Elle ne tarda pas à être suivie d'un gonflement auquel succéda bientôt une collection purulente qui fut ouverte par un médecin; il sortit un peu de pus : l'enfant ne fut pas arrêté, il ne souffrait nullement d'ailleurs. L'ouverture restant fistuleuse, il vint à l'hôpital le 2 octobre 1877. Quand je pris mon service, le 1er novembre, je constatai un petit orifice fistuleux placé au niveau de la troisième apophyse épineuse dorsale ; par cette ouverture, un stylet s'introduisait dans un trajet ascendant, occupant la ligne médiane. Ce stylet venait s'arrêter sur la saillie normale de la deuxième apophyse épineuse dorsale, et produisait un son dur, osseux. L'examen de toutes les parties voisines de ce trajet appartenant à la colonne vertébrale ne faisait reconnaître aucune particularité qui rappelât une ostéite dépassant les limites reconnues par le stylet. L'enfant n'éprouvait aucun des phénomènes du mal de Pott, et par la pression en dehors de la ligne médiane on ne provoquait aucune espèce de douleur. Par contre, la pression sur la seconde apophyse épineuse était douloureuse et produisait une mobilité manifeste de cette apophyse.

Le 9 novembre, je pratiquai une contre-ouverture sur le sommet de l'apophyse, et, avec de simples pinces, il me fut facile d'extraire la partie mobile, d'un demi-centimètre de longueur ; elle ne tenait plus à la base de l'apophyse, qui était encore cartilagineuse. Les suites de cette opération furent très simples, et la cicatrisation était définitive le 17 novembre.

Obs. II. — *Ostéite tuberculeuse d'une apophyse transverse de la deuxième vertèbre lombaire.* — Émile Saudry, âgé de neuf ans, entre à l'hôpital Trousseau le 10 décembre 1884. Son père est mort phthisique; sa mère est bien portante. Il a eu deux frères et une sœur; un des frères est mort de méningite tuberculeuse. L'enfant lui-même est d'une bonne santé; il a eu la rougeole à trois ans et la scarlatine à cinq ans; il n'a pas d'autre affection tuberculeuse que celle pour laquelle il vient à l'hôpital.

Il porte depuis un mois sur la région latérale gauche du rachis, à la partie supérieure de la région lombaire, une collection du volume d'une pomme d'api proéminant en arrière dans la gouttière vertébrale. Cette collection est fluctuante ; elle soulève les téguments, mais elle s'enfonce profondément au milieu des muscles de la région ; elle s'est développée progressivement, sans douleur. L'enfant raconte qu'il souffrait d'une façon irrégulière avant l'abcès, surtout lorsqu'il pliait son corps.

Aujourd'hui la pression sur les apophyses épineuses ne réveille pas de douleur ; latéralement on provoque une certaine sensibilité, mais on ne peut la rapporter au squelette, à cause de l'abcès qui gêne l'exploration. Il n'existe aucun trouble du côté des membres inférieurs ; la mobilité est intacte, et il n'y a eu aucune manifestation douloureuse de ce côté ; la miction et la défécation sont normales. On diagnostique un abcès tuberculeux, mais on reste dans le doute sur son origine osseuse que l'on croit seulement probable.

Le 12 décembre, incision de l'abcès, décortication de la membrane ; on reconnaît que la cavité pénètre par un trajet à travers la masse sacro-lombaire ; on nettoie ce trajet des fongosités, et on arrive sur une portion osseuse dénudée et en partie mobile ; on achève de la mobiliser. On extrait ainsi un séquestre jaunâtre, long de 1 demi-centimètre, appartenant à l'apophyse transverse de la deuxième vertèbre lombaire.

La guérison du trajet était obtenue le 27 décembre, et l'enfant quitta l'hôpital quelques jours après.

OBS. III. — *Tuberculose externe sous-cutanée et osseuse à foyers multiples. — Lésions des arcs vertébraux postérieurs.* — Bœrel (Émile-Eugène), âgé de dix ans et demi, entre le 2 juin 1887 à l'hôpital Trousseau, salle Denonvilliers, n° 10.

Pied droit. — Le pied droit est parsemé de cicatrices non déprimées, lisses, un peu plissées sur les bords qui sont irréguliers et de même niveau. La couleur de ces cicatrices est d'un blanc rosé, leur forme générale est arrondie ou ovalaire ; leur longueur varie de 1 demi-centimètre à 1 ou 2 centimètres. On en voit ainsi 5 ou 6 sur le bord interne du pied. Au-dessus et au-devant du talon, il existe un tubercule sous-cutané formant une induration rouge, dont le centre est en voie de suppuration. Au-dessus et en avant de la malléole interne se trouve une cicatrice reposant sur le tibia, mais n'adhérant pas à la surface osseuse; même aspect que la précédente. A la face antérieure du cou-de-pied il y a deux petites cicatrices analogues; il y en a deux autres sous la malléole externe; l'une présente une croûte à son centre; l'articulation tibio-tarsienne est saine.

Jambe droite. — Une cicatrice étroite, allongée, longue de 4 centimètres, se trouve placée parallèlement à la crête du tibia dont elle est séparée par une distance de 1 demi-centimètre; elle correspond au niveau du jambier antérieur. Sur la face interne de la jambe, à sa partie moyenne, est une autre cicatrice longue de 3 centimètres 1/2 et large de 1 centimètre, adhérente au tibia. L'os ne présente aucune tuméfaction à ce niveau, aucune modification de forme. En arrière, sur le mollet, on voit une cicatrice de 5 centimètres de longueur, déprimée, adhérente au tissu sous-jacent; en arrière et au-dessous d'elle, il en existe une autre arrondie, et une troisième pareille au-dessous. Rien à la cuisse; rien sur le membre inférieur gauche.

Membre supérieur droit. — En avant, une cicatrice au pli du coude. Ankylose complète du coude dans une position intermédiaire à l'extension et à la flexion à angle droit; les parties osseuses et articulaires sont déformées; on ne trouve plus la régularité des saillies normales.

La pronation et la supination sont totalement abolies. La pression sur les saillies du coude est un peu douloureuse, et la peau présente quatre cicatrices sur les côtés et en arrière; ces cicatrices sont adhérentes aux os. L'atrophie des muscles du bras et de l'avant-bras est considérable. — La main n'a rien.

Membre supérieur gauche. — Rien à la main. — L'articulation du coude est intacte, mais au-dessous du coude, en dehors et en dedans, il existe deux ulcérations. L'interne est recouverte par une croûte de pus concrété qui obstrue l'orifice d'une fistule. L'externe, située plus haut, à trois travers de doigt au-dessus de l'olécrâne, présente une ouverture fistuleuse laissant sortir un pus jaune, mal lié. Le stylet mène directement sur la face postéro-externe de l'humérus au-dessus de l'épiphyse; il pénètre dans l'épaisseur de cet os.

Thorax. — On trouve sur le thorax de nombreuses cicatrices et une fistule costale de la dixième côte.

Vertèbres; région dorsale. — Dans la région scapulo-vertébrale gauche, à la partie inférieure, au niveau de l'angle inférieur du sca-

pulum, est une grande cicatrice de 7 à 8 centimètres de hauteur sur
5 de largeur. Vers le centre on remarque une fistule dont l'orifice
est situé à 4 centimètres de la ligne des apophyses épineuses au
niveau de la septième vertèbre dorsale. Le stylet, en suivant une
direction légèrement oblique en bas et en dehors, à une profondeur
de 2 centimètres, rencontre une surface rugueuse, osseuse, appartenant à l'apophyse transverse de cette vertèbre. A la partie inférieure
et externe de la même cicatrice est une autre fistule dans laquelle le
stylet, en descendant obliquement en dehors à une profondeur de
3 centimètres, rencontre une côte altérée de la même manière que
l'apophyse transverse précédemment explorée.

Malgré le très grand nombre de manifestations tuberculeuses,
l'état général de cet enfant est bon, et il n'existe aucune localisation
viscérale appréciable.

Obs. IV. — Une dame de quarante-quatre ans, Mme X., vient me consulter cette année. Elle porte au niveau de la cinquième vertèbre cervicale, en arrière et à droite de la ligne médiane, une tumeur du volume d'une petite noix, d'une consistance molle, d'une fluctuation
évidente, bien que difficile à apprécier tout d'abord ; sa forme est
régulière et arrondie.

Placée sous le trapèze, cette tumeur est très peu mobile ; on ne peut
l'isoler des parties profondes auxquelles elle semble se rattacher.
En dedans elle se rapproche de très près de la ligne médiane, et là,
elle s'avance jusqu'à la base de l'apophyse épineuse de la cinquième
cervicale ; le sommet de cette apophyse est en dehors d'elle et beaucoup plus saillant.

La ligne des apophyses épineuses est régulière ; la pression sur
l'apophyse épineuse de la cinquième cervicale, surtout sur le côté,
est manifestement douloureuse ; on réveille la douleur chaque fois
qu'on renouvelle l'expérience ; il n'y a de douleur sur aucun autre
point. Cette tumeur donne lieu à de légères douleurs dans l'épaule
et sur le côté du cou ; ces phénomènes se sont montrés en avril dernier. L'augmentation de la tumeur est progressive.

La malade est, à part cela, d'une bonne santé. Je l'ai revue à
deux reprises : l'abcès est devenu superficiel ; il a tous les caractères d'un abcès symptomatique.

SIXIÈME LEÇON

MAL SOUS-OCCIPITAL

SOMMAIRE

Définition du mal sous-occipital. — *Physionomie de l'affection.* — *Histoire générale.*

Anatomie pathologique. — Le siège primitif des lésions est dans les os. — Tableau des lésions : ulcérations osseuses, fongosités.

Occipital. — Condyles ulcérés, infiltrés de fongosités, détruits plus ou moins largement par ulcération.

Atlas. — Ulcération des surfaces articulaires des masses latérales. Rupture des arcs, nécrose plus ou moins étendue.

Axis. — Altérations du corps de l'axis, dénudation, excavation, disparition complète. Les lésions de l'apophyse odontoïde sont constantes ; leur description : dénudation de l'apophyse, détachement des ligaments ; destruction partielle ou totale de l'apophyse, fracture de sa base.

Ligaments détachés, fongueux.

Lésions des arcs postérieurs des vertèbres.

Lésions de la colonne cervicale au-dessous de l'axis.

Luxations pathologiques et dislocations. — Mécanisme des luxations. Leur classification. Luxation occipito-atloïdienne : en arrière avec faits anciens, sans détails ; en avant ; oblique. — Luxation atloïdo-axoïdienne. La classification de Malgaigne est trop complexe. On doit distinguer la luxation bilatérale et la luxation unilatérale, l'une et l'autre plus ou moins étendues, incomplètes ou complètes.
Rétrécissement du canal rachidien par projection en arrière de l'apophyse odontoïde.
Fréquence relative des diverses variétés de luxations.
De l'ankylose et du rétrécissement du canal rachidien compatible avec la vie.

Abcès froids. — Intra-rachidiens, extra-rachidiens.

Lésions des méninges et du bulbe. — Pachyméningite ; compression et ramollissement du bulbe.

Étiologie.

Symptomes. — On doit étudier les symptômes ostéo-articulaires et les troubles nerveux périphériques et centraux.

1° *Symptômes ostéo-articulaires.* — Douleur spontanée et provoquée. Contracture des muscles du cou ; gêne des mouvements ; déformation du cou ; résultats du toucher pharyngien. La gêne des mouvements devient extrême. Luxations et déplacements osseux.

Abcès. — Leur fréquence et leurs signes.

2° *Symptômes nerveux.* — Les fonctions conductrices du bulbe sont abolies en premier lieu. Ces troubles sont d'origine compressive. La mort subite peut survenir dès le début.

Paralysies variées. — Paraplégie, monoplégie, hémiplégie. — Troubles de la sensibilité.

Troubles fonctionnels d'origine bulbaire. — Dysphagie ; troubles phonétiques et oculo-pupillaires ; convulsions ; troubles respiratoires et cardiaques.

Diagnostic. — Arthrites rhumatismale, scarlatineuse, déformante ; observations de ces variétés d'arthrites.

Marche et terminaison. — Guérison avec ankylose. Durée moyenne. Mort subite très fréquente à une période plus ou moins avancée, même dans la période de convalescence.

Traitement. — Il doit être général et surtout local. Local : indications. Procédés divers : décubitus horizontal, immobilisation. La méthode de choix est l'extension continue. Procédés de son application : appareils divers ; appareil de l'auteur. Traitement des abcès ; durée approximative du traitement.

Observations.

MAL SOUS-OCCIPITAL

Le mal sous-occipital comprend la tuberculose des condyles occipitaux, de l'atlas, de l'axis et des articulations qui unissent ces os entre eux. Il n'est pas besoin de rappeler que nous écartons de notre sujet les affections autres que la tuberculose qui peuvent se localiser sur ces parties, en première ligne le rhumatisme, qui n'est pas rare.

L'affection est fréquemment localisée dans les articulations de la tête avec le rachis, le reste du squelette et spécialement les autres vertèbres cervicales étant indemnes. C'est alors une manifestation comparable à la tuberculose de la hanche, du genou ou de toute autre grande articulation. Pourtant on ne peut pas dire que ce soit là une règle, les exceptions étant trop nombreuses. On trouve, en effet, assez souvent d'autres localisations dans les os des membres, dans les vertèbres du cou, du dos ou des lombes, dans les ganglions, dans les méninges, dans les poumons, dans un autre viscère ; il arrive aussi fréquemment que les altérations osseuses ne restent pas limitées localement, et qu'elles s'étendent aux troisième, quatrième, cinquièmevertèbres cervicales, de même qu'au crâne du côté de l'apophyse basilaire, de l'écaille occipitale, etc.

Quoi qu'il en soit, le mal sous-occipital se différencie nettement du mal de Pott par les troubles fonctionnels tout à fait spéciaux dont il se complique, et par son mode de terminaison, qui est très souvent la mort subite. D'une part, les douleurs, les difficultés des mouvements de la tête, l'obligation pour le malade de la soutenir avec ses mains lorsqu'il marche ou qu'il change d'attitude, sont la source d'une gêne considérable, et, d'autre part, il ne faut pas oublier que la moelle allongée, organe essentiel à la vie, se trouve dans la région atteinte. Il suffit que la solidité de l'articulation atloïdo-axoïdienne soit compromise pour qu'il y ait à craindre une déviation subite du canal rachidien, pour que l'apophyse odontoïde ou l'arc postérieur de l'atlas viennent comprimer brusquement la moelle allongée ; alors la respiration et les battements du cœur s'arrêtent instantanément, comme après la section du bulbe dans les expériences sur les animaux. Pour ces raisons, la tuberculose de la partie supérieure du rachis constitue un chapitre à part méritant une étude attentive.

Cette maladie a été observée de toute antiquité. Hippocrate, dans le deuxième livre des *Épidémies,* décrit une angine très particulière qui se caractérisait par un déplacement des vertèbres cervicales, par un enfoncement derrière le cou, par de la paralysie, et qui souvent entraînait lentement ou rapidement la mort des malades. Le tableau tracé par Hippocrate se rapporte évidemment au mal sous-occipital. Il a été reproduit par la plupart des auteurs, qui n'y ont pas beaucoup ajouté jusqu'au siècle dernier. On trouve, dans la collection des thèses médico-chirurgicales de Haller, deux travaux importants sur les *luxations spontanées* de l'atlas et de l'axis, ceux de Tager (1737) et de Schmidt. Il faut mentionner aussi la description de Rust dans son *Arthrokakologie* (1817), et une bonne thèse de Schüpke (1846). Bérard a cherché à réunir toutes les observations antérieures à 1829. Les traducteurs d'Astley Cooper, Chassaignac et Richelot, ont ajouté, dans une longue note, une histoire assez complète du mal sous-occipital ; ils ont en outre traduit un mémoire de Lawrence, et relevé vingt-trois observations d'ankylose de l'atlas et de l'axis (1837). Quelques années plus tard, Teissier, dans sa thèse, fournit d'autres observations et certains détails nouveaux, spécialement en ce qui concerne les luxations pathologiques. Parmi les travaux plus récents, citons encore une bonne thèse de Mahmoud, dans laquelle se trouve une importante observation prise dans le service de Charcot à la Salpêtrière. Les faits que nous avons recueillis et ceux publiés çà et là dans les collections médicales nous serviront à montrer quelques points particuliers dans la description de la maladie.

On voit par cet exposé sommaire que le mal sous-occipital a été l'objet d'un grand nombre de travaux. Mais comme on n'a jamais fait jusqu'ici la distinction entre la tuberculose et les arthrites sous-occipitales de toute autre nature, il en résulte que des choses entièrement différentes ont été comprises dans une description unique. Aussi est-ce en choisissant avec soin les observations évidentes de tuberculose et en écartant les autres, alors même qu'elles étaient douteuses, que nous avons fait l'étude qui va suivre.

Cette étude reste à compléter sur plusieurs points. L'état anatomique de la moelle allongée, en particulier, n'a pas été jusqu'ici l'objet d'un examen suffisamment approfondi, et pourtant il serait extrêmement intéressant de savoir quel est le degré d'altération de cette partie des centres nerveux compatible avec la vie, et quelle est la nature de cette altération.

ANATOMIE PATHOLOGIQUE

Les lésions osseuses, observées à l'autopsie, occupent presque toujours simultanément l'atlas, l'axis et les condyles de l'occipital ; en un mot, toutes les articulations mobiles de la région sont prises à un degré variable. Les malades ne succombant, en effet, qu'après la production de désordres de longue durée, l'anatomie pathologique constate la dernière période des lésions destructives et ne nous fait que rarement assister à leur début. Tout au plus est-il permis à cet égard de supposer que l'affection s'est localisée en premier lieu là où elle laisse ses traces les plus profondes. Ce genre de raisonnement n'est pas infaillible, il s'en faut ; il n'a pour lui qu'une certaine vraisemblance. On rencontre communément, par exemple, à côté de la destruction très avancée d'une surface articulaire, une atteinte légère du côté opposé ; d'autres fois l'articulation occipito-atloïdienne est restée à peu près saine, tandis que l'apophyse odontoïde est détruite et que les surfaces atloïdo-axoïdiennes sont profondément ulcérées, ou bien c'est l'inverse qu'on observe. Nous verrons plus tard quelle est la fréquence relative de ces différents cas. D'un autre côté, quelques observations, assez rares, nous renseignent directement sur le point de départ de la lésion tuberculeuse. Elles se rapportent à des cas exceptionnels, mais néanmoins très utiles à connaître, dans lesquels la mort a été causée par une autre affection. C'est ainsi que chez un malade qui avait succombé aux suites d'un mal de Pott lombaire, Ollivier (d'Angers)[1] constata à la région cervicale des lésions superficielles des lames et des masses apophysaires de l'axis, et un épaississement de la dure-mère au même niveau. A l'autopsie d'un enfant de sept ans qui avait été enlevé subitement sans symptômes antérieurs de mal sous-occipital, Buckley[2] a trouvé une fracture de l'apophyse odontoïde causée par une carie du corps de l'axis. Il existait en même temps des lésions de la troisième et même de la quatrième vertèbre cervicale. Ces deux faits sont d'un puissant intérêt, en montrant que les altérations sont primitivement osseuses. Or, ici comme dans la coxotuberculose et les arthrites tuberculeuses en général, il est infiniment probable, sinon certain, que les lésions initiales se montrent d'abord dans les os, l'arthrite ne se produisant que secondairement. Sans pouvoir étayer cette opinion à propos du mal sous-occipital avec un nombre suffisant d'observations probantes, nous sommes cependant convaincu qu'il en est ainsi, et aucun des nombreux faits que nous avons passés en revue ne tend à établir le contraire.

Le degré le plus avancé des lésions osseuses et articulaires se rencontre dans quelques cas sur les surfaces occipito-atloïdiennes, mais le plus habituellement entre l'atlas et l'axis. L'apophyse odontoïde paraît être un siège de prédilection, car elle est fort rarement indemne ; presque toujours sa surface est dénudée, rugueuse, ou bien elle est détruite partiellement ou en totalité par le processus tuberculeux. De ce fait que l'articulation atloïdo-axoïdienne est presque toujours plus profondément atteinte que l'articulation condylo-atloïdienne, on peut inférer ou qu'elle est la première atteinte, chose probable, ou que les altérations s'y propagent avec plus de faci-

1. Ollivier (d'Angers), *Maladies de la moelle épinière*, t. I, p. 327, obs. XXXI.
2. Buckley, *British medical journal*, april 1880, t. I, p. 517.

lité. Dans une observation de Porak [1], l'apophyse odontoïde
et son anneau fibreux étaient seuls altérés ; toutes les autres
articulations sous-occipitales étaient saines. Mais si la déter-
mination du siège des lésions primitives n'offre pas en pratique
un très grand intérêt, il importe au contraire d'avoir acquis
cette notion que l'articulation de l'axis avec l'atlas est presque
toujours plus ou moins profondément détruite ; la mort subite
qui survient si fréquemment s'explique alors sans difficulté :
car elle est la conséquence de la dislocation articulaire et du
déplacement des surfaces osseuses qui viennent comprimer le
bulbe. La luxation de l'occipital sur l'atlas entraîne beaucoup
plus rarement ce mode de terminaison.

LÉSIONS DES OS ET DES ARTICULATIONS

Elles se présentent avec les mêmes caractères généraux que
celles des autres arthrites tuberculeuses, de la tuberculose de
la hanche ou du genou. Elles dérivent d'une double influence :
le processus tuberculeux lui-même d'une part, l'ulcération compressive d'autre part. Le tissu osseux des vertèbres et des condyles occipitaux a subi les altérations destructives inhérentes
aux foyers primitifs ; il est raréfié, ramolli, infiltré de fongosités ; ailleurs il a subi la dégénérescence graisseuse ; certaines
parties, l'atlas surtout, se nécrosent souvent et sont transfor-
mées en un ou plusieurs séquestres; la résorption fongueuse
peut même faire disparaître complètement des segments osseux
assez étendus, comme les arcs de l'atlas. D'un autre côté, c'est
par la compression des surfaces atteintes et par l'ulcération qui
en dérive que sont produites les déformations profondes et même
la disparition complète des surfaces articulaires. Le poids de la
tête, la fixation de ce poids par la contracture musculaire sur
des points déterminés, amènent des désordres d'autant plus

____

1. Porak, *Société anat.*, 1875, t. IV, p. 531.

rapides que le tissu osseux est raréfié, fongueux, que la nutrition des cartilages est profondément troublée. L'ulcération détruit les cartilages auxquels se substituent les fongosités ;
elle s'étend aussi par propagation et par infection d'un os à
l'autre, comme dans la coxotuberculose, où l'on voit les altérations spécifiques du cotyle se montrer à la suite des altérations de la tête fémorale.

Cette exposition sommaire demande à être complétée par
l'examen des désordres de chaque partie du squelette et des
articulations.

1° *Occipital.* — Les lésions de l'occipital se limitent généralement aux condyles, mais on trouve aussi parfois une dénudation, un état fongueux du pourtour du trou occipital [1], de
l'apophyse basilaire [2] du côté du pharynx ou du côté de la
cavité crânienne. Sur les condyles, l'altération se montre à tous
les degrés, depuis le simple amincissement ou l'érosion des
cartilages et la dénudation du tissu osseux, jusqu'à l'efface-
ment complet de la partie articulaire [3]. En général, les deux
condyles sont atteints, mais d'une manière inégale. La destruction d'un seul condyle, tandis que l'autre garde son volume et
sa forme, constitue déjà l'une des causes de l'inclinaison latérale de la tête. Tantôt l'ulcération s'étend à toute la longueur
du condyle, tantôt elle est bornée à la partie qui reste en contact avec les masses latérales de l'atlas.

2° *Atlas.* — Toutes les parties de la première vertèbre cervicale peuvent être atteintes, mais surtout et d'abord les parties
articulaires, c'est-à-dire les masses latérales et l'arc antérieur.
Les masses latérales sont ulcérées, déformées sur l'une de leurs
faces supérieure ou inférieure, ou sur les deux en même temps.
En haut, la partie antérieure est en général plus profondément

---

1. Obs. de Mahmoud, thèse de Paris, 1874; obs. de Dariste, *Bull. de la Soc.
anat.*, 1838, p. 144, etc.

2. Ory, *in* thèse de Delebecque, *Paraplégie cervicale dans le mal de Pott*,
Paris, 1874.

3. Yvaren, thèse de Paris, 1831, p. 8.

ulcérée que la postérieure ; en bas, le contraire s'observe communément, ce qui s'explique par ce fait que le poids de la tête tend à porter l'occipital en avant de l'atlas ; il en résulte une compression plus grande de la partie antérieure des masses latérales en haut, tandis qu'au contraire, sous la même influence, l'atlas se portant en avant de l'axis, c'est la partie postérieure des masses latérales qui se trouve comprimée en bas. Il y a cependant à cette règle de nombreuses exceptions, qui tiennent au siège des foyers tuberculeux et à la destruction plus profonde sur certains points que sur d'autres. La nécrose de l'atlas n'est pas rare ; tantôt elle ne s'étend qu'à une faible partie de l'anneau osseux : un petit séquestre se détache, on le trouve dans le foyer tuberculeux adjacent, ou bien il est évacué par les trajets fistuleux ; tantôt la nécrose est plus étendue. Dans une observation de Dearden toute la moitié gauche de l'atlas était nécrosée et formait un séquestre non déformé, qui s'était séparé de la moitié droite, restée vivante. D'autres fois une portion plus ou moins longue de l'anneau atloïdien a été détruite, sans qu'il en reste de traces, par le processus fongueux ; à sa place, on trouve des fongosités ou de la matière caséeuse. C'est le plus souvent l'arc antérieur qui disparaît ainsi (Cloquet, Schalgrüber [1]) quelquefois le postérieur (Dubreuil [2], Schalgrüber). Velpeau [3] a vu une masse latérale tout entière faire défaut avec l'apophyse transverse correspondante.

Le même processus ulcéreux se borne, dans d'autres cas, à fracturer, ou plus exactement à fragmenter l'atlas : car la solution de continuité n'est en rien le résultat d'une violence. L'os se trouve divisé sur un seul point (Ollivier [4]), ou il est séparé en deux (Dearden) ou plusieurs fragments (Schalgrüber). D'ail-

---

1. J. Cloquet, obs. *in* thèse de Bérard, Paris, 1829 ; Schalgrüber, obs., *ibid.*
2. Dubreuil, obs. *in* thèse de Bérard.
3. Velpeau, *Mémoire sur une altération profonde de la moelle allongée sans que les fonctions nerveuses aient été troublées : Arch. gén. de méd.*, 3º année, t. VII, p. 52.
4. Ollivier (d'Angers), *loco cit.*, obs. XXXIII.

leurs, dans ces lésions complexes tous les modes de destruction tuberculeuse s'observent réunis : raréfaction, infiltration fongueuse, résorption, nécrose avec séquestres éburnés.

3° *Axis*. — Les altérations de la deuxième vertèbre sont d'une importance capitale ; à elles sont liés particulièrement et plus directement les accidents graves de compression bulbaire.

Le corps et les surfaces articulaires présentent les lésions communes de la tuberculose. Nous avons signalé déjà la dénudation antérieure du corps, qui se rencontre quelquefois. Une excavation peut exister aussi dans l'épaisseur de ce corps, minant la base d'implantation de l'apophyse odontoïde, qui alors peut se fracturer au moindre effort (Buckley [1]). Dans une observation d'Ollivier (d'Angers) [2], le corps de l'axis avait disparu complètement, ainsi que l'arc antérieur de l'atlas ; à leur place restait un foyer rempli de matière caséeuse, comme cela a lieu dans le mal de Pott des autres régions.

Toutefois ces graves lésions sont exceptionnelles, et si le corps de l'axis est raréfié et ramolli, les altérations destructives se bornent en général à la partie supérieure de cette vertèbre et aux surfaces articulaires atloïdo-axoïdiennes : ce sont l'érosion, la destruction et le décollement des cartilages, la dénudation osseuse, l'ulcération compressive répartie inégalement, plus marquée sur l'un des côtés, ce qui constitue une autre cause d'inclinaison latérale de la tête. L'atlas se luxant presque toujours en avant sur l'axis, la région articulaire de cette dernière vertèbre, en rapport avec les masses latérales, se trouve reportée en avant sur la moitié antérieure des facettes normales, ou même en partie sur la face antérieure du corps vertébral.

Les lésions les plus graves sont celles de l'apophyse odontoïde. Ce pivot osseux, implanté sur le corps de l'axis, engainé dans son anneau ostéo-fibreux, est le centre des mouvements

1. Buckley, *loco cit.*
2. Ollivier (d'Angers), *loco cit.*, obs. XXXIII.

de rotation de la tête sur la colonne vertébrale. Il doit avoir
une certaine résistance pour supporter les efforts d'avant
en arrière, et surtout d'arrière en avant, dans les mouvements
d'extension et de flexion de la tête; il faut aussi qu'il soit soli-
dement maintenu dans l'anneau qui tourne autour de lui. Or
la tuberculose compromet tantôt la solidité de l'apophyse, tantôt celle de ses attaches.

Dans toutes les observations que nous avons passées en
revue, l'apophyse odontoïde était altérée plus ou moins profondément. On signale une dénudation, un état rugueux du
sommet de la face antérieure en rapport avec l'atlas, ou de la
postérieure en rapport avec le ligament transverse. Dans quelques cas, cette apophyse s'isole sur toute sa longueur, ayant
perdu ses attaches ligamenteuses. Son tissu est altéré, ramolli.
Souvent une ulcération de la base la détache du corps de l'axis,
et sa partie supérieure reste adhérente à sa place normale
(Teissier[1]), ou bien elle est en partie détruite; l'on n'en retrouve
plus que le sommet (Cotrel[2]); enfin elle peut avoir disparu tout
entière (Cousin[3], Yvaren[4]). On rencontre toutefois plus fréquemment cette saillie osseuse dénudée, détachée de ses ligaments, conservant sa longueur et sa forme normales. Elle jouit
alors d'une mobilité plus ou moins grande, d'avant en arrière,
ou, plus exactement, l'atlas bascule alternativement en arrière
si l'arc antérieur est détruit, ce qui est rare, ou en avant si le
ligament transverse est ramolli et détaché de ses insertions, ce
qui est fréquent. Nous allons voir que la saillie de l'apophyse
odontoïde du côté du canal rachidien constitue le danger principal de la luxation atloïdo-axoïdienne.

4° *Ligaments*. — Les ligaments qui unissent les os malades
se trouvent altérés par deux mécanismes différents. D'une part,

1. Teissier, thèse de Paris, 1841, 2° obs. personnelle.
2. Cotrel, thèse de Paris, 1872, *De l'arthrite sous-occipitale*, obs. personnelle.
3. Cousin, *Société anat.*, t. XVI, 1841, p. 235.
4. Yvaren, thèse de Paris, 1831, obs., p. 8.

ils perdent leurs insertions par suite de l'altération de la surface osseuse à laquelle ils s'appliquent; c'est ce qui se voit fréquemment pour l'apophyse odontoïde, dont le sommet dénudé se trouve détaché des ligaments solides qui l'unissent à l'occipital; d'autre part les ligaments, en contact immédiat avec les fongosités ou les foyers tuberculeux, ne tardent pas à se laisser infiltrer eux-mêmes, à se ramollir, et finalement ils disparaissent plus ou moins complètement en tant que moyens d'union. C'est ainsi qu'on assiste à la métamorphose fongueuse, à l'ulcération, à la disparition des ligaments odontoïdiens, du ligament transverse et des autres ligaments ou capsules dont le rôle n'est pas moins important.

Les déformations articulaires, les ulcérations osseuses, la destruction des ligaments font que la tête n'est plus maintenue en équilibre sur le rachis que par les parties molles périphériques, c'est-à-dire par les muscles de la nuque et de la région prévertébrale; mais ces muscles sont eux-mêmes souvent altérés par l'envahissement des fongosités et le développement des abcès froids. Les déplacements articulaires ou luxations pathologiques deviennent alors une conséquence pour ainsi dire fatale de ces désordres.

Lésions des arcs postérieurs. — Ici, comme dans les autres régions du rachis, la tuberculose peut envahir secondairement l'arc postérieur; déjà nous avons mentionné la rupture, la nécrose, la résorption de l'arc postérieur de l'atlas. On trouve aussi parfois des altérations postérieures sur le pourtour du trou occipital, sur les lames de l'axis, sur les apophyses transverses (Obs. d'Ory[1], de Dubreuil[2], d'Ollivier d'Angers[3]).

Autres localisations tuberculeuses. — Le foyer tuberculeux peut aussi s'étendre en bas sur les troisième, quatrième, cin-

---

1. Ory, *in* Delebecque, *Paraplégie cervicale dans le mal de Pott,* thèse de Paris, 1874.

2. Dubreuil, obs. *in* thèse de Bérard.

3. Ollivier (d'Angers), *loco cit.,* obs. XXXI.

quième vertèbres cervicales (Simon[1], Schalgrüber[2], Nichet[3], Sarrau[4], Mahmoud[5]). Buckley a vu un mal de Pott cervical s'étendre en haut au corps de l'axis et amener une fracture de l'apophyse odontoïde à sa base.

On a aussi mentionné l'existence simultanée d'un mal de Pott d'une autre région (Ollivier), ou même de plusieurs foyers tuberculeux distincts : mal de Pott lombaire et lésion sternale (Poupinel) ; lésion costale (Ory), etc. Ces faits établiraient, s'il en était besoin, le lien de parenté qui existe entre ces divers foyers infectieux, c'est-à-dire l'identité de leur nature tuberculeuse. Enfin, rappelons à un même point de vue que les affections tuberculeuses viscérales, et spécialement la tuberculose pulmonaire, sont loin d'être rares. Mais ces complications, importantes anatomiquement par leur signification nosographique, ne jouent ici qu'un rôle secondaire, parce qu'elles n'ont pas en général le temps de se développer, les malades étant emportés par les accidents bulbaires.

LUXATIONS PATHOLOGIQUES

Ces luxations ont été étudiées et classifiées par la plupart des auteurs qui ont écrit sur le mal sous-occipital, en particulier par Teissier et par Malgaigne, dont l'étude savante a été reproduite à peu près intégralement par ceux qui l'ont suivi. On s'est beaucoup préoccupé du changement de rapports des surfaces, du sens exact suivant lequel se fait le déplacement latéral ou antéro-postérieur. Aucune variété n'a échappé à la description ; mais ce serait se faire une idée incomplète et souvent fausse de ces déplacements pathologiques que de les comparer aux luxations traumatiques des mêmes articulations ; on peut

1. Simon, *Soc. anat.*, 1856, p. 371.
2. Schalgrüber, *loco cit.*
3. Nichet, *loco cit.*, obs. 8.
4. Sarrau, *Soc. anat.*, 1838, p. 318.
5. Mahmoud, *loco cit.*

même s'étonner que Malgaigne, avec sa logique habituelle, ait placé un chapitre des luxations pathologiques de l'occipital et de l'atlas à la suite de celui des luxations traumatiques, ou plutôt qu'il ait songé à étudier isolément l'accident luxation, à le détacher de l'ensemble des altérations pathologiques, surtout après avoir lui-même fait un reproche aux anciens auteurs de décrire la tumeur blanche sous-occipitale sous le nom de luxation.

Il n'est pas besoin de démontrer que la luxation est un phénomène consécutif et la résultante des lésions osseuses et ligamenteuses que nous avons passées en revue. Cette étude préalable enseigne que le déplacement des surfaces est complexe, qu'il n'y a pas seulement déviation de l'occipital et de l'atlas, en avant, en arrière ou latéralement, mais que les condyles sont en partie effacés, et que les masses latérales de l'atlas ont perdu de leur hauteur. Pareillement, les facettes de l'axis correspondant à ces masses se sont ulcérées et creusées par le mécanisme de la compression ; il en résulte un certain degré *d'affaissement et de raccourcissement de la région*. Ainsi s'explique cette mention fréquente dans les observations, mais qu'on n'a pas mise en relief, à savoir que l'apophyse odontoïde occupe le centre du trou occipital, ou bien que son sommet est venu se souder avec un point du pourtour de ce trou (J. Cloquet).

Les déplacements sont toujours le résultat d'une lésion destructive plus ou moins profonde de l'articulation même. Cette destruction est portée à ce point, dans quelques cas, qu'il n'y a plus d'articulation ; ce n'est plus une luxation à proprement parler, mais une véritable dislocation (Ollivier [1], Cotrel [2]) ; la tête n'est plus unie à la colonne vertébrale autrement que par les parties molles ; elle est devenue anormalement mobile dans tous les sens. Il n'en pouvait être autrement dans le fait

---

1. Ollivier, *loco cit.*, obs. XXXIII.
2. Cotrel, *De l'arthrite sous-occipitale,* thèse de Paris, 1872, obs. de Vigouroux.

d'Ollivier (d'Angers), où le corps de l'axis avait disparu en même temps que l'atlas était rompu en avant.

D'après ce qui précède, il est facile de comprendre que l'inclinaison de la tête en avant ou latéralement ne résulte pas toujours d'une luxation, c'est-à-dire d'une absence de rapports entre les parties normalement correspondantes ; la diminution de hauteur d'une masse latérale de l'atlas contribue à faire pencher la tête de ce côté ; de même l'ulcération profonde des surfaces atloïdo-axoïdiennes suffit à elle seule à produire une certaine flexion de la tête. En tout cas, la déformation articulaire se combine avec les luxations pour aboutir aux attitudes vicieuses de la tête. Sur le vivant, il y a en même temps à tenir compte des contractures musculaires, qui jouent un rôle important.

Mécanisme. — Les luxations de l'occipital sur l'atlas se produisent à peu près toujours d'une manière lente ; celles de l'atlas sur l'axis, après avoir aussi, en général, débuté lentement et progressivement, viennent souvent à s'exagérer d'une manière brusque à l'occasion d'un effort, d'un accès de toux, d'un mouvement intempestif de la tête, volontaire ou imprimé. Il n'y a pas lieu d'insister sur le mécanisme de la formation progressive des luxations de l'atlas sur l'axis. Les surfaces altérées, inclinées l'une sur l'autre par la déviation de la tête, glissent la supérieure sur l'inférieure suivant le sens de la déclivité. Ainsi donc, la tête étant déjà inclinée en avant par l'influence de son propre poids et maintenue dans cette attitude par la contracture musculaire, les condyles se portent en avant de l'atlas, et l'atlas en avant de l'axis : c'est le fait le plus commun ; mais l'atlas ne peut se porter directement en avant qu'à la suite de la destruction de l'articulation odontoïdienne. De même, le déplacement des condyles occipitaux suppose une déformation grave des surfaces de l'atlas, qui sont profondément excavées à l'état normal. Quel que soit le degré du déplacement, ces luxations pathologiques ne sont fixes que sur le vivant, où la contracture maintient la mauvaise attitude de la tête; on constate au contraire sur le cadavre que les os sont anormalement mobiles l'un sur l'autre, et à ce point qu'on peut réduire et reproduire à volonté la luxation existante.

Espèces et variétés des luxations sous-occipitales.

Avec tous les auteurs, nous distinguons la luxation occipito-atloïdienne ou luxation de l'occipital sur l'atlas, et la luxation atloïdo-axoïdienne ou luxation de l'atlas sur l'axis. Dans chaque articulation, ce sont les surfaces supérieures qui se déplacent sur les inférieures.

1° *Luxation occipito-atloïdienne.*

Le déplacement de l'occipital peut se faire en arrière, ce qui paraît fort rare, ou en avant.

A. *Luxation en arrière.* — Malgaigne rapporte cinq cas de luxation de l'occipital en arrière : un de Bertin, qui ne se souvenait pas bien exactement si la luxation s'était faite en avant ou en arrière, et trois de Sandifort; un dernier appartient à J. Cruveilhier. Nous n'insistons pas sur ces faits anciens, qui manquent de détails et qui sont peu probants quant à leur nature.

B. *Luxation en avant.* — Les observations de luxation en avant sont mieux connues et beaucoup plus fréquentes. Elles sont presque toujours unilatérales, c'est-à-dire que l'un des condyles de l'occipital se porte en avant, l'autre conservant sa position normale. Dans les cas de Meyrieu et d'Ollivier (d'Angers)[1], le condyle droit s'était porté en avant, en sorte que la

---

1. Ces deux observations sont rapportées à peu près dans les mêmes termes : « Condyle droit de l'occipital, partie correspondante de l'atlas, apophyse odontoïde profondément cariés, ligaments transverses et odontoïdiens dégénérés et ramollis. La moelle offrait une espèce d'étranglement causé par la partie postérieure et gauche du trou occipital, qui était luxé sur la première vertèbre. »(Meyrieu, *in* thèse de Bérard, et Ollivier d'Angers, *loco cit.*, obs. XXXII.) Il semble bien qu'il s'agisse du même fait pour les deux auteurs.

moitié postérieure gauche du rebord du trou occipital s'avançait vers l'axe du canal rachidien, et marquait son impression à la surface du bulbe. Une observation analogue et plus récente appartient à Bernheim.

C. *Luxation oblique.* — Lawrence rapporte un fait de luxation oblique en arrière. Il s'agissait d'un enfant de cinq à six ans dont les vertèbres sous-occipitales étaient ankylosées. « Il y avait une luxation incomplète de l'atlas à gauche, et une légère projection de la même vertèbre en avant et en haut, de telle sorte que la moitié droite et postérieure de l'anneau osseux interceptait une portion considérable du canal vertébral. Le tubercule antérieur de cette vertèbre correspondait au côté gauche de l'apophyse basilaire. L'extrémité de l'apophyse transverse du côté gauche débordait de trois quarts de pouce celle des vertèbres suivantes , tandis que les apophyses transverses droites de ces vertèbres débordaient d'un quart de pouce l'apophyse transverse correspondante de l'atlas[1]. »

Ce qui caractérise surtout les luxations occipitales en avant, c'est que la compression bulbaire est produite par la partie postérieure du pourtour du trou occipital.

2° *Luxation atloïdo-axoïdienne.*

A part une observation de Nichet dans laquelle l'atlas était luxé en arrière d'un côté seulement, observation déjà citée par Malgaigne, tous les cas que nous avons relevés, sauf un, se rapportent à la luxation en avant. Malgaigne distingue : 1° la luxation incomplète par inclinaison ; 2° la luxation bilatérale par glissement ; 3° la luxation unilatérale.

La distinction entre la luxation incomplète et la luxation complète est fort subtile et n'a point d'importance. Si l'on en

---

1. Lawrence, *Med.-chir. Transactions*, t. XIII, 2° partie, p. 387, traduit *in OEuvres chirurgicales d'Ast. Cooper*, par Chassaignac et Richelot.

veut une preuve, il suffit d'observer que dans le cas de Sédillot, présenté par Malgaigne comme un exemple de luxation incomplète, le malade mourut subitement par compression du bulbe. On peut se contenter de la distinction entre la luxation bilatérale et la luxation unilatérale, en ajoutant que l'une et l'autre se voient à tous les degrés complètes et incomplètes, c'est-à-dire avec une déviation et un rétrécissement très variables du canal rachidien.

La *luxation bilatérale* est le plus souvent à peu près directement antérieure ; parfois l'atlas se porte un peu plus à droite (Dubreuil) ou à gauche (Lawrence, Shaw). La *variété unilatérale* siège à droite (Comin, Handside), ou à gauche (Nichet, Teissier) ; elle ne se produit qu'à la condition que l'articulation du côté opposé soit saine, tandis que dans le cas précédent les lésions atloïdo-axoïdiennes sont bilatérales.

Qu'elle existe des deux côtés ou d'un seul, cette luxation n'a lieu qu'à la faveur de l'une ou l'autre de ces deux conditions anatomiques : ou bien l'apophyse odontoïde est fracturée à sa base et détruite plus ou moins complètement, ou bien son articulation est disloquée par le ramollissement et la rupture des ligaments transverse et odontoïdiens. Cette distinction n'est pas sans importance, attendu que si l'apophyse odontoïde persiste avec ses dimensions ordinaires et se porte en arrière vers le canal rachidien, elle *barre* ce canal, suivant l'expression de Sédillot, et elle se rapproche beaucoup de l'arc postérieur de l'atlas, comme nous le verrons en parlant des rétrécissements du canal ; c'est elle qui cause la mort par compression du bulbe.

Au contraire, lorsque l'apophyse odontoïde a disparu, ou lorsque, par suite de sa fracture, elle a suivi l'arc antérieur de l'atlas dans son déplacement en avant, le rétrécissement rachidien est beaucoup moindre, et c'est alors l'arc postérieur de l'atlas qui vient se mettre en contact d'arrière en avant avec le bulbe, en le comprimant plus ou moins violemment. Ce dernier cas, du reste, est de beaucoup le plus rare , et

la compression par l'apophyse odontoïde est presque toujours incriminée dans les observations.

En même temps que l'apophyse odontoïde est luxée en arrière, il n'est pas rare qu'elle s'élève vers le trou occipital par
suite de l'écrasement ou de l'ulcération des masses latérales
de l'atlas. Dans l'observation de Lawrence, « la base du crâne
présentait une saillie du côté droit et en avant du trou occipital. Cette saillie était recouverte et égalisée par la dure-mère,
et on ne tarda pas à s'apercevoir que c'était l'apophyse odontoïde de la deuxième vertèbre. » Une mention analogue se retrouve dans un grand nombre d'observations. Cette ascension
de l'apophyse odontoïde vers la cavité crânienne présente un
autre intérêt que celui du fait anatomique en lui-même. La
limite inférieure du bulbe correspond en avant à la partie supérieure de l'apophyse odontoïde ; à mesure que cette saillie
osseuse s'élève, elle se trouve en rapport avec une partie
du bulbe dont la compression est considérée comme la plus
dangereuse par les physiologistes, la partie supérieure de cet
organe. Nous verrons plus tard que cette compression se traduit cliniquement d'abord par des paralysies du mouvement
et de la sensibilité qui se localisent parfois sur un seul côté,
mais qui en tout cas présentent généralement une prédominance marquée d'un côté ou de l'autre. Tantôt l'anesthésie
atteint les mêmes parties que la perte des mouvements, tantôt
ces deux phénomènes occupent un côté différent. Les détails
donnés par les observations sur le siège exact des points comprimés ne sont pas suffisants pour nous permettre d'analyser
les rapports qui existent entre les dispositions anatomiques et
les variétés symptomatiques. Le mal sous-occipital est cependant
l'une des rares affections où la compression médullaire donne
souvent lieu à des phénomènes hémiplégiques. Il y a là une
question intéressante de physiologie pathologique à éclaircir,
et quelques faits étudiés avec soin suffiraient pour atteindre
le but.

Il existe encore d'autres variétés de déplacements que ceux que nous avons indiqués. Nichet a rapporté un cas de luxation unilatérale droite de l'atlas en arrière sur l'axis ; Sarrau, un fait de luxation par rotation. « La masse latérale droite s'était portée en avant, tandis que la gauche était en arrière, à une ligne de l'apophyse mastoïde[1]. »

Enfin les deux articulations sous-occipitales peuvent être luxées simultanément (Lawrence, Bernheim) ; l'occipital se déplace en avant sur l'atlas, et celui-ci en avant sur l'axis.

Fréquence relative des variétés de luxations.

Sur 52 observations rassemblées par nous, 32 fois la luxation était nettement indiquée ; mais on peut affirmer que cette proportion est inférieure à la réalité ; dans un certain nombre de faits publiés, la description anatomique manque de précision ; on n'a pas eu en vue spécialement la situation des surfaces articulaires. Voici comment se répartissent les 32 cas rapportés :

1° Luxation occipito-atloïdienne, 3 ;

2° Luxation atloïdo-axoïdienne, 27, dont : ....
- 19 directement en avant ;
- 1 obliquement à droite ;
- 2 obliquement à gauche ;
- 4 unilatérales en avant ;
- 1 unilatérale en arrière ;

3° Luxation double, 2.

De l'ankylose et du rétrécissement du canal rachidien.

Sans nous arrêter à décrire les phénomènes de réparation des lésions osseuses, disons seulement que le seul mode de terminaison heureuse que l'on puisse espérer dans presque

1. Sarrau, *Bull. de la Soc. anat.*, 1838, p. 318.

tous les cas est l'ankylose des articulations malades. Cette ankylose n'est pas un fait extrêmement rare, puisque déjà, en 1841, Teissier en avait réuni vingt-huit cas authentiques dans sa thèse[1]. Depuis lors un certain nombre de cas nouveaux ont été publiés, parmi lesquels ceux de Paget et de Shaw sont restés les plus remarquables.

L'ankylose peut être partielle, indiquant alors presque toujours une réparation incomplète, et se bornant, par exemple, à l'une des masses latérales, à l'apophyse odontoïde, etc. D'autres fois, elle fixe non seulement les articulations sous-occipitales, mais aussi lés vertèbres cervicales situées plus bas (Simon).

Un point à mettre en relief est celui du rétrécissement qui peut atteindre le canal rachidien, d'où découle un aplatissement considérable du bulbe, compatible cependant avec la vie. Les faits les plus probants à cet égard sont ceux d'anky-lose osseuse avec un déplacement énorme, avec une luxation de l'atlas sur l'axis, par exemple, dans laquelle l'apophyse odontoïde portée en arrière amène un rétrécissement très marqué du canal rachidien ; on peut mesurer alors le degré d'étroitesse de ce canal. La chose est beaucoup moins évidente lorsque la soudure osseuse fait défaut, car la mobilité des os sur le cadavre ne permet pas de reproduire exactement ce qui existait durant la vie.

Déjà Daubenton avait décrit une pièce remarquable déposée au Muséum du Jardin des plantes : « La seconde vertèbre du cou a été déplacée et poussée si loin en arrière qu'il ne reste qu'un intervalle de trois lignes entre l'apophyse odontoïde et l'arc postérieur de l'atlas. Cette vertèbre est en même temps

---

1. Les faits que comprend cette statistique ne se rapportent certainement pas tous à la tuberculose. Un certain nombre sont du domaine du rhuma-tisme ou de toute autre maladie. Cependant il en découle un intérêt qui est à peu près le même, quelle qu'en soit l'origine, à savoir le degré de rétrécissement du canal vertébral qui est compatible avec la vie. C'est à ce titre qu'ils méritent d'être rappelés ici.

inclinée à droite. On conçoit facilement le mécanisme de cette
luxation. Mais quand le canal vertébral a été tellement rétréci
et la moelle épinière si fortement comprimée, il est surprenant
que le malade ait pu vivre assez longtemps pour permettre à
l'ankylose de s'établir [1]. » Une observation de Paget, réduite
elle aussi malheureusement à la description d'une pièce anatomique qui fut trouvée dans un cimetière d'Aberdeen, sans
aucun renseignement, nous montre des détails non moins
extraordinaires que la précédente. Certains points des os présentaient des orifices vasculaires dilatés ; l'apophyse odontoïde,
dont la surface était rugueuse, se trouvait recouverte, ainsi
que le corps de l'axis, d'une couche irrégulière d'hyperostose.
Outre ces traces d'un travail inflammatoire long, il y avait
une luxation de l'atlas sur l'axis, luxation fixée par une solide
ankylose. « L'axis, comme entièrement détaché de ses rapports naturels, a été reporté en arrière avec une légère déviation vers la gauche, de telle sorte que son apophyse odontoïde est très rapprochée de la partie postérieure de l'atlas.
L'espace intérieur de l'anneau de l'atlas est ainsi divisé par
l'apophyse odontoïde déplacée et par le corps de l'axis en deux
parties inégales. La partie antérieure forme un quadrilatère
irrégulier, un peu plus large que celui qu'occupe d'habitude
le corps de l'axis ; il mesure sept lignes d'avant en arrière. On
ne peut déterminer ce qui remplissait cet espace, en dehors des
vestiges des ligaments allant de l'apophyse odontoïde à l'occipital. La division postérieure de l'anneau de l'atlas, à travers
laquelle passait nécessairement la partie supérieure de la moelle
avec ses enveloppes et les vestiges du ligament vertébral postérieur, est de forme allongée, transversalement ovalaire ou
plutôt réniforme. Elle mesure sur la ligne médiane, c'est-à-dire
de l'apophyse odontoïde à l'arc postérieur, deux lignes et demie,

---

1. Daubenton, *Histoire nat. gén. et particul. avec description du cabinet du roi*,
t. III, p. 199, cité *in* traduction des *Œuvres d'Ast. Cooper* par Chassaignac et
Richelot, p. 198.

et, de chaque côté, du corps de l'axis au même arc postérieur, trois lignes au plus[1]. » Dans un fait antérieur de Handside[2] « l'espace qui logeait la portion inférieure de la moelle allongée et qui était compris entre l'apophyse odontoïde et l'arc postérieur de l'atlas, était réduit sur la ligne médiane à deux lignes, tandis qu'à droite de ce point, où se trouvait réellement la moelle allongée, il n'excédait pas trois lignes deux tiers par son diamètre antéro-postérieur. » Deux autres observations de Lawrence[3] et de Shaw[4] diffèrent peu des précédentes. Les détails cliniques manquent dans toutes ces descriptions, et il est à peu près certain qu'il ne s'est pas toujours agi de tuberculose vertébrale. Mais l'intérêt de ces pièces n'en persiste pas moins, car elles montrent qu'une longue survie est possible avec un rétrécissement énorme du canal rachidien et avec une compression évidente de la moelle allongée. On peut en conclure que pour amener la mort il faut que la compression survienne brusquement, ou soit subitement exagérée, ou encore qu'elle se complique de lésions inflammatoires ; toute la gravité du mal n'est donc pas dans la luxation, bien que celle-ci soit la cause la plus fréquente de la mort instantanée ; elle est aussi dans l'envahissement des organes essentiels à la vie par des lésions tuberculeuses. L'existence de fongosités et d'abcès tuberculeux dans le canal rachidien sont des complications fréquentes et redoutables, ainsi qu'on va le voir.

ABCÈS FROIDS ET LÉSIONS DES PARTIES MOLLES

Le foyer tuberculeux, ou plutôt les foyers tuberculeux, car il en existe le plus souvent plusieurs plus ou moins liés entre eux, ont ici, comme dans les autres articulations, des pro-

1. J. Paget, *Med.-chir. Trans.*, t. XXXI, p. 285, 1848.
2. Handside, *Edinburg Med. and surg. j.*, april 1840.
3. Lawrence, *loco cit.*
4. Al. Shaw, *Med.-chir. Trans.*, t. XXXI, p. 289, 1848.

longements directs, des diverticules, autrement dit des abcès froids.

Ces collections peuvent se développer en dehors de la colonne vertébrale, ou du côté du canal rachidien et de la cavité crânienne. Les abcès *extra-rachidiens*, qui sont de beaucoup plus communs, se développent plus souvent en avant; ils soulèvent la paroi postérieure du pharynx, descendent plus ou moins bas au-devant de la colonne cervicale, quelquefois même ils pénètrent dans la cavité thoracique. (*V.* fig. 34, p. 301.) Ils s'ouvrent en général dans le pharynx, après avoir occasionné des troubles de la déglutition et de la respiration. Un autre groupe d'abcès symptomatiques est postérieur et occupe la région de la nuque, sur les parties latérales ou sur la partie médiane.

Les abcès *intra-rachidiens* siègent surtout à la partie antérieure du canal rachidien; tantôt ils se limitent à la région malade et contribuent pour leur part à repousser le bulbe d'avant en arrière; tantôt ils se développent en bas ou en haut dans le canal rachidien; en bas ils peuvent descendre jusqu'à la quatrième ou à la cinquième vertèbre cervicale; en haut ils soulèvent la dure-mère au-devant du trou occipital, sur la gouttière basilaire, et parfois ils traversent cette membrane pour se mettre en rapport direct avec les organes nerveux en affectant alors des dispositions singulières. Dans un cas de Wannebrouck[1], un abcès intra-rachidien communiquait avec la cavité du quatrième ventricule.

On a observé aussi quelquefois les deux variétés d'abcès *extra* et *intra-rachidiens* sur le même sujet; cela s'explique par une communication naturelle, constituée par le foyer osseux ou articulaire qui leur sert d'origine (Dufour[2]). Cependant il n'en est pas toujours ainsi : Simon, dans un cas de mal cervical supérieur où il y avait des lésions des quatre premières vertèbres du cou, trouva en arrière du pharynx trois poches con-

1. Wannebrouck, *Bull. de la Soc. anat.*, 1859.
2. Dufour, *Bull. de la Société anatomique*, 1852.

tenant de la matière caséeuse. « Un quatrième abcès occupait la partie antérieure et supérieure du canal rachidien. Il commençait sur l'apophyse basilaire, à 2 centimètres au-devant du trou occipital, et s'étendait en bas jusqu'au corps de la quatrième vertèbre cervicale, sur les parties latérales duquel il se bifurquait pour se réunir sur la face postérieure du cinquième, envoyant des prolongements vers les trous de conjugaison sans les traverser... Il communiquait avec les poches antérieures par le trou condylien antérieur. Le bulbe rachidien n'offrait aucune lésion, son arachnoïde avait une teinte grisâtre. » Notons que pendant la vie on avait observé « une paralysie motrice presque complète de la langue, une flétrissure du tiers antérieur de cet organe, et un bredouillement considérable », phénomènes en rapport avec une altération de l'hypoglosse. Ce fait montre qu'on peut rencontrer dans le mal sous-occipital les dispositions anatomo-pathologiques les plus imprévues.

Des abcès ganglionnaires du cou ont été signalés chez des individus atteints de mal sous-occipital. L'envahissement tuberculeux du système lymphatique peut alors avoir son origine dans le foyer sous-occipital. Les observations publiées font souvent mention d'engorgements ganglionnaires qui paraissent avoir eu cette origine (obs. de Sédillot, etc.). Mais on sait que les tubercules ganglionnaires sont fréquents au cou, sans qu'on leur trouve une origine évidente dans le territoire lymphatique correspondant. Il peut donc y avoir tantôt simple coïncidence, tantôt rapport de cause à effet entre la lésion ostéo-articulaire et l'adénite tuberculeuse.

La tuberculisation par infection de voisinage peut, d'un autre côté, s'étendre aux méninges; mais c'est un fait rare. Nous n'avons rencontré que deux fois, sur une cinquantaine d'observations, la mention de tubercules méningés (Dariste, Sarrau). Peut-être les recherches anatomo-pathologiques n'ont-elles pas été portées avec assez de soin dans cette direction.

Au contraire, l'existence de tubercules pulmonaires a été constatée un grand nombre de fois. Nous ne revenons pas sur les autres manifestations viscérales ou extérieures dont nous avons indiqué la coïncidence.

Lésions méningées et médullaires. — La dure-mère est, à l'état normal, très adhérente au pourtour du trou occipital, à l'apophyse odontoïde et à ses ligaments. Aussi cette membrane doit-elle partager forcément les états pathologiques des ligaments odontoïdiens. Lorsque ceux-ci sont ramollis et détruits par l'envahissement tuberculeux, la dure-mère, qui ne forme avec eux qu'une seule couche fibreuse, se trouve également infiltrée ; il y a d'abord de la pachyméningite externe spécifique, et plus tard on trouve des épaississements, des fausses membranes à sa face interne (Ollivier [d'Angers], obs. XXXIV et XXXI, Ory, Porak, etc.); mais ordinairement on ne constate rien d'anormal dans la cavité arachnoïdienne.

Dans la luxation de l'atlas en avant, la projection en arrière de l'apophyse odontoïde produit une lésion spéciale de la dure-mère, je veux dire une perforation de cette membrane en partie d'origine mécanique. A un premier degré, en effet, l'apophyse odontoïde proémine en arrière, en soulevant la dure-mère ; si alors on enlève l'encéphale et le bulbe, et qu'on imprime à la tête un mouvement de flexion, on voit que la compression subie par la moelle allongée est médiate et qu'elle se fait par l'intermédiaire des plans fibreux méningés et ligamenteux qui revêtent l'apophyse en arrière. A un second degré, la tête de l'os se montre à nu dans le canal rachidien à travers une perforation méningienne. Dans ce dernier cas, l'apophyse odontoïde se trouve pendant la vie en contact direct avec la face antérieure du bulbe, revêtue seulement de sa pie-mère. C'est alors surtout qu'elle marque son impression sur la substance nerveuse, creusant à sa surface une dépression plus ou moins profonde. Sédillot et Poupinel ont rapporté chacun un exemple de perforation de la dure-mère.

Quant aux lésions bulbaires, les observations sont peu explicites en général, et les recherches histologiques font entièrement défaut. Un certain nombre d'auteurs spécifient que la moelle allongée ne présente aucune lésion apparente. La compression du bulbe étant produite ordinairement par l'apophyse odontoïde projetée en arrière, mais quelquefois aussi par l'arc postérieur de l'atlas et même par le rebord postérieur du trou occipital porté en avant, on reconnaît les traces de cette compression à la surface du bulbe, soit en avant sur les pyramides ou les olives, soit en arrière dans les points correspondant aux os déplacés. Velpeau a vu à l'autopsie le bulbe séparé de la protubérance par une zone de ramollissement diffluent comprenant en avant toute l'épaisseur des pyramides et en arrière une couche de tissu nerveux un peu moins épaisse [1]. Guersant et Yvaren ont observé un épanchement de sang à la surface de la moelle allongée. « Au niveau de l'atlas, dit Guersant, la moelle présente un épanchement sanguin du volume d'un pois, long de cinq à six lignes, autour duquel la substance nerveuse était un peu ramollie. » Ces auteurs pensent que dans ce cas la mort, qui était survenue soudainement avec des signes d'étouffement, avait été causée par l'apoplexie de la moelle épinière.

L'altération le plus communément observée est le ramollissement de la substance nerveuse ; tantôt le foyer est borné au point comprimé, tantôt il est étendu à la totalité du bulbe ainsi qu'aux régions nerveuses voisines. Quant à la signification anatomique de ce ramollissement, on ne la connaît pas bien, et on ignore si c'est un ramollissement tuberculeux ou inflammatoire.

Enfin les racines nerveuses émanées du bulbe et les nerfs correspondants, au moment où ils traversent les trous de con-

---

1. Velpeau, *loco cit.* : *Arch. gén. de méd.*, 3ᵉ année, t. VII, p. 52. — Dans cette observation les symptômes observés pendant la vie n'avaient pas été en rapport avec les altérations anatomiques constatées après la mort.

jugaison, peuvent être altérés de bonne heure par le contact des fongosités ou des abcès. Nous avons indiqué le rapport singulier que l'hypoglosse affectait dans un cas avec un trajet d'abcès froid qui le comprimait dans le trou condylien. Les premières paires cervicales, qui sont le siège de névralgies précoces, se trouvent bien plus souvent atteintes. Pierret a signalé la compression du nerf sous-occipital du côté droit dans son trou de conjugaison : ce nerf était altéré dans sa structure ; la myéline des tubes était fragmentée ou avait disparu ; ailleurs les noyaux de la gaine formaient des amas en certains points et se coloraient vivement par le carmin ; en un mot, le nerf avait subi la dégénérescence wallérienne.

ÉTIOLOGIE

On observe le mal sous-occipital surtout chez les adolescents et les adultes jeunes. Il se rencontre encore chez les enfants et chez les adultes jusqu'à quarante ans ; au delà de cet âge il devient rare. Une statistique de 37 cas se répartit d'après l'âge de la manière suivante : de trois à dix ans, 5 cas ; de dix à quinze ans, 3 cas ; de quinze à vingt ans, 8 cas ; de vingt à vingt-cinq ans, 9 cas ; de vingt-cinq à trente ans, 3 cas ; de trente à quarante ans, 5 cas ; au delà de quarante ans, 4 cas. On rencontre environ deux hommes contre une femme. Quelques auteurs ont recherché dans la profession des malades des circonstances prédisposantes. On a dit, par exemple, que les individus ayant l'habitude de porter des fardeaux sur la tête étaient exposés plus particulièrement aux affections sousoccipitales. Mais c'est là une vue de l'esprit qui n'est pas justifiée par l'examen des faits. On ne peut non plus invoquer l'influence ni des traumatismes locaux, ni des entorses, ni du froid. A part l'âge, qui est celui auquel la tuberculose est la plus commune, les notions étiologiques font absolument défaut. Si, dans quelques cas, il s'agit d'individus prédisposés par d'autres manifestations tuberculeuses antérieures ou par l'hérédité, souvent on ne retrouve aucun antécédent tuberculeux, et l'affection sous-occipitale survient primitivement chez des individus de la plus belle apparence.

SYMPTOMES

Le mal sous-occipital se traduit par deux ordres de symptômes : des troubles ostéo-articulaires d'une part, et de l'autre des troubles variés du côté des centres nerveux.

Les phénomènes ostéo-articulaires sont en général les premiers, et ils existent seuls plus ou moins longtemps ; ils se développent avec une lenteur variable, mais leur ensemble affecte une grande analogie dans la plupart des cas. Les symptômes dépendant des centres nerveux, au contraire, diffèrent d'un malade à l'autre ; ils apparaissent quelquefois presque au début de la maladie ; le plus souvent ils se montrent tardivement ; tantôt leur marche est lentement progressive jusqu'à la mort, tantôt elle est interrompue par des améliorations passagères, et surtout par une aggravation rapide ou subite qui entraîne la terminaison fatale. Dans quelques cas, un malade qui n'avait éprouvé jusque-là aucun phénomène nerveux, aucune paralysie, aucun trouble respiratoire ou cardiaque, tombe subitement frappé de mort par suite d'une compression du bulbe. Examinons d'abord ces deux ordres de symptômes, nous verrons ensuite les combinaisons variées auxquelles ils sont soumis dans leur marche. Mais auparavant rappelons que l'état général doit attirer l'attention à toutes les périodes ;

de lui dépend l'évolution plus ou moins rapide des lésions et par suite des symptômes, c'est-à-dire une terminaison heureuse ou fatale. Pourtant on ne doit pas oublier que les malades succombent d'habitude à des accidents locaux, aux troubles nerveux, et non à une infection générale de l'organisme, septicémie chronique ou tuberculose, comme il arrive dans les arthrites de même nature. C'est là un caractère particulier au mal sous-occipital. Par conséquent, ce sont les troubles locaux qui doivent nous occuper plus spécialement.

SYMPTOMES OSTÉO-ARTICULAIRES

L'affection débute ordinairement par des douleurs locales ou irradiées et par une gêne des mouvements de la tête, entraînant assez vite une attitude vicieuse. Peu de temps après, il s'ajoute un certain degré d'empâtement et de tuméfaction de la région sous-occipitale.

La douleur est spontanée ou provoquée. La douleur spontanée se localise, tantôt dans un point qui correspond directement aux organes atteints, à la partie supérieure de la nuque, dans la fossette sous-occipitale ou sur les côtés et au-dessous des apophyses mastoïdes, tantôt dans une région plus éloignée. Ce sont dans ce dernier cas des douleurs névralgiques par irradiation ; elles s'accusent en haut du côté de la tête ou en bas dans le cou et les épaules : céphalalgie pariétale d'un seul côté ou des deux, céphalalgie temporale, temporo-pariétale, temporo-occipitale, douleur névralgique sur les côtés du cou, sur une épaule, au niveau du larynx, etc. La disposition des nerfs de la région, celle du grand nerf sous-occipital qui se répand dans les téguments de la moitié postérieure de la tête, celle des branches cutanées du plexus cervical qui descendent sur le cou, sur la partie supérieure du thorax et sur les épaules, expliquent suffisamment les localisations variées des douleurs névralgiques. Leur pathogénie est la même que celle des douleurs en ceinture et de la sciatique simple ou double dans le mal de Pott ; elles proviennent d'une compression exercée sur les troncs nerveux dans les trous de conjugaison par les fongosités spécifiques, et quelquefois d'une véritable névrite.

La douleur spontanée n'a rien de caractéristique ; elle est même souvent rapportée d'abord à une tout autre cause que le mal sous-occipital, et c'est là une source d'erreurs assez fréquentes. Au contraire, la douleur provoquée par une exploration méthodique de la région malade donne des indications plus précises pour déterminer le siège véritable de l'affection. En exerçant successivement avec le doigt une pression modérée sur les différents points du cou, on arrive à délimiter un ou plusieurs centres plus spécialement douloureux. Ces centres siègent dans la fossette sous-occipitale, sur la saillie presque toujours appréciable de l'apophyse épineuse de l'axis ; d'autres fois sur les côtés au niveau des apophyses transverses de l'atlas et de l'axis, au-dessous de l'apophyse mastoïde. Mais nous ne pouvons que répéter ici ce que nous avons dit ailleurs : cette exploration doit être faite avec soin ; il est nécessaire de la répéter un certain nombre de fois avant d'en tirer une conclusion. On portera ensuite le doigt explorateur au fond du pharynx, au-devant de l'atlas et de l'axis, en recherchant si la pression y est douloureuse. Souvent, outre la douleur, le toucher pharyngien révèle déjà des signes physiques : de l'empâtement, de la tuméfaction.

En même temps que survient la douleur, dont les manifestations sont d'ailleurs variables, et quelquefois avant toute manifestation douloureuse, la tête perd une partie de ses mouvements. Une contracture réflexe de certains groupes musculaires fixe plus ou moins sa position. Tout à fait au début, cette contracture diminue seulement l'étendue des mouvements de flexion ou de rotation de la tête ; plus tard elle les abolit. La tête, devenue plus ou moins rigide, se maintient droite ou inclinée latéralement, en flexion ou en extension, selon les muscles dont la contracture prédomine. Ce torticolis, qui peut durer plus ou moins longtemps, ne doit pas être confondu avec la déviation des luxations pathologiques, qui ne survient que plus tard.

Lorsque, en imprimant des mouvements à la tête, on veut forcer la résistance musculaire, on éveille une douleur vive. Dans certains cas, en faisant cette exploration, la main sent des craquements articulaires sous-occipitaux. Le sujet se tient dans une attitude particulière ; au début, alors qu'il peut encore se permettre quelques mouvements peu étendus, il paraît seulement affecter un *air guindé ;* pendant la marche, la tête n'oscille plus à chaque pas de l'un et de l'autre côté, pour le maintien de l'équilibre du corps ; elle est fixée au-dessus du tronc et ne se meut qu'avec lui. Dès que la douleur devient un peu plus prononcée, le malade se met à marcher avec précaution ; il évite les secousses des pas successifs en fléchissant les hanches et les genoux. Lorsqu'il veut regarder de côté, ses yeux seuls se dévient, la tête restant immobile. S'il a besoin de voir par derrière, il se retourne tout d'une pièce, comme une statue. Pour toucher le sol avec la main, il fléchit les hanches et les genoux sans incliner en avant le tronc, qui s'abaisse sans se plier.

La gêne des mouvements de la tête et son attitude rigide ne sont pas propres au mal sous-occipital ; on les observe dans le torticolis musculaire, dans les arthrites rhumatismales du cou ; mais alors elles ont une marche différente. Après avoir atteint leur maximum d'intensité dans les premiers jours, elles décroissent un peu plus tard, ou, si elles persistent, elles prennent une autre forme. La raideur et la douleur de l'affection tuberculeuse débutent au contraire le plus souvent d'une manière sourde et insidieuse et s'accroissent progressivement ; leur aggravation conduit à la perte totale des mouvements, ce qui n'arrive pas dans le torticolis musculaire.

A ces troubles fonctionnels s'ajoute bientôt une déformation de la région sous-occipitale. Il se produit un empâtement, une tuméfaction large et mal limitée à la partie supérieure du cou, immédiatement au-dessous de l'occipital. Les parties molles sont soulevées et en même temps plus tendues. La fossette de la nuque est comblée ; on ne sent plus les deux reliefs musculaires arrondis qui la bordent de chaque côté.

Les apophyses épineuses de l'axis, des troisième et quatrième vertèbres cervicales, que le doigt distingue assez bien à l'état normal, échappent complètement à l'exploration. Plus tard on verra reparaître la saillie de l'apophyse épineuse de l'axis, mais ce sera alors un signe de la déviation pathologique de l'atlas en avant.

Toutes les parties tuméfiées sont devenues plus douloureuses à la pression. Le foyer principal de la douleur se trouve en général au-dessous de l'occipital, dans la fossette de la nuque ; mais les saillies des apophyses épineuses et transverses sont aussi plus sensibles. Pareillement, on peut encore constater dans le pharynx un empâtement anormal ; le toucher et la vue le révèlent alors même qu'il n'y a pas encore d'abcès tuberculeux.

L'apparition des signes physiques précédents, tuméfaction douloureuse de la nuque et du pharynx jointe aux troubles fonctionnels, ne laisse en général aucune incertitude sur la nature du mal. Cependant la physionomie du début est sujette à quelques variétés utiles à connaître. C'est ainsi, par exemple, que les douleurs initiales, les douleurs névralgiques, la céphalalgie peuvent se présenter avec une acuité extraordinaire, capable de détourner l'attention. Ces douleurs sont assez vives pour condamner le sujet à un repos absolu et pour empêcher tout sommeil. La gêne des mouvements du cou peut paraître alors un fait accessoire, et ce n'est qu'à la condition de rechercher les signes locaux, l'empâtement sous-occipital, la douleur à la pression au niveau de l'atlas, et les signes pharyngiens, qu'on arrive à être éclairé.

Après un temps variable, au delà de trois ou quatre
mois, la plupart des phénomènes précédents s'aggravent et de
nouveaux signes se montrent. Cependant on voit assez communément disparaître les névralgies du début d'une manière
définitive ou temporaire. Les mouvements de la tête ne se font
plus volontairement; le malade les évite avec un tel soin qu'il
appréhende tout changement de position. S'il est obligé de se
lever ou de se coucher, il s'y prend avec une précaution extrême,
soutenant sa tête avec ses mains, et, s'il est paralysé des membres supérieurs, il réclame le concours attentif d'un aide pour
que la tête suive exactement les mouvements du tronc. Le poids
même de la tête dans la station verticale devient un fardeau
gênant; le malade sent qu'elle est mal fixée, il en vient à ne
plus supporter ni la marche, ni la station, sans que sa tête soit
soutenue avec les mains ou avec un appareil. Plus tard enfin
il reste couché dans un décubitus indifférent, ou constamment
le même, d'habitude sur le dos, rarement sur le côté.

C'est à ce moment que se produisent les luxations pathologiques et qu'apparaissent les abcès tuberculeux. On a vu plus
haut (p. 277) le mécanisme des luxations pathologiques. Rappelons seulement qu'elles se font lentement et progressivement,
au fur et à mesure que les lésions destructives s'accroissent.
Durant cette évolution, la tête prend une attitude de plus en
plus vicieuse, qui invite à chercher les nouveaux rapports des
os entre eux.

Les luxations de l'occipital en arrière n'ont été observées
qu'un petit nombre de fois, et seulement à l'autopsie. Les faits
de luxation du même os en avant manquent aussi de détails
cliniques, en sorte que la description qui va suivre se rapporte
exclusivement à la *luxation de l'atlas en avant.*

Le premier signe de luxation de l'atlas en avant est la flexion
de la tête; mais ce n'est pas une flexion simple comme celle
qu'exécute normalement un individu se tenant debout. Dans
la luxation, en même temps que le menton s'abaisse vers le

sternum, il se projette en avant d'une manière sensible. Il n'y a pas seulement flexion, il y a flexion de la tête et projection du menton. De plus, cette déviation n'est le plus souvent pas directement antérieure, elle est combinée avec un certain degré d'inclinaison latérale à droite ou à gauche ; tantôt c'est une déviation en avant qui prédomine, tantôt c'est la déviation latérale. La tête se porte en avant et de côté, mais sans rotation bien marquée. L'inclinaison latérale isolée se rencontre aussi quelquefois. Dans le torticolis du muscle sterno-mastoïdien, quelle qu'en soit la cause, paralysie, contracture ou rétraction, la projection de la face en avant fait défaut, et la rotation indiquée par la déviation du menton vers l'une des clavicules est beaucoup plus marquée. La déviation propre au mal sous-occipital ne ressemble pas non plus au torticolis musculaire postérieur. Il suffit pour le moment d'affirmer cette distinction, sur laquelle nous reviendrons à propos du diagnostic.

L'attitude de la tête, c'est-à-dire le sens de sa déviation, indique, en règle générale, le sens dans lequel l'atlas s'est déplacé sur l'axis. L'inclinaison de la tête en avant est en rapport avec une luxation antérieure de l'atlas; si l'inclinaison, au lieu d'être directement antérieure, se fait obliquement en avant et latéralement, on est en présence d'un déplacement osseux plus marqué d'un côté que de l'autre. Cependant nous avons trouvé quelques observations, vérifiées par l'autopsie, dans lesquelles la règle précédente n'était pas observée. C'est ainsi que dans un fait d'Ollivier (d'Angers)[1], où pendant la vie la tête était renversée en arrière, il fut démontré à l'autopsie qu'il n'y en avait pas moins une luxation en avant de l'atlas sur l'axis. Les exceptions de ce genre sont tout à fait rares.

Les signes physiques de la luxation de l'atlas en avant sont fournis par le toucher pharyngien et l'exploration de la nuque. Le doigt peut sentir dans le pharynx la saillie antérieure que

1. Ollivier (d'Angers), *loco cit.*, obs. XXXIV.

fait l'arc antérieur de l'atlas au-devant de l'axis ; mais souvent
aussi le résultat de cette recherche est obscur, parce que l'empâtement des parties molles ou un abcès rétro-pharyngien
masque l'état du squelette. Le toucher pharyngien est d'ailleurs en général fort pénible pour le malade, et, à une période
avancée de l'affection, il n'est même pas sans danger ; on ne
doit le pratiquer qu'avec une grande réserve, car un mouvement involontaire du malade, provoqué par la douleur, pourrait occasionner un déplacement fatal.

L'examen du cou à l'extérieur est au contraire facile. En
suivant de bas en haut la série des apophyses épineuses, on
trouve que supérieurement, au lieu de s'enfoncer dans l'épaisseur des muscles de la nuque, comme à l'état sain, elle est
anormalement superficielle. Malgré l'empâtement de la nuque,
l'apophyse de l'axis est sentie aisément ; elle paraît rapprochée
de la protubérance occipitale externe ; autrement dit, l'occipital, qui a suivi l'atlas, paraît déplacé en avant relativement à
l'axis. Chez un certain nombre de malades, la constatation de
ce signe démontre à elle seule l'existence d'une luxation sous-
occipitale en avant ; elle aide en tout cas à interpréter la déviation de la tête que l'on observe en même temps.

ABCÈS TUBERCULEUX

Les abcès froids sont moins fréquents dans le mal sous-occipital que dans la tuberculose des autres régions du rachis : ce
qui s'explique surtout par ce fait que le mal sous-occipital
évolue plus rapidement et que les malades meurent avant que
les foyers tuberculeux aient projeté leurs diverticules vers
l'extérieur. Sur 40 observations dans lesquelles l'histoire clinique des malades présente des détails suffisants, 11 fois il est
fait mention d'abcès froids, mais dans 3 cas il s'agit d'abcès
ganglionnaires qui probablement n'étaient pas consécutifs à la
tuberculose sous-occipitale et qui n'avaient avec elle d'autre

rapport qu'une origine commune, l'infection tuberculeuse. Il
reste   abcès froids en rapport direct avec les lésions ostéo-

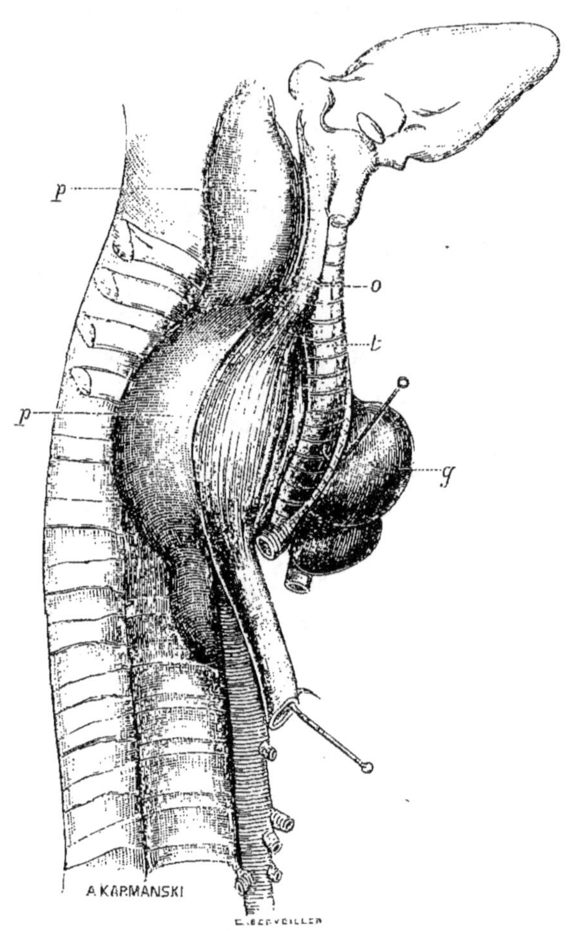

Fig. 34. — Abcès tuberculeux prévertébral à poches multiples, *p, p*, provenant d'un mal
sous-occipital. Il pénètre dans le thorax en refoulant l'œsophage, *o*, et la trachée, *t*.
La trachée a été comprimée entre cet abcès et deux gros ganglions caséeux, *g*, au point
que le sujet est mort d'asphyxie rapide. (Voir obs. VIII, p. 322.)

articulaires : 5 abcès rétro-pharyngiens, et 3 abcès de la région cervicale postérieure. Parmi ces trois derniers, un s'ouvrit
spontanément (Schalgrüber), un fut ouvert par le bistouri

(Wannebroucq), le troisième (Nichel) fut seulement noté pendant la vie, et son existence fut vérifiée à l'autopsie. Les abcès rétro-pharyngiens sont plus communs; les rapports de voisinage que le pharynx affecte avec les articulations atteintes devaient le faire prévoir. Ces abcès se développent obscurément, sans douleur; ce n'est qu'après avoir acquis un certain volume qu'ils troublent les fonctions du pharynx : il survient une gène de la déglutition et même de la respiration. Ce signe n'est pas toutefois caractéristique, attendu que la déglutition et la respiration peuvent être troublées par un autre mécanisme sans qu'il existe de tumeur pharyngienne. Parfois l'abcès évolue d'une manière tout à fait latente, et son existence n'est révélée que par une expulsion abondante de pus. D'autres fois l'abcès, reconnu à temps, a été ouvert par le bistouri. Nous croyons que les abcès rétro-pharyngiens sont restés inaperçus un certain nombre de fois pendant la vie faute d'un examen direct, que ne provoquait pas du reste l'état du malade. Leur fréquence est certainement plus grande que ne l'indique la proportion d'un cinquième, indiquée par les observations. Quoi qu'il en soit, ce point est de médiocre importance, d'autant plus que les abcès tuberculeux rétro-pharyngiens ou autres n'occupent qu'une place secondaire dans le tableau des symptômes; ce n'est pas, en effet, à la suppuration ni aux complications qu'elle entraîne que les malades succombent; d'habitude la mort est amenée par une perturbation dans les fonctions des centres nerveux.

SYMPTOMES DES CENTRES NERVEUX

Comme organe conducteur, le bulbe transmet de l'encéphale à la moelle les incitations motrices et, en sens inverse, de la moelle à l'encéphale les impressions sensitives ; d'autre part, il joue le rôle de centre relativement aux nerfs bulbaires, et, à ne considérer que les fonctions essentielles, il préside aux mouvements du cœur et aux mouvements respiratoires. Or l'appareil de transmission des influences motrices et sensitives est constitué par des faisceaux de fibres nerveuses qui se trouvent réunis en très grande partie sur les faces antérieure et latérale de l'organe, surtout dans l'épaisseur des pyramides et au-dessous d'elles, tandis que les noyaux cellulaires, organes centraux, sont tous placés à une certaine distance de cette face antérieure ; les plus importants sont sous-jacents au plancher du quatrième ventricule. Il suit de cette disposition générale qu'une lésion localisée en avant, dans les pyramides, par exemple, compromettra les fonctions conductrices du bulbe, entraînant seulement des paralysies motrices et sensitives ou même des contractures et des phénomènes douloureux. Mais si la lésion ou la compression est plus profonde, elle atteindra les noyaux cellulaires cardiaques ou respiratoires et la vie sera immédiatement menacée. Cet énoncé conduit à examiner de quelle manière le bulbe est altéré dans le mal sous-occipital. Les lésions qu'il éprouve sont dues très généralement à la compression ; mais contrairement à ce qui se passe dans le mal de Pott des autres régions, où la compression est diffuse et atteint simultanément toute l'épaisseur de la moelle, au niveau de l'atlas et de l'axis, au contraire, presque toujours une saillie osseuse vient comprimer l'axe nerveux seulement sur un point limité. L'anatomie pathologique nous a fait voir que la cause la plus commune de la compression était la déviation de l'apophyse odontoïde du côté du canal rachidien. Or, si cette déviation est modérée et si la compression qu'elle exerce augmente lentement, ses effets seront limités à la fois en étendue et en profondeur. Seuls alors les faisceaux conducteurs de la face antérieure de l'organe sont atteints. Quelques faits montrent que cette compression lente peut être poussée fort loin sans entraîner la mort ; les observations d'ankylose sous-occipitale avec rétrécissement considérable du canal rachidien sont fort remarquables à cet égard. Mais lorsque le déplacement de l'odontoïde se fait subitement, le bulbe peut être ébranlé et comprimé dans toute son épaisseur ; les fonctions respiratoire et cardiaque étant alors suspendues, la mort est immédiate.

Ces considérations de physiologie pathologique forment un préambule naturel à l'histoire des troubles nerveux du mal sous-occipital ; car ici les accidents cliniques ressemblent à une expérience de laboratoire. Malgré les variétés nombreuses qu'affectent les phénomènes paralytiques, ils confirment d'une manière éclatante ce que la physiologie nous a révélé des fonctions du bulbe.

Les symptômes bulbaires sont postérieurs en date aux symptômes ostéo-articulaires, et ils affectent une marche variable. Parfois la douleur du cou et les névralgies s'aggravent, le gonflement sous-occipital augmente, la tête s'incline, et ses mouvements deviennent de plus en plus pénibles sans qu'aucun trouble bulbaire apparaisse. On n'observe, en un mot, ni paralysie ni gêne respiratoire jusqu'à l'heure où, dans un mouvement de la tête volontaire ou non, le malade tombe mortellement frappé, succombant instantanément par arrêt du cœur, ou en quelques minutes, après avoir présenté des phénomènes paralytiques étendus. Tel est le cas dont Sédillot rapporte l'histoire. Un jeune soldat de vingt-deux ans était soigné à l'hôpital de la Maison-Blanche pour une arthrite sous-occipitale, lorsque « l'ordre fut donné de transporter au Val-de-Grâce ce malade, dont la guérison se faisait si longtemps attendre. Le 8 mai 1833, quatre infirmiers l'enlevèrent avec son matelas qu'ils placèrent sur un brancard ; des oreillers supportaient la tête ; mais au moment où l'on descendait l'escalier, les extrémités supérieures se paralysèrent, les bras tombèrent, dirent les infirmiers ; quelques minutes après Guyot n'existait plus. » L'apophyse odontoïde s'était subitement portée en arrière.

Je rapporte plus loin un exemple de mort subite remarquable par ce fait que l'enfant était guéri d'une paralysie des quatre membres lorsqu'il tomba mort en se baissant pour ramasser un objet.

Dans l'observation de Buckley [1], où l'apophyse odontoïde fut trouvée rompue à sa base par suite d'une lésion tuberculeuse profonde du corps de l'axis, rien n'avait fait prévoir l'accident fatal. Un enfant de sept ans, atteint de bronchite chronique, « étant à prendre le thé avec d'autres convalescents, se mit à rire bruyamment ayant la bouche pleine ; il eut alors un accès de toux, dû sans doute à une déglutition irrégulière. Pour le soulager de ces symptômes menaçants, un de ses camarades lui administra quelques coups dans le dos, pratique suivie vulgairement en pareil cas; mais, au grand étonnement des assistants, le petit garçon tomba mort. » Cette terminaison était d'autant plus inopinée qu'il n'y avait eu auparavant aucun signe d'arthrite, et en effet les articulations ne furent pas trouvées malades. L'apophyse odontoïde s'était rompue à sa base.

Les faits de cet ordre sont exceptionnels ; habituellement les accidents respiratoires et cardiaques dépendant d'un trouble des centres cellulaires du bulbe sont précédés de symptômes paralytiques dus à la compression des faisceaux conducteurs. Dans sa forme la plus atténuée, mais non pas du pronostic le moins grave, la paralysie se réduit à un affaiblissement général de tous les mouvements des quatre membres ; le malade soulève péniblement ses bras et ses jambes ; aucun muscle n'est paralysé, tous ont perdu de leur force ; ils se contractent lentement et sans vigueur. La sensibilité est en même temps diminuée ou elle reste intacte.

Plus souvent on observe de véritables paralysies, qui portent à la fois sur la motilité et sur la sensibilité, ou séparément sur l'une d'elles, et qui affectent des formes variables : paraplégie d'emblée des quatre membres, paralysie des membres supérieurs s'étendant plus tard aux inférieurs, monoplégie brachiale devenant ensuite soit une paraplégie, soit une paralysie

1. Buckley, *Brit. med. journal*, april 1880, t. I, p. 517.

des deux membres supérieurs, soit une paraplégie des quatre membres. Des troubles sensitifs divers, des troubles de la déglutition, de la phonation et de la respiration, des douleurs, des contractures, des modifications des réflexes moteurs, des troubles urinaires peuvent accompagner les paralysies motrices ; la multiplicité des fonctions bulbaires explique cette symptomatologie compliquée et variable d'un malade à l'autre. Examinons seulement quelques formes principales.

La plus simple dans sa marche est la *paraplégie portant sur les quatre membres.* Elle peut débuter brusquement et persister pendant un temps indéterminé, deux ans (Obs. de Dubreuil[1]), sans amélioration sensible ; d'autres fois elle a un début lent et une marche progressive : les membres supérieurs sont pris en premier lieu, les inférieurs le sont un peu plus tard ; l'ordre inverse a été observé rarement. Il est fort commun que la paralysie soit beaucoup moins complète sur les membres abdominaux. On peut voir d'ailleurs se succéder des alternatives d'amélioration et d'aggravation dans les phénomènes paralytiques.

Le début par une monoplégie brachiale n'est point rare. Un malade de Guersant[2], ayant le bras droit paralysé, a marché jusqu'au moment de sa mort. En général, cependant, cette localisation n'est qu'une première étape ; la paralysie s'étend plus tard ; elle gagne tantôt le membre inférieur du même côté, constituant ainsi une hémiplégie, tantôt le bras du côté opposé, pour devenir plus tard une paraplégie complète.

Enfin, quelques malades sont et restent hémiplégiques, que cette hémiplégie soit apparue ainsi d'emblée, ou qu'elle ait débuté, ce qui est commun, par une monoplégie brachiale pour se compléter ensuite.

Ces paralysies sont ordinairement flasques quels que soient leur siège et leur étendue ; mais on voit souvent des mouvements

---

1. Dubreuil, *in* thèse de Bérard.
2. Guersant, *Arch. gén. de méd.,* 1829, p. 452.

spontanés se produire dans les doigts de la main ou dans les
orteils, soit sans cause apparente, soit à l'occasion d'un léger
effort du malade, d'un mouvement volontaire ou accidentel de
la tête. Ce signe est assez important, car il indique une irritation directe des faisceaux moteurs. On a rarement vu des contractures dans les membres; par contre, un certain nombre
d'observations mentionnent la constriction des mâchoires.

Les troubles de la sensibilité ne sont pas nécessairement en
corrélation avec la paralysie motrice. Les phénomènes d'excitation le plus souvent indiqués par les malades sont des fourmillements dans les membres, une sensation d'engourdissement,
des douleurs fulgurantes (Cotrel[1]). L'anesthésie a été rarement
bien étudiée; ce n'est que dans les observations récentes qu'on
trouve à cet égard des indications un peu précises, qui se
rapportent en même temps à des cas d'hémiplégie motrice.
L'anesthésie occupe alors le côté opposé à la paralysie du mouvement. Elle est complète ou plus fréquemment incomplète, et
elle atteint les trois variétés principales de sensibilité : tactile,
thermique et douloureuse. Quant à savoir quelle est l'étendue du territoire anesthésié et comment se développe l'anesthésie, les observations sont muettes sur ces points. Troisier a
remarqué que sur un malade paralysé du mouvement du côté
droit et paralysé de la sensibilité du côté gauche, l'anesthésie
ne remontait pas au-dessus de la clavicule. Sur le cou, tous les
genres de sensibilité étaient conservés. Le même malade avait
perdu à la main droite paralysée des mouvements la conscience musculaire. « Bien que la sensibilité de la peau sous
toutes les formes fût parfaitement conservée, le malade n'avait
aucune idée de la consistance des objets, tandis qu'il se rendait
parfaitement compte de cette consistance avec la main gauche,
dont la surface cutanée était cependant très peu sensible (Troisier). » Ce croisement de la paralysie motrice d'un côté avec

1. Cotrel, *loco cit.*

l'anesthésie du côté opposé est un fait remarquable de physiologie pathologique, très nettement relevé dans quelques observations récentes (Cotrel, Troisier, Giraudeau, Poupinel). Il semble indiquer que la compression unilatérale de l'axe médullaire siège assez bas, au-dessous de l'entre-croisement des pyramides ; car Brown-Séquard a démontré expérimentalement que l'hémisection de la moelle entraîne une anesthésie des parties situées au-dessous et du côté opposé avec une paralysie motrice du côté correspondant. Peut-on supposer que que le même croisement se produit à la suite de l'hémisection du bulbe, alors qu'on sait que les faisceaux moteurs subissent leur décussation à la limite de la moelle et du bulbe ? Les physiologistes ne sont pas d'accord sur les résultats de cette hémisection du bulbe en ce qui concerne la transmission directe ou croisée des sensations ; aùssi les observations pathologiques pourront-elles apporter des éclaircissements sur ce point. On n'est pas fixé, du reste, sur la question de savoir si le croisement des troubles moteurs et sensitifs est constant dans le mal sous-occipital.

Les réflexes moteurs sont augmentés sur les membres paralysés des mouvements ; ils le sont même assez souvent alors que les mouvements sont en grande partie conservés. On constate facilement cette exagération des réflexes par la percussion du tendon rotulien.

Les fonctions de la vessie et du rectum sont souvent atteintes à une période avancée de la maladie. C'est la rétention de l'urine et des matières fécales qu'on observe le plus ordinairement. La rétention d'urine est absolue ou bien les malades urinent par regorgement ; ils souffrent d'une constipation opiniâtre. Plus exceptionnellement on remarque les troubles inverses, incontinence vésicale et rectale.

Les symptômes nerveux précédents se rapportent à la compression de la partie conductrice du bulbe ; d'autres se montrent sur le territoire des nerfs qui ont leurs noyaux d'origine dans l'épaisseur du même organe ; tels sont les troubles de la déglutition qui sont fréquents, ceux de la phonation, ceux des mouvements des yeux, ceux des mouvements du maxillaire inférieur, et enfin les accidents terminaux qui surviennent du côté de la respiration et du cœur. La lenteur et la difficulté de la déglutition se remarquent assez souvent. Dans un certain nombre de cas, elles sont dues à une lésion pharyngée, à la présence d'un abcès rétro-pharyngien ; mais souvent l'examen direct ne révèle rien de semblable, et les troubles observés tiennent au défaut de fonctionnement des muscles du pharynx. On a noté encore la raucité de la voix, le nasonnement, mais surtout un trouble de la parole lié à une paralysie des muscles de la langue, un bredouillement particulier, une difficulté de prononcer certaines syllabes. Nous avons vu que l'hypoglosse est atteint soit dans son origine bulbaire, soit dans son trajet, ce qui est plus commun. Rappelons le cas de Simon, dans lequel une paralysie de la langue ayant été observée pendant la vie, le trou condylien antérieur se trouva, à l'autopsie, traversé par un trajet de communication entre deux abcès, l'un intra et l'autre extra-rachidien.

Les troubles oculo-pupillaires ne sont pas constants ; ils sont d'ailleurs variables ; les pupilles sont inégales par suite d'une dilatation ou d'un rétrécissement de l'une d'elles ; leurs mouvements sont amoindris. Parfois les changements de position de la tête occasionnent des mouvements spontanés des globes oculaires, des sensations lumineuses, des éblouissements, etc.

Des mouvements convulsifs apparaissent aussi quelquefois dans les mêmes circonstances du côté du cou et des maxillaires. On a vu d'autres fois, au contraire, une paralysie des muscles masticateurs, des muscles de la face et de la langue ; les malades ne pouvaient alors exécuter convenablement la mastication, la langue pendait entre les dents, l'expuition était imparfaite et la salive s'écoulait entre les lèvres. Ce sont là des désordres de la période avancée.

Dans quelques cas rares, les symptômes respiratoires se développent sans lésion pulmonaire appréciable ; la poitrine se dilate péniblement ; parfois le diaphragme cesse de se contracter, la dyspnée s'accroît peu à peu, et la mort est causée par une véritable asphyxie qui dure quelques jours, une semaine au plus. Mais la scène terminale est autrement frappante dans la plupart des faits.

Malgré la gêne extrême des mouvements de la tête, malgré le développement des phénomènes paralytiques, l'intelligence est restée intacte ; souvent même le malade garde une certaine gaieté ; il n'a, en tout cas, nullement conscience du danger qui le menace. C'est dans cet état qu'il meurt inopinément, en faisant un mouvement quelconque de la tête, tantôt avec des phénomènes convulsifs, tantôt avec une dyspnée intense, souvent sans aucun phénomène réactionnel appréciable, sans cri ni plainte. Un malade s'assoupit sur les oreillers et meurt alors qu'on croit qu'il dort ; un autre meurt en riant (Schalgrüber), un autre en dormant (Porak) ; une jeune convalescente dont il sera question plus loin succombe en baissant la tête.

La gravité ordinaire des symptômes articulaires et nerveux fait qu'on relègue au second plan les autres manifestations tuberculeuses que peut présenter le malade. Néanmoins, la plupart du temps, on trouve sur quelque autre point de l'organisme des altérations tuberculeuses plus ou moins graves, telles que des adénites tuberculeuses du cou, des abcès froids, une ostéite tuberculeuse d'une côte ou d'une épiphyse, une arthrite tuberculeuse, un mal de Pott dorsal ou lombaire, enfin et surtout des lésions tuberculeuses des poumons. Un grand nombre des malades dont il s'agit présentent des tubercules pulmonaires que constate l'autopsie ; quelques-uns sont des phthisiques, porteurs de cavernes aux sommets des poumons. Chez d'autres, il est vrai, la tuberculose sous-occipitale est la seule localisation infectieuse ; ce n'est nullement une raison pour douter de la nature du mal qui n'est pas seulement déterminée par la coïncidence de lésions identiques siégeant ailleurs, mais qui l'est aussi par l'évolution particulière des accidents.

DIAGNOSTIC

A une période avancée, lorsqu'on trouve, avec la déviation
spéciale de la tête et la perte de ses mouvements, un gonflement de la nuque, un empâtement rétro-pharyngien, des phénomènes nerveux variés, le mal est absolument évident. L'intérêt du diagnostic se concentre donc exclusivement sur le
début. C'est alors qu'il y a des erreurs à éviter ; en effet la plupart des symptômes initiaux se retrouvent avec des caractères
analogues dans d'autres affections.

Ainsi la déviation de la tête fait penser au torticolis rhumatismal ou *a frigore*. Mais cette affection a un début aigu, une
marche rapide et une durée de quelques jours seulement. La
douleur est localisée sur le sterno-mastoïdien ou sur les muscles
postérieurs du cou ; la pression sur ces muscles est douloureuse ;
d'autre part on n'observe ni douleurs à la pression dans la fossette sous-occipitale et dans le pharynx, ni douleurs névralgiques irradiées. Ajoutons avec Dally qu'il est rare « que cette
forme de torticolis essentiellement musculaire devienne chronique, et plus rare encore qu'elle produise à elle seule des
déformations articulaires importantes... La déformation et la
raideur chronique du cou sont donc pathognomoniques de
l'arthrite cervicale ; elles ne sont peut-être jamais les suites
directes de l'action musculaire ».

On est plus exposé à confondre la tuberculose sous-occipitale avec les arthrites des mêmes articulations ayant une origine différente. C'est ainsi que la déviation persistante de la tête, qui résulte parfois d'une arthrite rhumatismale ou d'une arthrite scarlatineuse peut simuler le mal sous-occipital. Mais ces arthrites ont un début aigu, marqué par un état fébrile et des douleurs très vives. Plus tard il reste seulement un endolorissement plus ou moins marqué de la région ; fait plus important, la déviation de la tête et du cou qui s'est produite dès le début peut devenir permanente, nécessitant alors un traitement spécial. Voici quelques observations de ce genre, dont j'ai cru devoir donner un résumé à cause de leur rareté, moins grande cependant qu'on ne pourrait le penser.

Obs. V. — Une fillette de huit ans, qui avait eu des atteintes multiples de rhumatisme articulaire aigu, disséminées sur les grandes articulations, aux genoux, aux épaules, aux coudes, etc., fut prise un jour brusquement d'une arthrite sous-occipitale, avec une fièvre intense et une douleur atroce à la nuque. La tête immobilisée par les muscles se plaça de suite dans la flexion avec rotation latérale, et toutes les fois que l'enfant faisait ou subissait un changement de position, ce n'était qu'au prix du réveil de douleurs intolérables, en sorte qu'elle prenait elle-même sa tête avec ses mains et la maintenait avec un soin extrême. On fit le redressement pendant la période aiguë, et on le maintint avec un appareil de soutien appliqué sur la tête et sur le cou. La guérison fut obtenue avec une bonne attitude, mais l'enfant a conservé une assez grande difficulté dans les mouvements de la tête, qui sont très limités.

Obs. VI. — Une petite fille de sept à huit ans est amenée à ma consultation le 1ᵉʳ juin 1886. Les parents ont déjà consulté en plusieurs pays étrangers, à Liège en particulier. La déformation du cou est constituée par un torticolis très prononcé ; la face est tournée du côté droit. Cette attitude s'est montrée d'une manière assez rapide, dix jours environ après une affection dont la nature est restée inconnue ; l'enfant eut à ce moment des accidents généraux sérieux, du délire ; on avait pensé à la scarlatine.

Les mouvements de flexion et d'extension de la tête sont libres, ainsi que le mouvement d'inclinaison latérale ; *mais la rotation est absolument abolie.* Pas de gonflement dans la région cervicale, ni dans la région sous-occipitale proprement dite ; pas de douleur à la pression; pas de saillie dans l'arrière-bouche. Les muscles du côté gauche du cou et de la poitrine sont moins volumineux que du côté droit. Le sterno-mastoïdien gauche aplati se contracte assez énergiquement à la moindre excitation ; celui du côté opposé est dur et tendu.

L'enfant jouit d'ailleurs d'une bonne santé générale, l'état local est stationnaire depuis plus de deux ans.

Obs. VII. — Dans un autre cas que j'observai avec les docteurs Féréol et Campenon, une jeune fille fut prise, un mois environ après une scarlatine, d'une arthrite sous-occipitale aiguë avec une réaction générale vive et des douleurs intenses. La tête prit promptement une attitude vicieuse, caractérisée par une inclinaison latérale avec rotation et flexion. Cette attitude devint dans la suite permanente, et ne fut modifiée ni par le massage, ni par l'électrisation des muscles atrophiés durant plus d'une année. On dut, un peu plus tard, endormir la malade et faire le redressement en procédant avec modération par crainte d'un accident de compression bulbaire. Le redressement fut accompagné de craquements très sensibles ; néanmoins on put le faire complet, le maintenir à l'aide d'un appareil, et la malade a guéri dans les meilleures conditions.

Ces faits montrent qu'en présence d'une déviation de la tête, liée à une affection sous-occipitale, on doit s'enquérir avec soin du mode de début, de la marche de la maladie, des autres phénomènes pathologiques survenus à la même époque ou peu de temps auparavant. Le début aigu propre à l'arthrite rhumatismale, l'appareil fébrile dont il s'accompagne, sont assez caractéristiques pour écarter l'idée de l'arthrite tuberculeuse, toujours lente et insidieuse à sa première période ; les autres variétés d'arthrites aiguës sont dans le même cas.

Chez l'adulte, l'arthrite déformante sous-occipitale qui occasionne de la douleur, des craquements, de l'empâtement de la région, qui a une marche lente avec ou sans poussées subaiguës, pourrait peut-être donner lieu à la confusion. Cependant, en ce cas, on est guidé par un certain nombre de caractères différentiels : la déviation du cou est nulle ou peu marquée ; les mouvements, quoique limités, se produisent encore dans une certaine étendue, sans douleur vive ; ils s'accompagnent de craquements rudes ; le gonflement de la nuque n'a pas les caractères d'empâtement et de mollesse qui appartiennent aux fongosités et aux abcès profonds. L'état général est bon, il n'existe aucune autre localisation tuberculeuse ; l'affection a duré fort longtemps, plus longtemps que ne met le mal sous-occipital à parcourir toutes ses périodes, avant de s'accuser par une déformation extérieure marquée.

MARCHE ET TERMINAISON

Il est incontestable qu'un certain nombre de cas de tuberculose sous-occipitale se terminent favorablement ; les malades guérissent de la lésion locale, les foyers osseux se réparent, l'arthrite se termine par ankylose des surfaces dans la position où elles se trouvent. Quelques faits de rétrécissement considérable du canal rachidien, dans lesquels l'ankylose a eu le temps de devenir complète, et dans lesquels les sujets ont même pu vivre longtemps sans paralysie d'aucune sorte, montrent que la guérison peut encore être espérée dans une période avancée de la maladie avec des lésions profondes des os et des articulations, avec une compression évidente des centres nerveux. On en a la preuve dans le rétablissement des fonctions motrices et sensitives, qui ne peut se faire même sans redressement de la tête. Parmi ces exceptions figurent les observations de Lawrence, de Shaw, de Paget, précédemment citées, et la nôtre. (*V.* p. 316.)

Il ne nous paraît pas douteux non plus, que sous l'influence d'un traitement bien dirigé, la maladie ne puisse souvent s'arrêter dans sa marche et guérir sans laisser de vestiges graves, lorsqu'elle est prise à son début. Mais, en général, les sujets continuent à marcher pendant un certain temps, tout en souffrant déjà au niveau du cou ; ils ne s'arrêtent que lorsque les mouvements de la tête sont devenus insupportables, ou bien, autre circonstance aggravante, le mal sous-occipital survient dans la phthisie pulmonaire ou chez des individus dont l'état général est déjà compromis par d'autres manifestations tuberculeuses. Pour toutes ces raisons, la tuberculose sous-occipitale suit dans la grande majorité des cas une marche continue et se termine par la mort.

La durée moyenne ne dépasserait pas cinq à sept mois d'après le relevé que nous avons fait des observations publiées ; parfois elle est moindre ; mais souvent aussi, surtout avec l'intervention du traitement, elle se prolonge jusqu'à quinze, dix-huit mois et davantage. Toutefois il est probable, sinon certain, que cette durée moyenne est plus longue, et que dans beaucoup de faits les phénomènes du début, à la fois insidieux et lents, n'ont pas été pris en considération, ou bien ont été méconnus et rapportés à une autre cause. Si l'affection prise au début peut guérir avec restauration complète, sans perte des mouvements, plus tard l'ankylose est la seule ressource sur laquelle il soit permis de compter. Lorsque la destruction articulaire est profonde et qu'il survient des luxations, la tuberculose ne rétrograde que rarement, ou si l'on veut, a rarement le temps de guérir : les sujets ne succombent pas à la cachexie tuberculeuse comme les phthisiques, comme les coxotuberculeux ; ils sont emportés rapidement par suite d'altérations progressives du côté des centres nerveux, ou, ce qui est presque la règle, subitement par déplacement des surfaces osseuses et compression instantanée du bulbe.

La terminaison fatale peut survenir avant l'apparition des symptômes nerveux, alors que rien encore ne pouvait la faire prévoir ; les articulations sous-occipitales affaiblies se disloquent inopinément. En général la mort est précédée de la période des paralysies motrices et sensitives,

des troubles cardiaques et respiratoires précédemment exposés.

Une amélioration même assez considérable et assez persistante pour qu'elle puisse faire croire à une guérison solide peut
être interrompue tout à coup par une luxation mortelle. J'ai vu
un accident de cette nature arriver chez une jeune fille de treize
ans, dont l'affection sous-occipitale remontait à un peu plus de
deux ans. Après avoir été pendant un an paralysée complètement des membres inférieurs, incomplètement des membres
supérieurs, elle s'améliora peu à peu, put se remettre à marcher en gardant une raideur dans les mouvements de la tête ;
les fonctions des membres s'étaient rétablies à peu près intégralement. Cette jeune fille quitta mon service d'hôpital malgré
mon avis ; deux mois plus tard, j'appris qu'elle était morte subitement en se baissant. Cet exemple témoigne de la lenteur
des phénomènes de réparation; il montre combien est longue
la durée du traitement et de quelles précautions on doit entou-
rer le malade parvenu à la période de convalescence.

TRAITEMENT

Le mal sous-occipital exige un traitement général et local.

On relèvera la constitution du sujet par une médication
tonique ayant pour base l'huile de foie de morue, le quinquina,
etc., par un régime réconfortant, par des mesures hygiéniques
procurant les distractions morales nécessaires, les changements
de lieu, la vie au grand air, au soleil, à la campagne, au bord
de la mer; en un mot on appliquera au mal sous-occipital les
moyens de traitement général qui conviennent au mal de Pott,
aux affections tuberculeuses des os et des articulations; il
n'y a pas lieu d'y revenir. Par contre, le traitement local de-

mande une attention particulière. A l'exemple de Bouvier, je
proscris l'emploi des cautères, la destruction profonde du
derme comme un nouveau mal surajouté sans profit. Les révulsifs légers et superficiels peuvent être de quelque utilité
contre la pachyméningite irritative et la congestion bulbaire ;
c'est à ce titre seulement qu'on peut recourir aux applications
iodées, aux pointes de feu superficielles et renouvelées.

Le traitement orthopédique doit occuper la première place.
On voit en effet que les sujets, au lieu de succomber à l'épuisement qui résulte d'une longue suppuration ou de l'infection
tuberculeuse viscérale, meurent en général subitement par
suite d'un déplacement des surfaces articulaires et de la compression bulbaire qui en est la conséquence. Ce fait impose
l'obligation absolue de chercher à prévenir et à empêcher la
luxation. Pour cela, on ne doit pas attendre que l'affection soit
parvenue à cette phase destructive qui amène un déplacement
lent des surfaces jusqu'au jour où une luxation plus grave se
produit. On doit agir dès le début dans tous les cas, sans exception. Aussitôt que l'affection est reconnue, les indications du
traitement se posent d'une manière pressante. On doit chercher à immobiliser les parties malades dans la position la plus
favorable en supprimant l'action compressive exercée par la
tête.

De toutes les méthodes proposées ou appliquées, l'extension
continue, combinée avec l'immobilisation des parties et le décubitus horizontal, me paraît être la seule qui remplisse les
exigences de la formule précédente. C'est donc à elle que l'on
devra s'adresser tout d'abord ; mais comme elle est encore peu
fréquemment employée et qu'on recourt d'habitude à d'autres
procédés, nous passerons ceux-ci rapidement en revue, ne
serait-ce que pour montrer leur insuffisance, ou plutôt le peu
de sécurité qu'ils procurent.

Le décubitus horizontal sur un lit résistant ou dans une gouttière qui comprend tout le corps du sujet a été et est encore

souvent recommandé. On s'arrange pour que la tête repose sur le même plan que le tronc. Cette attitude supprime en très grande partie le poids de la tête, mais il reste encore cependant la compression déterminée dans l'articulation par la contracture musculaire ; de plus, le séjour au lit n'impose pas une immobilisation suffisante surtout à la période où les déplacements tendent à se produire. Aussi le repos, qui amène un soulagement considérable surtout au début, qui calme rapidement les névralgies, qui procure une amélioration très marquée tout d'abord, n'est-il que rarement un moyen curatif. On lui a préféré l'emploi des appareils immobilisateurs. Ceux-ci pourraient être associés au décubitus horizontal, mais en général on les applique en permettant au sujet de disposer de lui selon qu'il le peut.

Le chirurgien peut faire lui-même sur-le-champ des appareils immobilisateurs avec des substances durcissantes, comme la gutta-percha et le plâtre. Ces appareils, formés d'une seule pièce, prennent en bas un large point d'appui sur les épaules, la poitrine et le dos ; en haut ils embrassent les parties postérieure et latérale du cou et se moulent sur la base de la tête. Ils ont un double avantage : celui de pouvoir être appliqués immédiatement dans un cas urgent, et d'un autre côté ils réalisent bien l'immobilisation.

Les orthopédistes ont aussi construit de nombreux appareils d'immobilisation du cou et de la tête, ou *minerves,* qui donnent à celle-ci une direction déterminée en l'inclinant à volonté à droite, à gauche, en avant, en arrière. Les plus connues de ces minerves sont celles de Drutel et Blanc (de Lyon), de Charrière, etc. Elles se composent d'une large pièce inférieure bien fixée sur les épaules et sur le dos à l'aide de courroies, et d'une tige en forme de potence fixée en bas sur le point d'appui inférieur, et remontant le long de la face postérieure du cou et de l'occipital jusqu'au-dessus de la tête. A cette potence on fixe la tête à l'aide d'une mentonnière et d'une couronne en cuir. Big a imaginé d'autres modèles de minerves : elles prennent en bas leur point d'appui sur le dos, et même jusque sur le bassin ; en haut elles maintiennent la tête soit par un levier horizontal moulé sur la base de l'occipital et sur la région sous-maxillaire, soit par une demi-couronne postérieure appliquée en arrière au-dessous de la tubérosité occipitale et terminée en avant par deux pelotes temporales. Avec tous ces appareils, imaginés surtout pour le traitement du torticolis, on peut rectifier la position de la tête et assurer son immobilisation. Mais aucun d'eux ne répond à l'indication, essentielle cependant, que nous avons placée au premier rang tout d'abord, à l'extension continue. L'application de l'extension continue dans un décubitus horizontal assez sévère, au moins dans les premiers temps, me paraît être la méthode qui répond le mieux aux exigences du traitement. Au début, et même à une période assez tardive, elle amènera les mêmes effets, c'est-à-dire d'abord un redressement lent de la déviation de la tête. On doit essayer de ramener la tête dans la position la plus favorable d'une part à la cure de la lésion, et d'autre part à la bonne attitude du sujet après la guérison : cette position est réalisée par l'extension modérée ; en empêchant la compression des surfaces, l'extension continue calme les douleurs, atténue considérablement l'irritation inflammatoire, et s'oppose même à la propagation infectieuse de proche en proche, en ce qu'elle isole les foyers. Elle réduit, en un mot, les désordres au minimum.

On peut faire l'extension continue avec des appareils confectionnés par le chirurgien. D'un côté, on fixe le tronc qui résiste pour la contre-extension ; d'un autre côté, après avoir immobilisé le cou et la tête à l'aide d'une gouttière postérieure ou d'un collier en plâtre ou en gutta-percha, on applique sur la tête un bandage auquel s'attachent les lacs de l'extension, soit une corde supportant des poids, soit des tubes de caoutchouc agissant par leur élasticité.

L'appareil dont nous nous servons se compose de deux pièces principales réunies l'une à l'autre par deux montants dont la longueur peut être modifiée à volonté. (*V.* fig. 35, p. 321.) La pièce inférieure qui sert de point d'appui est formée d'une large pèlerine en cuir, moulée sur les épaules et la partie supérieure du tronc. La supérieure, également en cuir, s'applique sous la base du crâne et sous les maxillaires; ce point d'application de l'extension continue nous a paru être le plus facile à supporter; c'est aussi celui avec lequel on peut le mieux faire concorder l'immobilisation et l'extension continue. Les deux montants contiennent des crémaillères à l'aide desquelles l'on éloigne ou l'on rapproche les deux pièces précédentes l'une de l'autre. Cette minerve est facilement tolérée par les sujets, qui s'accoutument à la porter; elle est d'une construction simple et solide : ces qualités sont indispensables pour que l'appareil soit porté jour et nuit sans aucune interruption.

Le traitement des abcès tuberculeux comporte ici les mêmes méthodes que dans les autres régions. Dès qu'ils apparaissent, et que leur volume augmente, on peut chercher à les modifier par des ponctions, par des injections iodoformées, suivant la méthode de Mosetig et de Verneuil. S'ils menacent de s'ouvrir, on procédera à l'incision large et au grattage. L'existence d'une ouverture fistuleuse à l'extérieur, nécessitant le renouvellement des pansements, apporte un certain embarras au maintien de l'appareil orthopédique; mais le fait est assez rare, et il sera facile de modifier les dispositions de l'appareil selon les circonstances.

Quant aux luxations, on a posé de tout temps la question de savoir si leur réduction devait être tentée. Déjà Van Swieten soutenait que les vertèbres luxées pouvaient être ramenées en place par un appareil à lacs auquel on suspend tous les jours les sujets. Cette méthode n'est pas à recommander; mais la hardiesse de la tentative conseillée par Van Swieten mérite

la mention qu'en a faite Malgaigne [1]. Dans un cas de luxation
sous-occipitale avec paralysie, rapporté par Ollivier d'Angers,
trois chirurgiens, Boyer, Dubois, Dupuytren, réunis avec lui
en consultation, conseillèrent l'emploi d'un appareil destiné
à redresser la tête. Le malade refusa de se conformer à la pres-
cription et guérit néanmoins avec sa déformation. Teissier (de
Lyon) a rapporté un fait de réduction, reproduit par Malgaigne; il s'agissait d'un enfant de treize ans et demi, et la

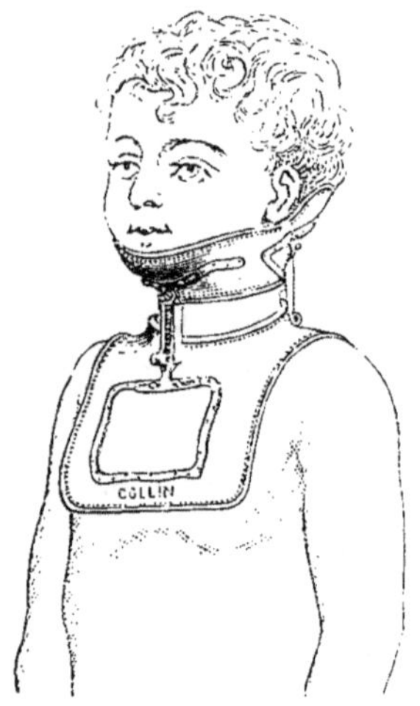

Fig. 35.

luxation se traduisait par de la paralysie. Bouvier réserve
son opinion sur ce cas, en disant que la réduction ne fut que
présumée, le diagnostic de la luxation elle-même étant toujours
difficile; il est d'ailleurs peu disposé, avoue-t-il, à tenter de pareilles réductions [2]. Teissier n'en a pas moins justement fait observer que les tentatives prudentes de réduction n'offrent pas de
danger, lorsque la tête est fléchie en avant, et qu'il suffit de la
redresser. La réduction, dans ce cas, ne peut que diminuer le
déplacement postérieur de l'apophyse odontoïde. Ajoutons que

1. Malgaigne, *Traité des fractures et des luxations*, t. II.
2. Bouvier, *Leçons cliniques sur les maladies de l'appareil locomoteur*, p. 93.

les luxations en avant sont de beaucoup les plus communes. Il
faut d'ailleurs s'entendre sur ce que doit être en pareil cas le
procédé de réduction. On ne saurait, en effet, pour une luxation
pathologique, employer des manœuvres rappelant la réduction
des luxations traumatiques ; ces manœuvres seraient dangereuses, à cause du voisinage du bulbe, et inutiles, à cause de la
tendance de la luxation à se reproduire. Mais il y a tout
avantage, lorsque la flexion de la tête et la paralysie indiquent l'existence d'un déplacement de l'atlas en avant, à placer
le malade dans le décubitus horizontal sur un matelas résistant,
à pratiquer sur la tête une extension modérée et continue, et à
diminuer peu à peu l'épaisseur des oreillers, de manière que le
redressement se fasse lentement et spontanément pour ainsi dire.
Quant aux manœuvres de pression sur la saillie postérieure de
l'axis, elles sont inutiles et, à certains égards, dangereuses.

La question de la durée du traitement, qui se pose pour
toutes les ostéo-arthrites tuberculeuses, reparaît ici, sans qu'il
soit possible de la fixer avec précision. Le traitement est toujours long, et les précautions ne doivent pas être abandonnées
parce qu'il s'est produit une amélioration telle qu'elle puisse
faire croire à une guérison réelle. Une guérison avec consolidation incomplète est elle-même un danger, en ce que, permettant aux sujets de reprendre leurs occupations habituelles,
elle les expose à un déplacement subit qui peut être mortel.
J'en ai précédemment rapporté un exemple frappant, p. 316.

Obs. VIII. — *Mal sous-occipital. Mort par compression de la trachée
par un abcès symptomatique.*

Maria Bonnet, âgée de trois ans, entre à l'hôpital Trousseau, salle
Giraldès, n° 12, le 30 décembre 1885.

Pas d'antécédents tuberculeux dans la famille.

L'enfant a toujours été d'une santé délicate. Elle n'a eu ni gourme,
ni ganglions engorgés, ni maux d'yeux.

L'attitude de la tête s'est modifiée depuis six mois, et le cou est
douloureux au toucher.

Au moment de l'entrée à l'hôpital, on reconnaît un mal de Pott cervical supérieur (sous-occipital). La tête est immobile, maintenue par les muscles contracturés, un peu renversée en arrière, de telle sorte que le sillon de la nuque est très profond et que la tête semble rentrée entre les épaules. Les tentatives de redressement de la tête provoquent de la douleur; la région de la nuque est douloureuse à la pression, mais on ne peut localiser exactement le point douloureux. L'exploration ne démontre pas l'existence d'une déformation de la colonne cervicale. La déglutition est normale. Pas de paraplégie ; santé générale assez bonne ; l'enfant mange bien; elle n'est nullement abattue.

La tête est immobilisée avec un appareil plâtré.

Le 25 janvier, à cinq heures du soir, après avoir mangé comme d'habitude, l'enfant est prise d'un accès de suffocation subit, et en quelques minutes la respiration s'arrête complètement. Presque aussitôt on pratique la trachéotomie et la respiration artificielle, mais sans aucun résultat. La veille, l'enfant avait eu déjà un léger accès de suffocation de peu de durée. La déglutition ni la respiration n'avaient été en rien troublées. La voix était toujours un peu rauque.

Autopsie, le 27 janvier 1886. — Les poumons sont congestionnés comme dans l'asphyxie. L'encéphale et le bulbe sont sains. Foie un peu gras ; rate normale.

Altérations des os. — Elles sont surtout localisées sur l'articulation de l'atlas avec l'axis, et principalement du *côté gauche*. On ne trouve plus trace de la surface articulaire de l'atlas; le cartilage est détruit complètement, et la masse latérale de l'atlas a disparu en partie. La surface de l'axis a pu glisser en arrière dans une étendue considérable et il y a en réalité une subluxation en arrière et à gauche de la colonne cervicale sur l'atlas. Les liens d'union de l'axis et de l'atlas n'existent plus. En ce point, en outre, il existe un petit abcès provenant de l'articulation détruite, qui remonte entre l'arc postérieure de l'atlas du côté droit et l'apophyse odontoïde, sans pénétrer dans le crâne. L'articulation de l'atlas avec l'axis du côté droit présente un certain degré d'arthrite simple et de ramollissement des ligaments ; son examen, comparé à celui de l'autre côté, montre une différence de hauteur entre la masse latérale droite et la gauche. La masse latérale gauche est diminuée de hauteur de plus des deux tiers. Cet état des os explique l'attitude de la tête pendant la vie.

De la lésion osseuse part un abcès symptomatique qui descend derrière le pharynx et l'œsophage, et arrive dans le thorax, au-devant de la colonne vertébrale ; cet abcès s'arrête au niveau du corps de la septième dorsale. Il est placé, par conséquent, en avant du corps des vertèbres des régions cervicale et thoracique. Dans le thorax, il se développe en cul-de-sac, de manière à atteindre les gouttières latérales. Il soulève en avant l'œsophage, la trachée et les vaisseaux, déplaçant en partie ces organes ; l'œsophage adhère à la paroi de l'abcès dans une étendue d'un pouce environ, et se confond avec cette paroi ; ce qui veut dire que la tunique musculaire de l'œsophage en fait déjà partie et se trouve envahie par les éléments tuberculeux. Dans cette étendue l'œsophage est aplati et ne présente plus son calibre ordinaire. En outre, ce conduit est beaucoup plus dévié à droite à son entrée dans le thorax. La trachée est aplatie par la poche, surtout dans la région thoracique, où la poche se renfle et où elle atteint le volume d'une petite orange. Cet aplatissement de la trachée résulte non seulement de ce que la poche la soulève, mais aussi de ce que cet organe se trouve compris dans la région du thorax entre deux tumeurs ; en effet, en avant de la trachée et au niveau de sa bifurcation, une grosse masse ganglionnaire caséeuse la comprime d'avant en arrière. Cette grosse masse contourne la trachée et va rejoindre la poche précédente, à laquelle elle adhère ; il en résulte que la trachée est comprise, en réalité, dans une masse caséeuse qui l'aplatissait d'avant en arrière, et cela explique l'asphyxie, cause de la mort. La compression de la trachée était d'autant plus facile que, par suite du renversement de la tête en arrière, la colonne cervico-dorsale soulevait cet organe. La trachéotomie ne pouvait rien contre une pareille disposition.

Il existe encore des déviations des troncs vasculaires ; la crosse de l'aorte est refoulée à gauche ; le tronc artériel brachio-céphalique est aussi dévié et remonte vers la région cervicale ; l'incision de la trachéotomie a failli l'atteindre ; elle arrive à sa limite. La veine cave supérieure est aplatie. L'artère vertébrale a un lit aussi sur la poche, à laquelle elle adhère fortement. En résumé, cette pièce montre les phénomènes de l'ulcération compressive dans l'articulation atloïdo-axoïdienne, et le rôle de la déformation articulaire et de la contracture musculaire sur l'attitude. Enfin, elle explique la mort par la compression de la trachée ; elle est encore intéressante par l'existence d'un abcès dans le canal rachidien.

SEPTIÈME LEÇON

I. — Tuberculose sacro-iliaque ou sacro-coxalgie tuberculeuse.

Historique. — Boyer et plus tard.Erichsen décrivent cette affection en lui attribuant une origine scrofuleuse. J.-D. Larrey crée le nom de sacro-coxalgie. On ne tarde pas à réunir sous cette appellation des espèces morbides différentes par leur nature et leur pathogénie. Nous décrirons seulement la sacro-coxalgie tuberculeuse.

ANATOMIE PATHOLOGIQUE. —Œdème des membres inférieurs. Trajets fistuleux au niveau de la région sacro-iliaque.

Cavité articulaire. — *Altérations osseuses* du sacrum et de l'os iliaque : ulcération, infiltration fongueuse, séquestres, hyperostose. L'ankylose est intermédiaire ou périphérique.

La tuberculose sacro-iliaque est consécutive au mal vertébral ou primitive : dans ce dernier cas, l'altération n'en a pas moins son origine dans le tissu osseux.

Altération des ligaments; luxation pathologique.

Altérations ganglionnaires.

Abcès tuberculeux : ils sont intra-pelviens ou extra-pelviens.

ÉTIOLOGIE. — Age, enfants et adolescents. Fréquence plus grande dans le sexe masculin. Les fatigues exagérées, la mauvaise hygiène, sont des causes prédisposantes.

SYMPTOMES. — *Début* insidieux. Douleur spontanée et provoquée. Gonflement, contracture, empâtement, troubles de la marche. Attitude du membre : inclinaison latérale du bassin ; théories des auteurs à ce sujet.

Deuxième période. — Formation des abcès : variétés de siège et d'évolution de ces abcès. L'état général des sujets est souvent altéré. Tuberculose pulmonaire, péritonéale, intestinale.

La *durée* de l'affection varie de quinze mois à plusieurs années.

PRONOSTIC sérieux. Danger des rechutes.

DIAGNOSTIC différentiel avec les altérations tuberculeuses des os dans le voisinage de l'articulation, la coxotuberculose, le mal de Pott, le cancer du rachis, le lumbago, l'arthrite sacro-iliaque puerpérale et blennorrhagique.

TRAITEMENT. — Repos. Décubitus horizontal. Traitement des abcès. Évidement de la cavité articulaire ; traitement général.

II. Tuberculose du sacrum, de l'articulation sacro-coccygienne et du coccyx. — Description des altérations isolées du sacrum et du coccyx. Ostéo-arthrite tuberculeuse sacro-coccygienne : son origine dans les lésions du sacrum et du coccyx ou dans un abcès tuberculeux du voisinage. Symptômes de la tuberculose du coccyx et de l'articulation sacro-coccygienne.

Diagnostic différentiel avec la coccyodynie.

Traitement. — Extirpation des foyers osseux, de l'abcès, du coccyx altéré.

TUBERCULOSE SACRO-ILIAQUE

Boyer[1] a eu le mérite de décrire le premier une affection chronique de l'articulation sacro-iliaque produite par la carie scrofuleuse ; il en fait une variété d'*écartement des os du bassin*. J.-D. Larrey en donne aussi une description dans ses leçons, et la désigne sous le nom de sacro-coxalgie, qui est passé dans l'usage. Ensuite plusieurs monographies ont paru sur le même sujet, entre autres la thèse de Hahn (Stuttgard), celles de Giraud de Nolhac, de Delineau et de Hattute (Paris); celles de Boissarie et de Joyeux (Strasbourg). Nélaton a résumé brièvement tous ces travaux dans son traité classique; mais ce chapitre de pathologie n'est pas nettement délimité : car, à côté de l'affection scrofuleuse observée par Boyer, Velpeau avait publié dès 1824, dans les *Archives de médecine,* quelques faits de suppuration puerpérale de l'articulation sacro-iliaque. Plus récemment, Rollet, Gosselin, Le Dentu apportent des exemples d'une troisième variété d'arthrite sacro-iliaque, de la variété blennorrhagique. Enfin on a rencontré des suppurations sacro-iliaques dans le cours ou à la fin de certaines fièvres

1. Boyer, *Traité des maladies chirurgicales,* 4ᵉ édit., t. IV, p. 111, et t. III, p. 425.

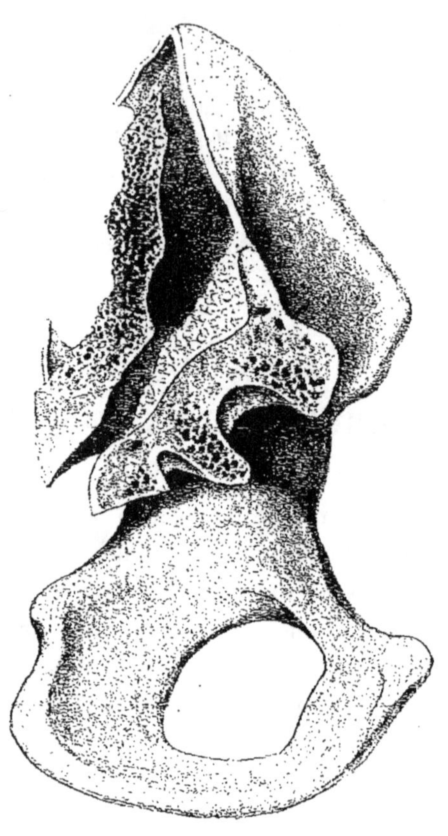

TUBERCULOSE SACRO-ILIAQUE OU SACRO-COXALGIE TUBERCULEUSE.
L'articulation sacro-iliaque est en grande partie détruite.
Le ligament interosseux a disparu; la surface iliaque est raréfiée,
l'aspect gris jaunâtre et recouverte de fongosités; une portion est en
voie de se nécroser. Mêmes lésions du sacrum.

éruptives. Toutes ces affections, d'origine et de nature différentes, auxquelles on peut encore ajouter l'arthrite rhumatismale, n'ont d'autre lien commun que leur siège dans l'articulation sacro-iliaque; elles ont cependant été décrites jusqu'ici
dans le même chapitre de pathologie [1], sous le titre de sacro-
coxalgie, comme toutes les affections de la hanche ont été de
leur côté confondues sous l'étiquette générale de coxalgie ; il
n'est que juste néanmoins de rappeler que ni Boyer, dans les
quelques pages qu'il consacre à ce sujet, ni Erichsen n'ont fait
une semblable confusion. Ces deux auteurs n'ont entendu décrire que l'une des variétés précédentes ; ils n'ont eu en vue
qu'une arthrite d'origine scrofuleuse, à début lent et insidieux,
à évolution longue, se compliquant d'abcès froids au bout de
six, huit, dix ou même quinze mois, aboutissant souvent à la
tuberculisation pulmonaire ou abdominale, et se terminant
presque toujours par la mort. Cette affection, nous le savons
aujourd'hui, est de nature tuberculeuse. Afin d'éviter toute am-
biguïté dans les termes, nous la désignerons sous le nom de
sacro-coxalgie tuberculeuse ou de tuberculose sacro-iliaque,
nous réservant d'ailleurs d'établir le diagnostic des différentes
arthrites sacro-iliaques.

ANATOMIE PATHOLOGIQUE

On trouve à l'autopsie une émaciation générale du corps et
une atrophie des masses musculaires comme dans la coxotuberculose. Le plus souvent les poumons présentent des lésions
tuberculeuses, tantôt à l'état de granulations ou de petites
masses caséeuses, tantôt avec des cavernes plus ou moins éten-

1. Delens, *De la sacro-coxalgie,* thèse d'agrégation, 1872.

dues ; les plèvres sont particiellement adhérentes. D'autres fois on rencontre des granulations péritonéales, des ulcérations tuberculeuses de l'intestin, ou bien encore quelque manifestation tuberculeuse externe, abcès froid récent ou ancien, affection tuberculeuse d'un os ou d'une articulation des membres. Dans quelques cas cependant, la tuberculose sacro-iliaque est isolée.

Les membres inférieurs sont infiltrés surtout du côté malade; l'œdème prend même parfois les proportions d'une véritable *phlegmatia alba dolens.* Un ou plusieurs orifices fistuleux se voient au niveau ou à quelque distance de l'articulation malade : en arrière, sur les côtés du sacrum, à la partie inférieure des lombes, sur la fesse, au-dessous du bord inférieur du muscle grand fessier ; en avant, dans le triangle de Scarpa ; en dedans, au niveau du petit trochanter ; au périnée, sur les côtés de l'orifice anal ou plus en dehors vers la tubérosité de l'ischion. La région sacro-iliaque est plus ou moins déformée par le gonflement ; la peau qui entoure les orifices précédents est altérée, rouge, amincie, ulcérée, soulevée par les fongosités. Tantôt les fistules conduisent directement sur les os altérés et dans l'articulation, tantôt elles affectent une direction irrégulière, se dilatant en clapiers remplis de fongosités et de pus sanieux.

La cavité articulaire, en communication avec les trajets précédents ou avec les abcès froids non ouverts à l'extérieur, agrandie par le décollement du périoste sur les parties voisines de l'os iliaque et du sacrum, forme ainsi un vaste foyer contenant du pus, de la matière tuberculeuse, des fongosités végétantes, et quelquefois un ou plusieurs séquestres libres ou adhérents.

La paroi de ce foyer comprend deux portions distinctes : d'une part les surfaces des os altérés, d'autre part la membrane tuberculeuse, dont les prolongements forment les abcès froids et les trajets fistuleux. Les lésions des os étant les premières en date, nous les examinerons tout d'abord.

Altérations osseuses. — A la période avancée que nous considérons, c'est-à-dire au moment de l'autopsie, les cartilages articulaires sont tantôt ulcérés sur une partie de leur étendue, tantôt complètement détruits ; on en retrouve parfois des lambeaux décollés qui macèrent dans le liquide de suppuration. Les os sont en général déformés et profondément altérés dans leur structure. Les surfaces articulaires sont dénudées ou bien elles sont revêtues d'une couche de fongosités, irrégulières, déchiquetées, surtout en avant, du côté de la cavité pelvienne ; souvent un intervalle de 2 à 3 centimètres sépare le sacrum de l'os iliaque.

En certains points et spécialement du côté du sacrum, on rencontre fréquemment une ou plusieurs excavations profondes remplies de fongosités et de matière tuberculeuse ; d'autres fois on détache facilement avec les doigts un séquestre isolé par une couche de tissu fongueux. Un séquestre libre peut aussi se trouver dans la cavité articulaire. Au voisinage de la jointure le tissu osseux est raréfié et ses aréoles sont infiltrées de fongosités ; il se laisse couper facilement par le couteau ou écraser par la simple pression du doigt. Les lésions s'étendent d'habitude à une certaine distance de l'articulation. La face antérieure du sacrum est souvent dépouillée de son périoste sur une grande partie de son étendue. On y trouve aussi de l'ostéite raréfiante avec des ulcérations superficielles, et une infiltration granuleuse. Quelquefois les foyers tuberculeux occupent l'épaisseur du sacrum, se présentant sous la forme de petites cavernes à contenu caséeux semblables à celles qui existent dans les corps vertébraux, comme lésions initiales du mal de Pott. (*V.* pl. IV, p. 328.)

Les altérations de l'os iliaque sont de même nature et de même aspect. Cet os présente toute la série de lésions, depuis l'ulcération superficielle jusqu'à la perforation. Toutefois il est généralement atteint sur une moindre étendue que le sacrum. La structure exclusivement spongieuse de ce dernier rend compte de sa prédisposition plus grande à l'infiltration tuberculeuse.

A côté de ces altérations à forme ulcéreuse, on rencontre parfois, surtout chez l'adulte, des lésions d'une autre apparence. Les surfaces articulaires, dépourvues de cartilage, ont conservé leur forme normale, et les os ont le même aspect que s'ils étaient simplement macérés ; le tissu osseux mis à nu garde sa consistance, ou même est devenu plus dense qu'à l'état normal. Sous l'influence de l'irritation inflammatoire provoquée par les lésions tuberculeuses, il se produit souvent de l'os nouveau sur les bords de l'articulation. C'est ainsi que parfois les surfaces iliaque et sacrée sont soudées ensemble par du tissu osseux sur une portion de leur étendue, alors que le reste de la cavité est plein de pus et de fongosités. L'ankylose peut encore être périphérique et formée par des jetées osseuses périostiques. Mais les couches osseuses nouvelles n'ont pas le plus souvent pour résultat d'amener l'ankylose ; elles se font d'une manière indépendante sur le sacrum et sur l'os iliaque. Tantôt elles consistent en une hyperostose régulière, à surface lisse, répandue en large couche à la surface de l'os ancien, et c'est alors qu'elles peuvent atteindre d'assez fortes proportions pour combler en grande partie la fosse iliaque interne ou la concavité du sacrum ; tantôt il se produit des végétations osseuses irrégulières, rugueuses, creusées de cavités fongueuses : ce genre d'hyperostose ne recouvre pas une large surface.

ORIGINE ET MARCHE DES LÉSIONS. — RELATIONS DE LA TUBERCULOSE
SACRO-ILIAQUE AVEC LE MAL DE POTT

La tuberculose sacro-iliaque se montre dans deux conditions différentes : 1° elle accompagne le mal de Pott lombosacré, dont elle n'est alors qu'une complication ; 2° elle est primitive, les foyers tuberculeux ayant pris naissance sur la portion articulaire de l'os iliaque ou du sacrum.

Dans le mal de Pott lombo-sacré, les altérations ont fréquemment une marche envahissante. Que leur siège primitif soit la base ou le corps du sacrum, elles s'étendent en général au delà de ces limites ; nous avons rencontré plusieurs cas dans lesquels la face antérieure du sacrum était entièrement dénudée et en contact direct avec la membrane tuberculeuse d'un abcès. On voyait en outre çà et là un certain nombre d'ulcérations osseuses superficielles recouvertes de fongosités ; quelquefois ces ulcérations existent sans large décollement périostique. Enfin il se produit aussi des foyers tuberculeux profonds, des cavernes à contenu caséeux. Que ces altérations superficielles ou profondes se propagent aux apophyses transverses du sacrum, l'articulation sacro-iliaque est d'abord menacée et plus tard envahie. Ainsi donc, une ulcération tuberculeuse superficielle des parties latérales du sacrum, qu'elle soit ou non en contact avec une large collection fongueuse, peut en s'étendant gagner l'articulation sacro-iliaque. De même un foyer profond, une caverne, une zone d'infiltration, peuvent aboutir au même résultat. Telle est l'origine de l'arthrite tuberculeuse sacro-iliaque dans le mal de Pott lombo-sacré.

Lorsque l'affection articulaire est primitive, le siège initial des lésions n'est plus le même, mais leur mode de propagation est identique. Les foyers apparaissent sur l'aile du sacrum ou sur la partie postérieure de l'os iliaque ; en se développant ils envahissent l'articulation. En un mot, l'infection tuberculeuse n'est pas primitivement articulaire. Il en est de la tuberculose sacro-iliaque comme du mal de Pott et de la coxotuberculose ; c'est une affection primitivement osseuse ; l'arthrite est consécutive. Il est d'observation que presque jamais les abcès tuberculeux de sources multiples, qui viennent si fréquemment se mettre en contact avec la face externe des ligaments articulaires, ne pénètrent dans la cavité de l'articulation. Lorsque les abcès sont en arrière, leur paroi tuberculogène,

étant sous-cutanée, trouve dans le tissu cellulaire des conditions
de laxité et de vascularisation qui font que son développement
se fait de préférence vers la surface extérieure, tandis que les
ligaments, qui sont d'ailleurs très épais de ce côté, opposent
une résistance à l'envahissement tuberculeux. De même, les
abcès antérieurs descendant le long du psoas et se trouvant
en rapport presque immédiat avec l'articulation, qui n'est pro-
tégée à ce niveau que par une mince couche de tissu fibreux,
la laissent néanmoins indemne. Cependant Weiss [1] rapporte une
observation dans laquelle un abcès froid contenu dans la gaine
du psoas avait une double origine dans une lésion de la
dixième vertèbre dorsale et dans une arthrite sacro-iliaque.
L'auteur pense que la sacro-coxalgie avait été primitive, et la
lésion de la vertèbre secondaire ; mais l'interprétation inverse
ne serait pas moins admissible. Peut-être même pourrait-on
sans invraisemblance soutenir que les deux altérations vertébrale et sacro-iliaque étaient nées isolément, et non l'une consécutivement à l'autre.

LÉSIONS DES PARTIES MOLLES : LIGAMENTS, GANGLIONS LYMPHATIQUES,
PÉRITOINE, NERFS, VAISSEAUX SANGUINS. — ABCÈS FROIDS

Les ligaments articulaires sont altérés à un degré variable,
qui n'est pas toujours en rapport avec la gravité de l'affection ;
les antérieurs, peu épais, disparaissent souvent avec le périoste.
Le ligament interosseux qui soude en quelque sorte les deux
surfaces l'une à l'autre et qui suffirait à lui seul pour maintenir la solidité de l'articulation, mérite seul une attention particulière. Le plus souvent il n'est que partiellement altéré ; aussi
les deux os restent-ils d'habitude suffisamment unis pour qu'il
n'y ait entre eux aucun mouvement anormal, pour que, même
après la section de la symphyse pubienne et des ligaments

____

1. Obs. de Weiss, *in* thèse de Hattute, Paris, 1852.

sacro-iliaques antérieurs, on ne puisse encore séparer l'os iliaque du sacrum sans un effort considérable. Si, au contraire, le ligament interosseux est détruit dans sa totalité, les deux os peuvent devenir mobiles l'un sur l'autre. H. Larrey a rapporté un fait de cette nature; en ouvrant un abcès placé en arrière de l'articulation, il constata une dénudation du sacrum et de l'os iliaque et une mobilité anormale de ces deux os l'un sur l'autre[1]. Mais alors même que tous les ligaments ont disparu, l'induration et la sclérose des parties molles avoisinantes suffisent encore la plupart du temps à empêcher les mouvements d'une certaine étendue. J'ai vu cependant une mobilité assez grande exister entre les surfaces articulaires, et l'os iliaque était dans ce cas à la fois plus proéminent en arrière et plus élevé; en un mot, il y avait une luxation incomplète de l'os iliaque en arrière et en haut.

Il n'est pas rare que les lésions tuberculeuses traversent toute l'épaisseur du sacrum et atteignent le faisceau des nerfs de la queue de cheval. Cette complication amène de la pachyméningite tuberculeuse ou des abcès dans le canal sacré. (*V.* pl. III, p. 112.) De même les branches d'origine du plexus sacré au niveau des trous de conjugaison, et le nerf sciatique à sa sortie du bassin, sont souvent englobés dans des masses de fongosités; il arrive encore qu'en traversant la cavité d'un abcès froid ces nerfs subissent au moins superficiellement les altérations de la névrite interstitielle.

L'état des ganglions lombaires et l'état du péritoine au niveau de la jointure malade n'ont pas assez fixé l'attention. Les ganglions sont souvent gonflés, jaunâtres, quelques-uns même contiennent de petits foyers caséeux. Le péritoine est aussi quelquefois le siège d'un semis de granulations dans la région correspondant au foyer sacro-iliaque, et certains cas de péritonite tuberculeuse généralisée, qui ont été mentionnés avec la

---

1. H. Larrey, *in* thèse de Hattute, Paris, 1852.

sacro-coxalgie, n'avaient probablement pas une autre origine que cet envahissement par voisinage[1]. Ces faits sont de tout point comparables à ceux que nous avons signalés dans la coxo-tuberculose et le mal de Pott.

On n'a pas jusqu'ici, que je sache, décrit d'altérations de l'artère ni de la veine iliaques au niveau de leur passage au-devant de l'articulation malade. Cependant, à une période avancée de la maladie, il apparaît souvent de l'œdème, et quelquefois un œdème volumineux et douloureux sur le membre inférieur correspondant; ce fait indique tout au moins un trouble important de la circulation de retour.

Les prolongements du foyer tuberculeux sacro-iliaque, qui donnent naissance aux abcès froids, peuvent se produire dans toutes les directions imaginables. On peut, à l'exemple d'Erichsen, distinguer deux classes principales d'abcès tuberculeux : 1° les abcès extra-pelviens, 2° les abcès intra-pelviens; les premiers ont leur point de départ en arrière du foyer, les seconds en avant.

Abcès extra-pelviens ou postérieurs. — Ceux qui naissent à la partie supérieure du foyer, vers l'épine iliaque postérieure et supérieure, se développent dans l'épaisseur de la masse musculaire sacro-lombaire; ce sont les abcès lombaires. Parmi ceux qui ont leur origine plus bas, les uns se portent directement en arrière en traversant les insertions supérieures du grand fessier, et apparaissent à la face postérieure du sacrum; les autres se dirigent en dehors, dans l'intervalle des muscles fessiers : quelques-uns de ces derniers perforent le grand fessier et se montrent sous la peau de la fesse; la plupart descendent suivant le trajet du grand nerf sciatique et viennent faire saillie à la face postérieure de la cuisse, en haut au niveau du pli fessier, à sa partie moyenne, et même plus bas, dans le creux poplité. En somme, les abcès postérieurs peuvent se mon-

---

1. Hulke, *Transactions of the path. Soc. of London,* t. XIV, p. 208, 1863.

trer à la région lombaire, à la région sacro-iliaque, à la région fessière, à la face postérieure de la cuisse plus ou moins bas.

Abcès intra-pelviens ou antérieurs. — Ces abcès présentent des dispositions plus variées et plus importantes à connaître que les précédents. Suivant qu'ils naissent au-dessus ou au-dessous du détroit supérieur du bassin, ils se développent dans l'épaisseur du psoas ou dans la cavité pelvienne proprement dite. Les abcès de la gaine du psoas ont une grande ressemblance avec ceux qui naissent des côtés de la colonne lombaire dans le mal de Pott. Cependant ceux qui viennent du foyer sacro-iliaque présentent quelques particularités à noter. Ainsi, au lieu de se diriger exclusivement vers l'aine, ils remontent quelquefois dans l'épaisseur du psoas vers la colonne lombaire, comme pour augmenter la ressemblance qui les rapproche des abcès du mal vertébral. Leur trajet dans le pli de l'aine, leur passage sous l'arcade crurale et leur apparition dans le triangle de Scarpa, ou, plus en dedans, vers le petit trochanter, sont les mêmes que ceux des abcès tuberculeux d'origine vertébrale. Je veux seulement signaler ici un fait curieux et exceptionnel rapporté par Demons (de Bordeaux)[1]. Dans un cas de sacro-coxalgie, ce chirurgien a vu un abcès manifestement né du foyer sacro-iliaque et développé dans l'épaisseur du psoas descendre à la face postérieure de ce muscle jusqu'à la bourse séreuse qui sépare son tendon de la capsule coxo-fémorale. Cette bourse séreuse était elle-même envahie, et, par suite de sa communication avec la cavité articulaire de la hanche, il s'était développé une arthrite secondaire de cette jointure. Ce fait méritait d'être rappelé, comme un exemple rare de coïncidence entre une arthrite sacro-iliaque et une arthrite consécutive de la hanche. Je puis rappeler une observation identique, dans laquelle les fongosités tuberculeuses avaient envahi la

---

1. Demons, *Sacro-coxalgie suppurée, pénétration du pus dans l'articulation coxo-fémorale : Journal de méd. de Bordeaux*, 1878-1879, t. I, p. 319.

synoviale de la hanche et déterminé un abcès froid intra-articulaire sans lésion des os.

Les abcès pelviens proprement dits, d'origine sacro-iliaque, prennent leur développement les uns en dedans sur la face antérieure du sacrum, les autres en dehors au niveau de la grande échancrure sciatique. Ces derniers suivent volontiers le trajet des nerfs sciatiques; ils sortent donc du bassin et forment une collection dans l'épaisseur de la fesse ou ils descendent vers la face postérieure de la cuisse. Les collections formées au-devant du sacrum envahissent le méso-rectum, puis le tissu cellulaire qui entoure le rectum; elles peuvent rester limitées à cette région, ou bien elles traversent le plancher périnéal pour apparaître dans la fosse ischio-rectale ou faire saillie sur la partie postérieure et latérale du périnée. D'autres fois, au lieu de parcourir ce long trajet, elles s'ouvrent plus ou moins haut dans la cavité rectale.

Une femme, dont l'histoire est rapportée dans la thèse de Joyeux [1], accoucha six fois à terme malgré une lésion sacro-iliaque constatée après le second accouchement; elle rendit par l'anus, à plusieurs années d'intervalle, d'abord du pus grumeleux, puis, après une dernière grossesse, deux séquestres qui paraissaient provenir du sacrum.

Les fistules ouvertes à la région anale présentent certaines particularités intéressantes, mais d'ordre clinique.

ÉTIOLOGIE

La tuberculose sacro-iliaque est une affection peu commune, surtout si on la compare à la coxotuberculose. Celle-ci se voit

____

1. Joyeux, thèse de Strasbourg, 1842.

à chaque instant chez les enfants et les adolescents ; celle-là se rencontre seulement de temps en temps. Dans mon service de l'hôpital Trousseau, je n'en trouve pas plus d'un ou deux cas chaque année. Du reste, cette affection paraît moins fréquente chez les enfants que chez les adolescents et les jeunes adultes. La remarque en a été faite déjà par les médecins militaires, qui ont assez souvent l'occasion de la traiter dans l'armée. C'est de dix-huit à trente ans, en effet, qu'elle est le moins rare ; parfois cependant elle survient beaucoup plus tôt, chez l'enfant, ou beaucoup plus tard, chez l'adulte. Le sexe masculin lui fournit un plus large tribut que le sexe féminin, ce que les auteurs expliquent par les fatigues plus grandes que l'homme doit supporter. Cependant, en ce qui concerne la femme, on a considéré le relâchement des symphyses du bassin sous l'influence de la grossesse comme une cause prédisposante, mais bien peu de faits viennent à l'appui de cette opinion, si l'on écarte, bien entendu, toutes les arthrites non tuberculeuses.

Nous n'avons que des connaissances fort vagues sur les circonstances qui favorisent plus spécialement la localisation sacro-iliaque de la tuberculose. On peut sans doute accuser la fatigue, les marches trop longues, les stations trop prolongées : ces considérations seraient applicables spécialement aux jeunes soldats. Mais il faut surtout incriminer les causes habituelles qui prédisposent à la tuberculose, quel que soit son siège, c'est-à-dire la débilitation, la fatigue, une nourriture insuffisante, une mauvaise hygiène, l'existence antérieure d'autres manifestations de même nature : adénite tuberculeuse, abcès froids, ostéites et arthrites tuberculeuses, tout ce cortège, en un mot, qu'on attribuait autrefois à la scrofule.

SYMPTOMES

Dans l'étude des symptômes de la tuberculose sacro-iliaque,
Hahn avait distingué quatre périodes ; Nélaton, qui trouve
avec raison cette division artificielle, n'en admet aucune ; de
même, Erichsen décrit successivement et à peu près sur le
même plan les symptômes suivants : douleur, gonflement,
déviation du membre, troubles fonctionnels, abcès. Il me
semble plus conforme à l'observation clinique de distinguer
deux périodes successives : une période de début, marquée
par des phénomènes rationnels et physiques peu accentués, et
une période d'état, caractérisée par une évidence plus grande
de tous les symptômes, et surtout par la formation des abcès.

PREMIÈRE PÉRIODE

Le début de la tuberculose sacro-iliaque, comme celui de
la coxotuberculose, est lent et insidieux. Le premier phénomène pathologique qui se montre est la douleur. Le malade
se plaint d'une sensation de gêne, plus souvent d'une véritable
douleur qu'il rapporte à la région lombaire inférieure, à la
partie postérieure de la fesse. Cette douleur est augmentée
par les mouvements, par la marche, par la station ; elle est
plus vive le soir, et souvent disparaît complètement par le
repos au lit. Primitivement elle apparaît par périodes que
séparent des intervalles de calme. On la rapporte volontiers
à une influence rhumatismale, si l'on ne fait qu'un examen
superficiel. Plus tard elle devient continue, ou du moins les
mouvements la réveillent constamment. Assez souvent la dou-

leur est encore moins caractéristique, en ce qu'elle se localise loin de la région malade, au pli de l'aine, à la face postérieure de la cuisse, au genou, au cou-de-pied; elle éveille naturellement alors l'idée d'une affection de la hanche ou d'une névralgie sciatique. Aussi, pour arriver à une notion positive sur le siège réel de l'affection convient-il de recourir à la méthode des pressions directes.

En portant les doigts successivement sur les différentes parties de la hanche, on trouve que la pression sur la tête fémorale, dans le pli de l'aine, sur le grand trochanter, n'est pas douloureuse, mais qu'elle le devient sur la fesse à mesure qu'on avance vers le sacrum. Quelquefois la douleur à la pression est nulle jusqu'au moment où on arrive sur la région articulaire. Ici l'exploration doit être méthodique et faite successivement sur l'os iliaque et sur le sacrum. Sur l'os iliaque, on recherchera de haut en bas les effets de la compression et on y réveillera d'habitude des points douloureux plus ou moins vivement accusés. On procédera de la même manière sur la partie latérale du sacrum. La douleur que l'on provoque de la sorte doit être rapportée tantôt à l'ostéite tuberculeuse, tantôt à l'arthrite par propagation. Son maximum a un siège variable, correspondant aux altérations les plus avancées. Il est bon de compléter cette exploration par le toucher rectal, qui éveille aussi de la douleur vers la partie postérieure et latérale du bassin.

Les mouvements qu'on imprime au membre inférieur et particulièrement à la hanche ne sont point douloureux, à la condition que le bassin soit fixé par un aide. Lorsque, au contraire, le chirurgien saisit les deux crêtes iliaques avec les mains et tente de les rapprocher ou de les écarter, le malade se plaint ordinairement de souffrir au niveau de l'articulation malade, et en effet par ce procédé on exerce sur elle des tiraille ments ou de la compression.

La période douloureuse est plus ou moins longue et précède en général tout gonflement. Cependant, chez quelques malades, on remarque, à une époque très rapprochée du début, une déformation légère de la région avec un certain gonflement apparent, dû à la contracture des muscles voisins, masse sacro-lombaire et grand fessier. Ces muscles sont plus tendus et font un léger relief. Plus tardivement l'examen de la région fait découvrir un peu d'empâtement au niveau de l'épine iliaque postérieure et supérieure, ou un peu plus bas sur l'interligne articulaire. Cet empâtement ne se propage ni vers le grand trochanter, ni vers le bord inférieur du grand fessier. A cette période, la fesse est aplatie, les reliefs musculaires sont moindres que du côté opposé, et lorsque le grand fessier se contracte, il ne prend pas une consistance aussi ferme qu'à l'état normal ; en un mot, l'atrophie musculaire apparaît ici comme un signe précoce, selon la règle des ostéo-arthrites tuberculeuses.

La claudication est aussi un signe du début, car elle apparaît en même temps que la douleur spontanée. La marche est un peu hésitante et manque d'assurance d'abord ; puis le sujet s'incline légèrement en avant ; la jambe du côté sain exécute le pas plus rapidement, afin que celle du côté malade ait à supporter moins longtemps le poids du corps. Un peu plus tard, la marche n'est possible qu'à l'aide d'un bâton ; puis elle devient de plus en plus pénible. Debout et au repos, le patient se tient dans une attitude hanchée sur le côté sain ; le membre malade, en légère abduction, se fléchit au niveau de la hanche et au niveau du genou ; la hanche de ce côté est abaissée. Le décubitus sur le côté malade étant douloureux, le sujet se tient couché sur le dos ou de préférence sur le côté sain.

L'examen du membre du côté affecté dans le décubitus dorsal révèle tout d'abord une attitude assez comparable à celle de la coxotuberculose ; ce membre paraît plus long, la malléole descend au-dessous de celle du côté opposé ; il est en abduction. Mais, par une analyse plus serrée, on constate vite qu'il n'y a ni flexion de la cuisse ni ensellure correspondante. La mensuration de l'épine iliaque aux malléoles, pratiquée selon les règles

connues, donne le même résultat des deux côtés. L'allongement
apparent du membre tient uniquement à une inclinaison du
bassin et à un abaissement de l'os iliaque malade. Plusieurs
auteurs ont invoqué, pour expliquer le changement de longueur du membre, un déplacement de l'os iliaque sur le sacrum dans l'articulation sacro-iliaque. Lhéritier[1] rapporte
même qu'un malade présentait de l'allongement après deux
heures d'équitation, et au contraire du raccourcissement après
un certain temps de marche. Ce fait est pour le moins extraordinaire, à supposer qu'il ait été exactement observé. L'allongement serait dû, d'après Érichsen[2], au gonflement de l'articulation
malade, qui pousse en avant et en bas la partie antérieure
et supérieure de l'os iliaque. Sayre[3] n'est pas moins affirmatif;
d'après lui, l'allongement est réel; il est dû au glissement
de l'os iliaque en bas. Je commence par dire qu'aucun fait
anatomique ne vient directement à l'appui de ces théories.
Car si, dans quelques autopsies (Larrey) où les lésions étaient
très étendues, on a observé un changement de rapports et
une certaine mobilité entre les surfaces articulaires, dans le
plus grand nombre des cas, presque toujours, les deux os
restent assez intimement adhérents, à l'aide d'une portion du
ligament interosseux restée intacte, pour qu'aucun glissement
ni aucun basculement ne soient possibles. Or l'abaissement
du membre n'est pas un symptôme exclusivement propre à
la période terminale, ni aux cas particulièrement graves; on
l'observe de bonne heure, alors que l'on ne peut supposer
une destruction étendue des ligaments, particulièrement du
ligament interosseux, qui, la ceinture du bassin étant complète, ne permet aucune espèce de mouvement isolé de l'os
iliaque. Cet os ne peut changer de position, s'abaisser ou

---

1. Lhéritier, *Journal de Fourcroy*, t. IV, p. 139, 1821; cité par Boyer, *Mal.
chir.*, 4º édit., t. IV, p. 112.
2. Erichsen, *loco cit.*
3. Sayre, *loco cit.*

s'élever, que par des mouvements d'ensemble du bassin. Si donc le membre du côté malade paraît plus long, si l'épine iliaque est abaissée, c'est uniquement parce que le bassin s'est incliné du côté malade en tournant autour de son axe antéro-postérieur.

DEUXIÈME PÉRIODE

Les phénomènes précédents, douleur, gonflement, troubles fonctionnels, déviation du membre, procèdent avec lenteur ; ils présentent des alternatives de recrudescence, provoquées surtout par la marche, et d'amélioration, produites par le repos ; mais l'affection, à part sa ténacité et ses retours persistants, conserve encore les caractères de bénignité apparente ; la santé générale du malade ne paraît pas atteinte. La situation ne tarde pas à s'aggraver par suite des complications qui viennent s'ajouter. Les abcès, qui constituent la plus commune de ces complications, surviennent tardivement, en général après une période de début de plusieurs mois. Ils sont plus ou moins évidents selon leur siège. Lorsqu'ils doivent se former en arrière, la région présente un empâtement et un gonflement qui n'étaient pas apparents jusqu'alors. Les fongosités envahissent les parties profondes, soulevant les ligaments et les muscles ; la tuméfaction se dessine de plus en plus, présentant plus tard une fluctuation manifeste. La collection peut occuper la région articulaire proprement dite ; mais il arrive souvent aussi que, rencontrant des résistances dans sa marche d'avant en arrière, elle se montre assez loin de là, sans qu'on puisse toujours trouver en clinique la continuité existant avec le foyer ostéo-articulaire. Et comme l'abcès se développe sans bruit, sans réaction fébrile, sans douleur, il en résulte qu'on le découvre inopinément ; si on n'est pas fixé à l'avance sur le diagnostic, on peut éprouver un assez grand embarras pour reconnaître l'origine de l'abcès, c'est-à-dire l'affection articulaire elle-même.

Les abcès antérieurs, de la fosse iliaque et du petit bassin, sont beaucoup plus obscurs encore. Ils ne sont révélés que par une circonstance fortuite qui appelle l'attention de ce côté. Ce sera le toucher rectal, l'exploration de la fosse iliaque interne, qui les feront découvrir. Parfois la tumeur, se montrant au périnée, dans la fesse, à la face postérieure de la cuisse, dans le triangle de Scarpa, produira une véritable surprise. Toutes ces variétés dépendent de la marche et du siège très différents des abcès. Mais ce qui dans l'espèce tient une place importante, c'est l'examen de l'articulation sacro-iliaque. On devra toujours penser à l'explorer avec soin par la méthode directe.

Au surplus, dans les diverses circonstances au milieu desquelles apparaissent les abcès, on observe, surtout chez les malades qui marchent, des poussées douloureuses, une gêne plus grande de la marche, et quelquefois une réaction fébrile assez forte. J'ai vu des sujets éprouver pendant plusieurs jours des douleurs très vives avec de la fièvre ; ils ne pouvaient se coucher sur le côté malade. Au point de vue de la formation des collections, ces poussées ne sont certainement qu'une coïncidence, puisque les abcès tuberculeux évoluent sourdement ; mais elles indiquent un travail d'ostéo-arthrite plus aigu, véritablement inflammatoire, qui coïncide avec la formation des séquestres, avec des destructions articulaires nouvelles, etc., etc.

La marche et la terminaison de ces abcès présentent peu de particularités empruntées à la région. S'ils se développent à l'extérieur, ils deviennent de plus en plus superficiels, soulèvent la peau, l'amincissent, et enfin s'ouvrent spontanément. A la suite de cette communication avec l'air extérieur, il survient des phénomènes septicémiques plus ou moins graves, selon l'étendue du foyer, pouvant même menacer la vie du malade ; plus tard la cavité se rétrécit et se réduit à une fistule qui persiste indéfiniment, jusqu'à la guérison du foyer d'origine. Cette terminaison n'est nullement fatale : on sait que les abcès froids, même volumineux, peuvent se résorber, surtout chez les enfants et chez les jeunes gens, lorsque la santé générale s'est maintenue bonne. Les abcès du petit bassin percent quelquefois le rectum ; plus souvent ils descendent jusqu'au périnée, pour faire saillie sur les côtés de l'anus. Après leur ouverture dans cette dernière région, il persiste une fistule anale dont il importe de savoir reconnaître la nature spécifique et l'origine sacro-coxalgique. Plusieurs abcès peuvent se former en même temps ou successivement.

Il est fréquent de voir survenir sur un malade déjà porteur d'une fistule une nouvelle collection, dans le voisinage ou sur un point éloigné ; c'est ainsi qu'après un abcès froid de la fesse ou des lombes peut naître un abcès de la fosse iliaque, un abcès péri-rectal, etc. Lorsqu'il y a plusieurs orifices fistuleux dans la même région, ils peuvent aussi se rattacher à un seul trajet, dont la paroi tuberculeuse a poussé des prolongements en diverses directions.

Après l'étude de la manifestation tuberculeuse locale, il reste à examiner si l'organisme n'a pas subi d'autres atteintes. L'arthrite tuberculeuse sacro-iliaque peut, en effet, se présenter dans deux conditions différentes à cet égard. Elle est primitive et reste fort longtemps isolée ; si dans ce cas la santé générale s'altère, c'est lorsque l'affection est parvenue à la période de suppuration et que le malade est exposé aux complications septicémiques. D'autres fois le danger vient de la multiplicité des lésions tuberculeuses : l'affection locale est devenue le point de départ d'un foyer secondaire, et même d'une généralisation. Les malades succombent alors à la phthisie pulmonaire, à une péritonite tuberculeuse, à une tuberculose intestinale : il est fort difficile dans un cas donné de déterminer d'avance si l'infection tuberculeuse suivra cette marche aggravante ou si elle se limitera.

MARCHE, TERMINAISON

La tuberculose sacro-iliaque est toujours une affection fort
longue. Erichsen lui assigne, d'après les cas qui lui sont per-
sonnels, une durée de quatorze, vingt, vingt-sept, vingt-huit
mois ; la maladie ne dure jamais moins d'un an, et souvent elle
se prolonge plusieurs années. J'ai vu des sujets guérir après
trois ou quatre ans. Si la mort survient, ce n'est pas avant une
durée de quinze mois, à moins de complication étrangère.

Le pronostic doit être considéré comme grave, surtout si l'affection se complique d'abcès. On doit aussi considérer comme
une circonstance défavorable l'âge avancé des malades et
l'existence de désordres viscéraux. Chez l'adulte, après quarante ans, le mal n'a aucune tendance à s'améliorer, parce que,
le plus souvent, à cet âge il existe déjà, ou il survient promptement une complication viscérale funeste. La grossesse et
l'accouchement impriment aussi à l'affection une évolution plus
rapide vers une issue fatale. Cependant Joyeux rapporte qu'une
malade, dont il a été déjà question précédemment, éprouva les
premiers signes d'une sacro-coxalgie lente, chronique, à la
suite d'un deuxième accouchement. Trois nouvelles couches
en trois ans n'amenèrent que des accidents sans gravité dans
la région sacro-iliaque, quoiqu'un abcès se fût déjà ouvert
dans le rectum. La marche des accidents ne devint menaçante
qu'à la suite d'un cinquième accouchement; la malade rendit
de nouveau du pus grumeleux par l'anus, et plus tard deux séquestres s'éliminèrent par la même voie; elle finit par succomber. Il n'en est pas moins remarquable que cette femme,
malgré l'existence d'une sacro-coxalgie suppurée, ait pu accou-
cher quatre fois sans difficulté particulière, et sans autre complication qu'une recrudescence des douleurs au niveau de
l'articulation.

La plupart des auteurs s'accordent pour insister spécialement
sur la gravité du pronostic. Boyer, Erichsen, Shaw, sont una-
nimes sur ce point; Sayre[1] fait exception : il rapporte une série
de dix-huit faits sur lesquels dix-sept ont guéri; il faut supposer
que le chirurgien américain a rencontré des cas particulièrement bénins, ou plutôt que les arthrites sacro-iliaques comprises
dans sa statistique n'étaient pas toutes de nature tuberculeuse.
Cependant j'ai vu, de mon côté, quelques enfants guérir, tantôt
à la phase de début, tantôt avec complication d'abcès. Le siège
postérieur des abcès tuberculeux est plus favorable à la guérison spontanée ou déterminée par une intervention chirurgicale, qui dans l'espèce est plus aisée, plus complète, et par suite
plus efficace.

Lorsque la guérison est obtenue, ce n'est qu'au prix d'une
ankylose de la jointure; et s'il s'agit d'un jeune sujet, le bassin,
cessant de se développer dans la région de l'ankylose, se
déforme et tend à prendre le caractère oblique ovalaire.

Parfois la maladie semble guérir dans le cours de la première période; tous les symptômes se calmant ou disparais-
sant, on croit le mal terminé. Malheureusement, ce résultat
n'est pas le plus souvent définitif et il survient une rechute.
Boyer avait déjà signalé les guérisons incomplètes ou seulement apparentes et les réveils suivis d'une évolution plus rapide. On peut même voir des malades passer quatre ou cinq
ans sans aucune manifestation pathologique, puis se présenter
de nouveau avec une poussée d'ostéite ou un abcès froid; la
tuberculose osseuse a fréquemment des retours de ce genre.

1. Lewis A. Sayre, *Leçons de clinique chirurgicale,* faites à l'hôpital Bellevue.

DIAGNOSTIC

Le diagnostic de la tuberculose sacro-iliaque est obscur, surtout à la première période, où l'on est exposé à méconnaître fréquemment l'affection ; il prête encore à confusion à une phase plus avancée, lorsqu'il y a complication d'abcès.

Au début, la maladie sacro-iliaque affecte une ressemblance plus ou moins trompeuse avec les lésions tuberculeuses du sacrum et de l'os iliaque siégeant dans le voisinage de l'articulation, avec la coxotuberculose, avec le mal de Pott, avec différentes névralgies, avec la coxalgie nerveuse, avec le lumbago.

Un lésion tuberculeuse du sacrum ou de la crête iliaque dans le voisinage de la symphyse sacro-iliaque, cette articulation restant indemne, s'accuse par une douleur locale, par un empâtement limité, qui plus tard donnera lieu à une collection fluctuante, comme l'arthrite tuberculeuse. Ce n'est donc que par l'exploration méthodique de la région qu'on arrivera à éliminer la jointure. Au surplus, les troubles fonctionnels de l'arthrite, boiterie, douleur augmentée par la station, déviation du membre, feront défaut. Mais il reste à craindre que l'articulation ne soit envahie consécutivement, et cela d'autant plus que le foyer osseux sera plus voisin. Lorsque l'abcès couvre la région articulaire, la difficulté du diagnostic est plus grande, parce qu'on ne peut explorer directement l'articulation ; on aura recours au toucher rectal, aux pressions sur la crête iliaque dans le sens transversal, à l'étude des troubles de la marche. Plus tard, après l'ouverture de la collection, le doigt ou le stylet arriveront sur un point limité de la surface osseuse, et non dans l'articulation.

La coxotuberculose est souvent confondue avec la tubercu-

lose sacro-iliaque, faute d'une attention suffisante, il faut bien
le dire. On doit, en effet, procéder à une analyse détaillée des
symptômes pour éviter l'erreur et se reconnaître. Les douleurs
accusées par le malade, les troubles de la station et de la marche,
non seulement ne donnent pas la clef de la solution, mais ces
signes ont la plus grande analogie dans les deux cas. Il n'en
est pas de même des douleurs provoquées. Dans la coxotuberculose, la pression réveille la douleur au-dessous de l'arcade de
Fallope, sur la tête du fémur, à la face interne de la cuisse, derrière l'extrémité supérieure du troisième adducteur, en arrière
du grand trochanter et quelquefois sur cette saillie elle-même.
Dans l'affection sacro-iliaque, la douleur est localisée à la partie
postérieure et supérieure de la fesse, sur l'interligne sacro-
iliaque ; à partir de cette région, elle s'atténue à mesure qu'on
s'éloigne. La douleur provoquée par la compression transversale
du bassin au niveau de la crête iliaque est propre à la tuberculose sacro-iliaque. Le toucher rectal peut lui-même servir à distinguer les points douloureux internes : celui de la coxotuberculose sur la face interne de l'os iliaque au point correspondant au cotyle, celui de la tuberculose sacro-iliaque à la partie
postérieure et latérale du bassin. Dans la coxotuberculose, les
mouvements de la cuisse sont limités depuis l'extension et l'abduction jusqu'à la flexion avec rotation en dehors. Ce dernier
mouvement est surtout atteint. Jamais les choses ne sont portées à un aussi haut degré dans la tuberculose sacro-iliaque,
et le plus souvent tous les mouvements de la hanche sont libres.
L'attitude du membre est différente : dans l'affection de la
hanche, il y a flexion de la cuisse et ensellure, abduction et
rotation en dehors ; dans l'affection sacro-iliaque la cuisse est
libre, le bassin est incliné latéralement et la mensuration ne
donne que les résultats de l'état normal. L'emploi du chloro-
forme peut parfois rendre service en permettant de reconnaître
l'intégrité de la hanche.

Deux affections du rachis peuvent au début ressembler

à la tuberculose sacro-iliaque : le mal de Pott lombaire et le cancer du rachis. Les signes distinctifs du mal de Pott avant la gibbosité sont les douleurs et la raideur du rachis. Le malade se plaint de souffrir sur la partie médiane des lombes ou sur les deux côtés à la fois. Par les pressions méthodiques, on constate que la région sacro-iliaque n'est pas sensible ; ce sont les apophyses épineuses qui le sont plus ou moins. Lorsque le sujet se redresse pour exagérer la courbure lombaire, lorsqu'il se fléchit en avant pour la faire disparaître, on découvre une rigidité ou tout au moins un défaut de souplesse dans la colonne lombaire. Enfin on n'observe pas de boiterie unilatérale, mais plutôt de la faiblesse, de la parésie avec des pseudo-névralgies.

La situation est plus complexe lorsqu'il y a simultanément mal de Pott et tuberculose sacro-iliaque. Dans ces cas, qui ne sont pas rares, les signes des deux affections sont combinés, et on parvient assez aisément à déterminer l'étendue des désordres ; il n'y aurait que fort peu d'inconvénients d'ailleurs à ne pas reconnaître la sacro-coxalgie.

Le cancer de la colonne lombaire peut simuler une affection sacro-iliaque à la période de début. Dans une observation de ce genre [1], les secousses imprimées à l'os iliaque étaient douloureuses principalement sur l'un des côtés ; le malade ne pouvait ni s'asseoir ni se tenir debout ; la pression était également douloureuse sur le côté du sacrum ; un léger empâtement œdémateux siégeait au niveau de l'interligne sacro-iliaque. Tout était réuni pour augmenter la difficulté du diagnostic. Une donnée importante en pareil cas se tire de l'âge du malade : la tuberculose sacro-iliaque est de préférence une affection du jeune âge ; le cancer vertébral est rare avant trente-cinq ans.

Cependant j'ai observé un exemple d'ostéo-sarcome du sacrum

---

1. A.-T. Norton, *Clinical lecture on primary cancer of the lumbar vertebræ and sacrum simulating at an early stage caries of the sacro-iliac synchondrosis : Lancet,* november 9th, 1878, p. 649. Le même auteur donne l'indication de deux observations semblables.

chez une petite fille de neuf ans. On avait confondu l'affection avec un abcès tuberculeux, et on se proposait de l'inciser et d'en faire le grattage, lorsque je proposai de faire une ponction exploratrice avec le trocart de Duchenne, afin d'en déterminer exactement la nature. L'examen histologique fait par Ranvier fixa le diagnostic; c'était bien un sarcome. La tumeur, qui datait de quatre mois, correspondait en partie à l'articulation sacro-iliaque et soulevait la masse sacro-lombaire gauche; elle avait le volume d'une pomme d'api. J'avais de prime abord écarté l'idée de tuberculose pour deux motifs : la tumeur n'était pas fluctuante, et il est en réalité très rare d'observer un paquet fongueux de ce volume sans qu'il soit abcédé; en second lieu, le développement de la tumeur était accompagné de douleurs très violentes revenant par accès qui duraient jusqu'à huit jours; ce caractère n'appartient pas non plus à la tuberculose. En peu de temps, d'ailleurs, le diagnostic clinique devint très évident. La tumeur ne tarda pas à prendre un volume énorme, et l'enfant succomba à une généralisation sarcomateuse.

L'évolution du cancer est plus rapide et plus uniformément progressive que celle de l'affection tuberculeuse. Le repos n'a aucun effet calmant sur le cancer. Un peu plus tard, le gonflement devenant plus accentué et les douleurs de plus en plus vives, la distinction devient facile. Le sarcome forme des bosselures douloureuses quelquefois, mais sans l'empâtement inflammatoire fréquent des abcès, sans la fluctuation caractéristique; la tumeur néoplasique s'étend dans tous les sens à la fois et ne suit pas une direction déterminée.

Les douleurs spontanées de la tuberculose sacro-iliaque ont souvent été prises au début pour des névralgies, pour une sciatique, pour une névralgie de la hanche, pour un lumbago. La sciatique est surtout une affection de l'adulte; ses points douloureux ne siègent pas au niveau même de la symphyse sacro-iliaque, mais plus bas et plus en dehors sur la fesse, dans l'intervalle ischio-trochantérien; il s'en trouve ordinairement d'au-

tres sur le trajet des nerfs du membre inférieur. Ce membre
ne présente pas d'allongement apparent.

Les conditions spéciales dans lesquelles survient la névralgie de la hanche ou coxalgie proprement dite prêtent peu à la
confusion. Il s'agit d'habitude de jeunes filles à tempérament
nerveux. Les douleurs ont le caractère névralgique ; les moindres pressions, les manœuvres les plus ménagées, provoquent
une exagération tout à fait inusitée des douleurs. Mais le fait
important est que la région sacro-iliaque ne présente aucun signe
d'arthrite, ni empâtement, ni localisation de la douleur à la
pression sur un point osseux. La santé générale est parfaite.
L'erreur inverse, qui consisterait à croire à une névralgie de la
hanche quand il y a effectivement sacro-coxalgie tuberculeuse,
serait plus facile à commettre, en raison de la rareté de l'affection tuberculeuse dans les circonstances où se montre habituellement la maladie de Brodie ; mais l'examen physique de la
région fait avec méthode suffit pour lever toute incertitude.

Il n'y a pas à insister sur le diagnostic du lumbago. Ce ne
serait que par défaut d'examen qu'on arriverait à commettre
la confusion.

A une période avancée de l'affection sacro-iliaque, lorsqu'il
existe des fistules ouvertes à l'extérieur sur l'une des régions que
nous avons indiquées, l'idée peut ne pas toujours venir à l'esprit d'en chercher l'origine dans cette articulation ; particulièrement lorsque l'orifice est au pli de l'aine ou au périnée, on est
porté d'abord à penser à toute autre affection, à une tuberculose
vertébrale, à une lésion d'un point quelconque du bassin, à une
simple fistule à l'anus, etc. Mais il suffit d'être prévenu et de
diriger son attention du côté de la région sacro-iliaque pour
reconnaître les signes locaux propres à la tuberculose articulaire.

Dans la distinction à faire entre les différentes arthrites sacro-
iliaques, l'étude des causes, du mode de début et de la marche
de la maladie fournit les éléments du diagnostic. La tubercu-

lose survient en général chez de jeunes sujets et sans cause
déterminante appréciable. Il n'en est pas de même pour les
autres affections sacro-iliaques; on trouvera, comme causes de
l'arthrite, la blennorrhagie, l'état puerpéral, une fièvre érup-
tive antérieure, etc.

L'arthrite sacro-iliaque blennorrhagique, accident fort rare et
qui survient dans le cours de la blennorrhagie uréthrale, a une
marche aiguë ou subaiguë. D'après les quelques observations
qui paraissent les plus authentiques (Rollet[1], Gosselin[2], Le
Dentu[3]), elle commence par une douleur locale assez vive, qui
atteint en quelques jours ou en quelques semaines une assez
grande acuité pour condamner le malade au lit. Sous l'influence du repos, les symptômes se calment assez rapidement,
et après quelques semaines, deux ou trois mois au plus, elle est
guérie complètement et sans retour; elle n'a pas de tendance à
suppurer; elle ne récidive pas.

L'arthrite sacro-iliaque de l'infection purulente puerpérale,
déjà signalée au siècle dernier, décrite par Velpeau, observée
de temps en temps par tous les chirurgiens, survient dans des
circonstances caractéristiques; sa marche est rapide et la suppuration ne tarde pas à apparaître à l'extérieur, si la malade
ne succombe pas aux accidents infectieux. Enfin il peut y
avoir coïncidence entre l'arthrite tuberculeuse et la puerpéra-
lité, ainsi que nous en avons rappelé un exemple.

Nous n'avons rien à ajouter en ce qui concerne les arthrites
purulentes, rares d'ailleurs, qui se montrent après les fièvres
éruptives. Leur brusque apparition, la gravité de l'état général qui les accompagne, leur marche rapide, tous ces caractères les rapprochent de l'arthrite suppurée puerpérale et les
distinguent de la tuberculose.

1. Rollet, *Gazette médicale de Lyon*, 1858.
2. Gosselin, *Gazette des hôpitaux*, 1878, p. 574.
3. Le Dentu, *Soc. de chirurgie*, 7 février 1877, nouvelle série, t. III, p. 114.

TRAITEMENT

Les principes généraux du traitement de la tuberculose sacro-iliaque sont les mêmes que pour la coxotuberculose et pour le mal de Pott. Le traitement local doit être institué de bonne heure, attendu que la marche et les fatigues de toutes sortes aggravent considérablement les symptômes et hâtent la terminaison funeste. La base de ce traitement est le repos au lit dans le décubitus horizontal. Erichsen recommande le décubitus sur le ventre, la *prone position*. En réalité, le malade prend dans le lit la position qui évite le mieux la douleur. Le point essentiel est que ce repos soit continu et qu'à aucun moment le malade n'y fasse d'infraction pour se tenir dans la station verticale et à plus forte raison pour marcher. Le repos doit être prolongé fort longtemps, et si les symptômes s'améliorent au point de disparaître, il ne faut pas se hâter de croire à une guérison complète et définitive. Il est essentiel de surveiller encore le sujet et de prescrire le repos aux moindres indices de rechute. Les autres moyens locaux, la révulsion par les pointes de feu, les vésicatoires, l'iode, ont peu d'action.

Si, malgré ce traitement, il se développe des abcès, ou si le traitement n'est institué qu'à la période de suppuration, le décubitus horizontal est encore de rigueur. Il convient, en plus, de traiter les abcès lorsqu'ils font saillie en arrière, aux lombes, à la fesse, à la cuisse. La méthode générale de traitement des abcès tuberculeux que nous avons déjà exposée, c'est-à-dire l'ouverture large avec extirpation de la membrane tuberculeuse et des parties osseuses malades, est la méthode de choix. De-

lorme[1] a présenté à la Société de chirurgie un malade qu'il
avait guéri d'une sacro-coxalgie par une opération radicale.
Après avoir incisé largement un volumineux abcès, ce chirurgien pénétra dans l'articulation sacro-iliaque et enleva par
le grattage avec la curette les fongosités et les parties
osseuses malades. Lorsque tous les produits tuberculeux ont été
extirpés, il reste une plaie profonde, qui, grâce au pansement antiseptique, se cicatrise sans accident et assez rapidement.

J'ai plusieurs fois aussi pénétré par une incision directe dans
la cavité articulaire, pour la nettoyer des séquestres, des portions
osseuses granuleuses, des masses fongueuses qui sont le point
de départ des abcès dirigés vers le bassin et vers l'extérieur.
Cette intervention doit être large; elle est d'autant plus utile
qu'elle est plus complète. Elle n'est pas dangereuse, car on
ne touche à aucun organe essentiel; mais elle doit être faite
avec les précautions nécessaires pour éviter les complications
septiques consécutives. Le premier effet de ce traitement rationnel est de supprimer les longs trajets suppurants qui épuisent le malade. Sans obtenir la réunion par première intention
de la plaie chirurgicale, on modifie du moins le plus souvent
le foyer, de telle sorte que le travail de réparation ne tarde pas
à se produire, et que, la suppuration se trouvant diminuée
ainsi que la septicémie lente qui l'accompagne, l'état général
s'améliore assez promptement. Malheureusement le traitement
ne guérit pas toujours, et dans un certain nombre de cas il
persiste des fistules; l'affection se propage plus loin dans
l'os iliaque, le sacrum, etc., et les sujets succombent dans la
suite.

Les abcès intra-pelviens de la fosse iliaque et du petit bassin
sont moins accessibles, et si parfois il convient encore de recourir à l'incision de l'abcès et à une excision partielle, sinon

1. Delorme, *Société de chirurgie*, séance du 9 février 1887.

totale, de la paroi, on ne peut le plus souvent atteindre la collection. On aura recours alors à la méthode des injections, et
de préférence au procédé de Verneuil.

TUBERCULOSE DU SACRUM

DE L'ARTICULATION SACRO-COCCYGIENNE ET DU COCCYX

Nous avons déjà examiné les altérations tuberculeuses du
sacrum dans le mal lombo-sacré et dans la sacro-coxalgie ; il ne
saurait donc en être question actuellement. Ce court chapitre
n'a trait qu'à la tuberculose primitive du sacrum ou du coccyx
qui entraîne quelquefois l'arthrite tuberculeuse sacro-coccygienne. Cette localisation, beaucoup moins commune que les
variétés précédemment étudiées, n'est cependant pas absolument rare. Lorsqu'il existe un foyer tuberculeux sur la colonne
vertébrale et sur la colonne lombaire spécialement, on rencontre parfois, à l'état d'isolement, des lésions de même nature
sur les vertèbres sacrées. Ces lésions du sacrum, plus ou moins
importantes selon les cas, peuvent se développer de plusieurs
manières. Lorsque le foyer du mal lombaire a son centre sur la
quatrième ou la cinquième vertèbre, la base du sacrum est
atteinte par propagation directe ; on y trouve toutes les variétés
d'altérations qui affectent les corps vertébraux : dénudations,
ulcérations superficielles, destructions profondes, séquestres,
infiltration fongueuse et ramollissement de l'os. Si le mal de
Pott siège beaucoup plus haut, il n'est pas très rare encore de
découvrir, en pratiquant des coupes du sacrum, des noyaux
tuberculeux, de petites cavernes remplies de matière caséeuse,
en un mot les mêmes altérations qu'on observe dans l'épaisseur

des corps vertébraux. Dans un troisième ordre de faits, les altérations du sacrum sont produites par un abcès migrateur émanant d'un foyer tuberculeux lombaire ; cet abcès se propage sous le grand surtout ligamenteux, et plus bas sous le périoste du sacrum. Ce périoste est d'ailleurs quelquefois complètement transformé en membrane tuberculogène. Quoi qu'il en soit, la membrane envahissante de l'abcès repose à la surface de l'os et elle y détermine des lésions spécifiques. Généralement alors les lésions sont superficielles et disséminées, et elles offrent cet intérêt qu'elles sont le résultat d'une inoculation de la paroi. Nous avons vu plusieurs faits de ce genre dans lesquels les abcès occupent la face antérieure du sacrum et même celle du coccyx ; j'en ai fait représenter un exemple, figure 28, p. 193.

Enfin, dans une dernière variété clinique, la tuberculose se montre primitivement dans le sacrum.

Les foyers tuberculeux originels peuvent se localiser sur tous les points du sacrum, sur les faces antérieure et postérieure, vers le sommet ou vers la base, sur l'un ou l'autre bord. Lorsqu'ils siègent en arrière et un peu au-dessous de la base, ils donnent lieu à la formation d'une masse fongueuse qui se révèle extérieurement par de l'empâtement et un point douloureux. Ensuite un abcès se forme superficiellement et ne tarde pas à s'ouvrir. Un stylet introduit par l'orifice resté fistuleux permet de constater l'altération osseuse et de déterminer son siège exact.

Certains abcès froids développés dans l'épaisseur de la masse sacro-lombaire ont leur point de départ dans un foyer tuberculeux de l'aile du sacrum. Ce n'est le plus souvent qu'après l'ouverture de l'abcès que l'on peut démontrer l'existence de l'altération osseuse. D'autres fois un abcès issu de la même origine se développe du côté de la fosse iliaque interne dans l'épaisseur du muscle psoas-iliaque.

Les tubercules de la face antérieure de l'os donnent naissance à des abcès froids de la cavité pelvienne. Ces abcès, après

avoir pris un certain développement, peuvent s'ouvrir dans le
rectum, dans la vessie, dans le vagin, ou bien sortir du bassin
par la grande échancrure sciatique et se développer ensuite
sous le grand fessier, à travers le plancher périnéal pour appa-

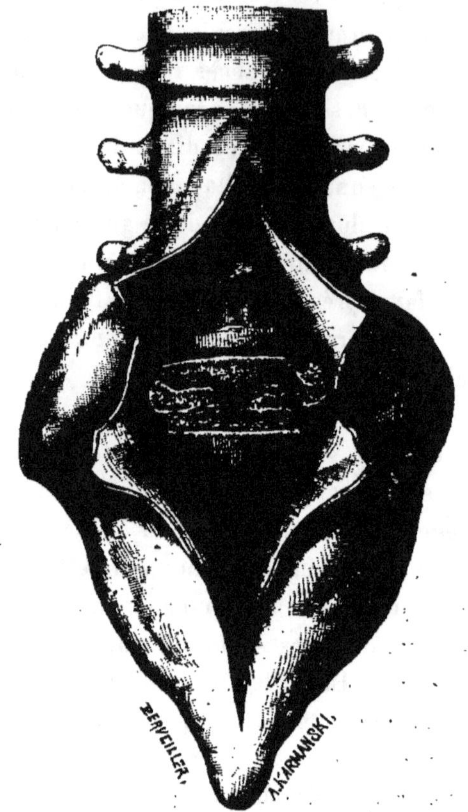

Fig. 36. — Mal de Pott lombo-sacré. Altérations sacro-coccygiennes, séquestres de la
première vertèbre sacrée. (Voir obs. XLI, p. 405.)

raître à l'extérieur sur les côtés de l'orifice anal. Aucune particularité clinique ne distingue ces abcès de tous ceux qui se
montrent dans la même région, si ce n'est l'origine, qu'il
n'est pas toujours facile d'établir exactement par l'examen.
Cependant on peut y arriver, soit directement, soit par exclu-
sion. D'une part, les signes caractéristiques d'un mal de Pott

lombo-sacré et de la tuberculose sacro-iliaque manquent; le toucher rectal permet, d'autre part, de constater qu'il existe une collection postérieure ou seulement un empâtement au-devant du sacrum et que le reste de la ceinture pelvienne ne présente pas de trace d'altération. Un long stylet introduit par une fistule extérieure, en même temps que le doigt explore la cavité rectale, peut quelquefois être dirigé jusque sur le point du sacrum qui est lésé.

Il n'est pas rare de voir les altérations tuberculeuses se développer dans le canal sacré; on observe alors les signes cliniques de la compression des nerfs sacrés; nous renvoyons à ce qui a été dit sur ce point à propos du mal lombo-sacré. Les altérations nerveuses étant, en effet, identiques et relevant d'une pachyméningite tuberculeuse ou d'un abcès froid qui comprime ou enflamme les racines des nerfs, les malades présentent des signes de compression nerveuse ou de névrite. Pendant un temps, ces phénomènes sont localisés, et même ils n'offrent jamais une grande dissémination. La planche III, p. 112, est un exemple frappant de pachyméningite avec abcès tuberculeux occupant à peu près tout le canal sacré.

La tuberculose de l'extrémité inférieure du sacrum et celle du coccyx donnent lieu à une *arthrite fongueuse sacro-coccygienne*. Shaw a donné, il est vrai, une courte description clinique de cette arthrite, mais il la rapporte aux traumatismes directs, ce qui éloigne l'idée d'une affection virulente[1]. J'en ai observé plusieurs exemples, tous, à l'exception d'un seul, consécutifs à une tuberculose sacrée dont les progrès de haut en bas ont gagné l'articulation sacro-coccygienne. D'habitude même ce sont des abcès tuberculeux antérieurs sous-périostés qui finissent par détruire l'appareil d'union du sacrum et du coccyx.

Dans un cas, l'ostéite m'a paru débuter par le coccyx lui-

---

1. Shaw, *Disease of the sacro-coccygial joint*, in *System of surgery of Holmes*, t. IV.

même; c'était un enfant de six ans, qui, après avoir souffert
pendant plusieurs mois dans un point très limité et nettement
circonscrit au coccyx lui-même, eut un abcès tuberculeux à
marche lente reposant sur cet os, à un travers de doigt en arrière de l'anus. Après avoir incisé cet abcès, rempli d'un pus
caséeux, je procédai à la décortication de la paroi; le coccyx,
presque totalement nécrosé, était en quelque sorte libre dans la
cavité de l'abcès; il se détacha au premier contact. L'enfant a
guéri sans fistule, ce qui permet de penser que le sacrum n'était
point altéré.

En général, l'arthrite tuberculeuse sacro-coccygienne est consécutive à une lésion du sacrum. Les foyers tuberculeux atteignent cette articulation ou bien des fongosités spécifiques se
propagent jusqu'à elle. De là résultent, ainsi que nous l'avons
observé, des abcès tuberculeux antérieurs ou postérieurs
proéminant dans le sillon interfessier. Les fistules conduisent
au coccyx dénudé et livrent passage à des parcelles osseuses.

Dans un fait de Talamon[1], des altérations très étendues de
la cinquième vertèbre lombaire, de tout le sacrum et du coccyx
avaient entraîné la formation de collections purulentes dans
l'épaisseur de la fesse, dans la fosse iliaque interne et dans la
cavité du petit bassin. Trois fistules interfessières conduisaient
sur le sacrum altéré et dénudé sur son cinquième inférieur et
sur le coccyx également à nu.

Les symptômes de l'ostéo-arthrite tuberculeuse sacro-coccygienne sont : en premier lieu une douleur locale plus ou moins
marquée, suivie d'un certain gonflement de la région. La douleur spontanée est d'habitude médiocre, souvent nulle même
pendant le repos et lorsque le sujet est debout. Mais la marche
la réveille parfois, et surtout la station assise, ou plutôt l'acte de
s'asseoir; il en est de même de la défécation. Dans ces dernières

---

1. Talamon, *Concrétion sanguine ancienne dans l'oreillette droite; embolie du
cœur droit; mort subite chez un homme affecté de carie du sacrum : Bull. de la Soc.
anat.*, 1877, p. 407.

circonstances, la douleur est parfois assez pénible, mais elle cesse promptement et ne revêt pour ainsi dire jamais un caractère continu. La douleur à la pression a un caractère plus constant. Soit qu'on vienne comprimer le coccyx d'arrière en avant, soit qu'on l'examine à ce point de vue par le toucher rectal ou qu'on lui imprime quelques mouvements, on réveille une douleur qui ne fait presque jamais défaut et qui n'est jamais très vive, s'il n'existe pas de complication. La douleur, après n'avoir été qu'une simple gêne, est suivie après un temps plus ou moins long d'un gonflement. Celui-ci est postérieur ou antérieur, et quelquefois il entoure l'extrémité inférieure du rachis. La tuméfaction est limitée à la région atteinte, ou elle remonte sur le sacrum plus ou moins haut; elle offre d'abord les caractères d'un empâtement mou sans réaction inflammatoire. Plus tard les fongosités qui constituent l'empâtement se transforment en abcès froid; l'abcès peut s'étendre et s'ouvrir vers l'anus; plus souvent il occupe la région interfessière. Par les orifices fistuleux, le stylet détermine aisément le siège et l'étendue des altérations osseuses.

Le diagnostic de la tuberculose sacro-coccygienne devient évident lorsqu'il existe un abcès froid, une fistule, des fongosités; il n'en est pas de même au début où il peut présenter quelques difficultés. Les mêmes troubles durant la défécation et la marche, la gêne pour s'asseoir, la douleur à la pression se rencontrent dans la névralgie sacro-coccygienne ou coccyodynie. Mais, dans cette dernière affection, il n'y a pas de gonflement local, la douleur est plus vive, plus superficielle; les sujets sont des femmes, des jeunes filles nerveuses ou hystériques; quelquefois une affection utérine est l'origine de la névralgie, en sorte que le traitement doit s'adresser à l'utérus.

Dans certains cas, à la suite d'une chute sur le siège, un gonflement douloureux peut occuper plus ou moins longtemps la région sacro-coccygienne. Cette origine nettement traumatique est souvent facile à démêler. Pourtant on doit se rappeler que la plupart des malades attribuent à un coup, à une chute, les troubles qu'ils éprouvent, de telle sorte que le guide le plus sûr pour reconnaître l'affection tuberculeuse sera la marche lente et progressive de l'affection, son peu de réaction, et enfin l'apparition d'un abcès froid.

Le traitement local des lésions tuberculeuses du sacrum et du coccyx est facile à instituer lorsque ces lésions ont un siège superficiel. Il faut ouvrir largement les abcès, détruire leur paroi, aller à la recherche du point osseux malade, et l'extirper avec la curette tranchante ou avec la gouge. Le coccyx peut, en pareil cas, être enlevé sans inconvénient. Lorsque l'origine des abcès est profonde et ne peut être atteinte directement, on se bornera au traitement des abcès soit par la ponction et l'injection iodoformée, soit par l'ouverture et le grattage partiel avec pansements antiseptiques.

OBSERVATIONS[1]

Obs. IX. — *Mal de Pott avec gibbosité cervico-dorsale. — Troubles oculo-pupillaires ; dilatation persistante de la pupille gauche.* (Voir fig. 24, p. 179.) — Capt (Lina), âgée de cinq ans, entre le 5 novembre 1886, à l'hôpital Trousseau, salle Giraldès, n° 7.

Le père de cette enfant, âgé de trente et un ans, tousse depuis six ans ; il a eu plusieurs hémoptysies, il a maigri, perdu ses forces ; actuellement il a de la fièvre et des transpirations nocturnes.

L'enfant, bien portante jusqu'en avril 1886, s'est mise à tousser à cette époque ; pendant un mois elle a eu des quintes de toux intenses et prolongées. Ces quintes sont revenues de nouveau un mois plus tard ; en même temps, la petite a commencé à pâlir et à perdre ses forces. Au mois de mai, on remarque un gonflement volumineux de la partie latérale droite du cou au-dessous de l'oreille. Ce gonfle-ment disparaît promptement sans avoir donné lieu à aucun abcès. Vers cette époque, la mère s'aperçoit d'un changement dans l'atti-tude de la tête et d'un certain degré de gêne dans les mouvements du cou : la tête était déviée en arrière et à droite, le menton relevé, l'occiput rapproché des épaules.

État actuel. — L'interrogatoire de l'enfant nous apprend qu'elle est, depuis un mois environ, paresseuse, et qu'elle désire rester long-temps au lit. L'appétit est assez bon, mais la déglutition des aliments solides est lente et difficile. La respiration est aussi parfois gênée ; la malade est prise sans raison apparente de dyspnée avec mouve-ments respiratoires fréquents, angoisse très vive et menace de suffo-cation. Puis ces accidents disparaissent assez brusquement, et la res-piration redevient normale ; jusqu'ici d'ailleurs, l'enfant n'a pas cessé de marcher. La tête est très légèrement portée en arrière et un peu

---

1. Ces observations ont été recueillies à l'hôpital Trousseau. Si le titre porte tan-tôt hôpital Sainte-Eugénie, tantôt hôpital Trousseau, cela tient simplement à ce que l'hôpital Sainte-Eugénie a pris en 1882 le nom d'hôpital Trousseau. Quelques-uns de ces faits, se rapportant au mal de Pott lombaire ou lombo-sacré, ont déjà été publiés dans la thèse de Mme Conta (Paris, 1887) ; d'autres, dans les-quels sont décrites les altérations de l'aorte, ont été publiés aussi dans la thèse de Tounissont (Paris, 1887).

inclinée du côté droit. La flexion n'est pas complète, le menton
reste à 10 centimètres du sternum. Au niveau de la septième vertèbre cervicale existe une saillie très marquée ; toute la portion
supérieure de la colonne dorsale est absolument rigide. Immédiatement au-dessus de la saillie formée par la septième vertèbre cervicale, la colonne vertébrale présente une inflexion considérable à
concavité postéro-supérieure s'étendant jusqu'à l'occipital. Au milieu
de cette courbe est une petite saillie formée par la cinquième vertèbre cervicale.

La tête étant dans l'extension, l'occipital repose presque sur la
gibbosité. De chaque côté de la déviation, les muscles trapèzes contracturés font un relief considérable.

Les membres supérieurs et inférieurs ne présentent aucune différence au point de vue de la sensibilité et des mouvements. Depuis
que l'enfant est maintenue dans le décubitus horizontal, on n'a constaté aucun trouble respiratoire. Le jour de son entrée à l'hôpital, on
a remarqué une inégalité pupillaire ; la pupille gauche est plus
dilatée que la droite ; cet état avait été déjà constaté par un médecin
plus de deux mois avant le moment où nous l'observons. Il a persisté jusqu'à la sortie de l'enfant, qui a lieu le 23 janvier 1887 ; il a
donc duré au moins cinq mois.

Obs. X. — *Mal de Pott lombo-sacré. Sacro-coxalgie droite. — Bassin asymétrique, oblique-ovalaire.* — Garçon âgé de quatre ans,
entré le 18 novembre 1884 à l'hôpital Trousseau.

Cet enfant a commencé à marcher à treize mois. Il fut atteint
d'une fluxion de poitrine un mois avant son entrée.

Le 17 décembre 1884, on ouvre un abcès qui fait saillie au niveau
de la crête iliaque. Au fond de la cavité, le stylet sent l'os dénudé.
Il survient de l'ictère à la suite de cette ouverture.

Le 10 février, on note l'existence d'une eschare au sacrum ;
l'enfant, qui a perdu appétit, s'épuise peu à peu et meurt le
13 mai.

Autopsie. — Les corps des deux dernières vertèbres lombaires et
des deux premières pièces du sacrum présentent des altérations
importantes. Les corps vertébraux sont détruits superficiellement en
avant ; les disques intervertébraux ont à peu près complètement disparu. Il existe en avant une poche purulente, qui remonte jusqu'à la
troisième vertèbre lombaire et descend jusqu'à la partie moyenne

du sacrum. De nombreux ganglions lymphatiques existent au-devant de la poche. Ils sont accolés aux vaisseaux iliaques et leur adhèrent ; ces vaisseaux eux-mêmes adhèrent à la poche tuberculeuse.

L'articulation sacro-iliaque est détruite et pleine de fongosités. Il existe une poche purulente à son niveau, remplissant la fosse iliaque interne droite. La direction de la colonne vertébrale est complètement modifiée ; la colonne lombaire est dirigée de haut en bas et de droite à gauche, par suite de la destruction d'une partie du sacrum.

Le bassin est asymétrique. Le sacrum est dévié de gauche à droite. L'os iliaque gauche a suivi aussi la même direction. Il s'ensuit que tout le côté gauche du bassin est descendu beaucoup plus bas que le côté droit ; l'ischion gauche est sur un plan inférieur à celui de l'ischion droit ; l'épine sciatique droite est plus rapprochée du coccyx que l'épine sciatique gauche. L'os du pubis gauche est plus proéminent en avant et plus large que l'os correspondant du côté droit : celui-ci est comme rétréci et aminci. De cette disposition il résulte que le bassin est asymétrique, oblique-ovalaire, et que la moitié gauche de l'aire du bassin est manifestement plus grande que la moitié droite.

OBS. XI. — *Mal de Pott dorso-lombaire : destruction de sept corps vertébraux.* — *Abcès symptomatique descendant jusqu'à la pointe du coccyx. Compression de la veine cave.* (Voir fig. 28, p. 193.) — Stimmermann, garçon de quatorze ans, mort en juin 1883.

Cet enfant était malade depuis quatre ans ; il était aux chroniques, où l'on avait négligé de prendre son observation.

Autopsie. — Tubercules pulmonaires. — Dégénérescence amyloïde du foie.

Altérations des os. — Les altérations des os, visibles superficiellement, commencent à la huitième vertèbre dorsale ; déjà le corps de cette vertèbre est altéré et en partie détruit ; mais c'est à partir de la neuvième vertèbre que les altérations sont les plus profondes. Le corps de la neuvième vertèbre est aux trois quarts détruit. Les corps des trois dernières dorsales et des trois premières lombaires font totalement défaut. Dans la cavité anfractueuse qui existe à leur place on ne trouve qu'une lame osseuse transversale qui la divise en deux. Les colonnes des apophyses articulaires sont conservées en grande partie. Le corps de la quatrième vertèbre lombaire a aussi disparu aux trois quarts, et les articulations de la cinquième avec le sacrum sont atteintes. Il résulte de cette vaste perte de substance qu'une gibbosité considérable s'est formée. Les deux tronçons se rejoignent sous un angle très aigu ; la cinquième vertèbre lombaire touche pour ainsi dire la huitième dorsale.

Un vaste abcès symptomatique dont les parois sont très épaisses et recouvertes intérieurement de produits caséeux et de fongosités, descend sur la ligne médiane jusqu'à la pointe du coccyx ; il est donc médian ; mais, à son origine, il présente un diverticule dirigé à droite, par lequel la poche se continue jusque dans la fosse iliaque interne correspondante. La face antérieure du sacrum est ulcérée au contact des fongosités. Immédiatement au-devant de la poche, au niveau de l'angle de réunion des deux tronçons vertébraux, toutes les parties molles sont confondues dans un magma où l'on découvre de très gros ganglions caséeux. La veine cave et l'aorte sont englobées dans ce tissu. La veine cave était comprimée, ce qui explique l'œdème considérable des membres inférieurs.

Obs. XII. — *Mal de Pott dorsal ; courbure occupant tout le segment thoracique de la colonne vertébrale ; abcès tuberculeux multiples et indépendants de la poche principale. — Ostéomes.* (Voir fig. 7 et 8, p. 75 et 81.) — Fille âgée de neuf ans, malade depuis deux ans, ayant succombé en avril 1884, dans le service du docteur d'Heilly, à l'hôpital Trousseau.

Autopsie. — Extérieurement la gibbosité occupe toute la région dorsale et forme une immense courbure arrondie ; il n'y a pas d'abcès apparent.

La colonne vertébrale étant disséquée, on voit que les deux tronçons supérieur et inférieur forment entre eux antérieurement un angle aigu. Le tronçon supérieur, qui comprend les cinq premières vertèbres dorsales, se dirige directement en arrière. L'inférieur, comprenant les quatre dernières vertèbres dorsales, se dirige aussi en arrière. Au point de rencontre de ces deux tronçons, il existe une destruction des corps vertébraux, portant sur deux ou trois d'entre eux, sans que l'on puisse en dire d'abord le nombre exactement. Les parties molles comprises dans l'angle sont tassées et tendues ; ce sont elles qui s'opposent au redressement du rachis. Il existe d'ailleurs là une cavité d'abcès, en regard de la destruction osseuse.

Cette poche est constituée par une cavité centrale de laquelle par-

tent de chaque côté des poches secondaires multilobées et indépendantes, faisant des saillies arrondies au-devant des côtes. On compte
du côté gauche quatre diverticules secondaires, et du côté droit
trois diverticules semblables qui ne communiquent pas avec la cavité
centrale de l'abcès et qui sont par conséquent indépendants du
foyer osseux vertébral ; de plus, on voit de chaque côté de la colonne
vertébrale deux longues poches placées dans l'épaisseur du psoas
et venant jusque dans la fosse iliaque. Ces poches sont remplies par
une matière caséeuse sèche, et partent de la cavité principale.

Enfin on note sur le tronçon vertébral inférieur deux ou trois
ostéomes saillants, placés au niveau de l'attache des piliers du
diaphragme.

Obs. XIII. — *Mal de Pott dorsal à peu près guéri. Consolidation
fibreuse. — Rapports des fragments. Pas de tubercules pulmonaires
récents. Quelques cicatrices pulmonaires.* — Fille de six ans et demi,
entrée le 29 novembre 1884 à l'hôpital Trousseau ; morte le 21 mai
1885.

Le père tousse fréquemment en hiver, la mère est bien portante.

La malade entre dans le service des chroniques avec une gibbosité
très prononcée, sans abcès symptomatique. Les membres inférieurs
sont complètement paralysés depuis deux mois. Il n'existe pas
d'autre lésion osseuse. — Traitement : huile de foie de morue,
repos au lit.

20 mai 1885. Broncho-pneumonie qui emporte la malade en
vingt-quatre heures.

Autopsie. — Poumons. — Le poumon gauche présente au sommet
quelques cicatrices anciennes. Pas de traces de tubercules à la surface. A la coupe, on ne trouve pas de granulations franchement
reconnaissables, mais on trouve des lésions de la broncho-pneumonie dans les deux poumons.

Les plèvres sont saines et ne présentent aucune adhérence. Foie
volumineux et gras. Pas de tubercules à sa surface. Les reins sont
très durs, sclérosés. Les autres viscères sont sains.

Mal de Pott. — La gibbosité s'étend depuis la troisième vertèbre
dorsale jusqu'à la huitième ; elle a une forme arrondie, elle est
très prononcée ; on ne trouve aucune trace d'abcès par congestion.
Du côté du thorax, il existe un angle très prononcé au niveau de la
septième dorsale ; les deux tronçons forment entre eux un angle

droit; le tronçon supérieur se dirige obliquement en arrière et en bas; l'inférieur le rencontre perpendiculairement. Dans l'angle d'écartement, il n'existe pas d'abcès, mais un tissu très dense de réparation qui maintient les deux tronçons l'un contre l'autre. L'union des deux tronçons est tellement étroite qu'on ne peut leur imprimer aucun mouvement de latéralité. Il n'y a qu'un mouvement de charnière d'avant en arrière. On ne trouve pas à proprement parler d'abcès par congestion, mais pourtant, au milieu du tissu lardacé, il existe un peu de pus caséeux. Le tissu fibreux de réparation s'étend sur la partie latérale de la colonne dorsale et maintient une union solide à ce niveau. Une coupe médiane antéro-postérieure montre comment s'est produite la gibbosité. D'une part, le corps de la neuvième dorsale est presque entièrement écrasé, refoulé en arrière dans le canal vertébral, et latéralement un peu plus haut; le corps de la huitième et celui de la septième même sont détruits et ulcérés en avant. C'est sur la face antérieure de ces corps (septième et huitième) que le corps de la dixième dorsale vient s'appliquer perpendiculairement et peut glisser au-devant d'eux. Il y a donc glissement du tronçon supérieur sur le tronçon inférieur, qui le supporte à la manière d'une béquille placée sous l'aisselle d'un individu. Il existe encore quelques traces de l'écrasement vertébral en arrière dans le canal rachidien, où quelques fragments osseux sont en partie mobiles, en partie adhérents, sans qu'il y ait de cal proprement dit. La moelle est presque totalement interrompue au niveau du point culminant de la gibbosité. La neuvième dorsale est réduite à une lame transversale mince et aplatie. En résumé, on pourrait considérer le mal de Pott comme guéri, au point de vue du processus tuberculeux et inflammatoire, attendu que dans les corps vertébraux la consolidation est effectuée par un tissu fibreux antérieur unissant les deux tronçons. Il est probable que cette consolidation serait devenue de plus en plus solide. On aurait pu craindre cependant pour l'avenir de nouvelles poussées tuberculeuses dans les os déjà écrasés ou dans le voisinage.

Obs. XIV. — *Mal de Pott. Vaste gibbosité étendue de la sixième vertèbre dorsale à la première lombaire. — Inflexion remarquable de l'aorte. — Caverne osseuse guérie. — Altérations tuberculeuses des côtes.* (Voir fig. 6, p. 45.) — Garçon de dix ans et demi, malade depuis deux ans, entré à l'hôpital le 25 septembre 1883, mort le 19 décembre 1883.

Autopsie. — Tubercules pulmonaires nombreux et disséminés; foie gras.

La gibbosité est énorme. La courbure du dos, très accentuée, est arrondie; la partie la plus proéminente correspond à la dernière vertèbre dorsale, puis brusquement la gibbosité cesse, et on tombe dans une concavité lombaire très marquée. Il n'y a ni abcès symptomatique, ni trajet fistuleux.

Les parties qui correspondent à la gibbosité sont en voie de guérison. Quand on cherche à imprimer des mouvements à la colonne vertébrale enlevée, on reconnaît que ces mouvements sont très peu marqués au niveau de la partie saillante de la courbure; c'est à peine si on peut augmenter la courbure de quelques degrés. En regardant la colonne vertébrale par sa partie antérieure, on voit que la ligne des corps dorsaux, qui se dirige en arrière, est interrompue brusquement au niveau du corps de la huitième dorsale environ, et ce corps n'est séparé de celui de la douzième dorsale et de celui de la première lombaire que par un angle de quelques degrés seulement. Tous les autres corps vertébraux intermédiaires sont donc refoulés en arrière; ils sont tassés les uns sur les autres et confondus; ils ont en grande partie disparu. Au niveau de ce point, toutes les parties molles sont épaissies, indurées, et elles se sont adaptées à l'angle qui s'y trouve. C'est ainsi que le diaphragme adhère au fond de cet angle et que là il forme des plis radiés. L'aorte décrit dans ce même point une courbure en S tellement marquée et tellement courte que la portion thoracique et la portion lombaire se touchent; d'où une gêne évidemment notable de la circulation aortique.

En dehors de ces altérations correspondant à la région gibbeuse du rachis, on note, sur le corps de la deuxième vertèbre lombaire, une cavité du volume d'une noisette, sans abcès proprement dit, pleine de tissu induré et qui était en voie de réparation. Le tissu osseux qui en forme le fond est dense, un peu éburné. En outre, il existe un tout petit abcès médian, placé en face des corps des huitième, neuvième et dixième dorsales; il a le volume d'une noix et est rempli de matière caséeuse sèche. Cet abcès est placé immédiatement en arrière de l'aorte et soulève le grand surtout ligamenteux, qui n'est pas ulcéré.

Enfin, sur les cinquième, septième et huitième côtes, on trouve des ulcérations osseuses et même une perforation de l'une d'elles. Du

tissu osseux de nouvelle formation se voit sur plusieurs points de
ces côtes. Elles sont fortement déviées de leur direction normale;
quelques-unes sont imbriquées les unes sur les autres.

Obs. XV. — *Mal de Pott dorso-lombaire.* — *Petit abcès en regard de
la lésion.* — *Dilatation aortique remarquable au-dessus du foyer du
mal de Pott.* — *Exemple d'inoculation tuberculeuse par le foyer.* —
Méningite tuberculeuse. (Voir fig. 12, p. 95.) — Cet enfant, garçon
de deux ans et demi, malade depuis le mois de mai 1883, est entré
à l'hôpital Trousseau au mois d'octobre de la même année. Il présentait alors une gibbosité dorsale peu considérable ayant son sommet
au niveau de la onzième vertèbre dorsale. En outre, il existait une
incurvation latérale à concavité gauche. Il y a eu absence complète
de paralysie des membres inférieurs et de troubles de la sensibilité
jusqu'à la mort. Aucun abcès n'était apparent, mais l'enfant portait
au cou des cicatrices d'abcès ganglionnaires. Au mois de février 1884,
il a eu une rougeole simple, sans complication, et au mois d'avril
il a été pris d'accidents méningitiques qui ont entraîné la mort.

Autopsie. — Granulations méningitiques sur la convexité des
hémisphères cérébraux.

Tubercules pulmonaires peu nombreux.

Absence de tubercules dans les organes abdominaux.

Mal de Pott. — Le corps de la douzième vertèbre dorsale a disparu presque entièrement; celui de la première lombaire est aussi
en partie détruit; de là l'existence d'une cavité dans l'épaisseur du
rachis dont les deux tronçons exécutent l'un sur l'autre des mouvements de flexion et d'extension très étendus, et aussi quelques
mouvements de latéralité. Le tronçon supérieur de la colonne vertébrale se dirige obliquement en arrière et un peu à gauche; l'inférieur se dirige également en arrière et de côté. Cette direction
explique la gibbosité d'une part, et d'autre part la concavité latérale
dont elle est accompagnée.

Un abcès par congestion médian, proéminant en avant ainsi qu'à
droite et à gauche, existe au niveau de la destruction osseuse. En
outre, du côté gauche, cet abcès descend au milieu du muscle psoas
jusque dans la fosse iliaque. Cet abcès, rempli de matière caséeuse,
est limité par une paroi épaisse. En haut et de chaque côté, la poche
soulève un peu la plèvre, et sur cette séreuse on aperçoit çà et là des
groupes de granulations tuberculeuses qui sont d'autant moins

24

abondantes qu'on s'éloigne davantage du foyer vertébral. Ces granulations existent sur la plèvre costale; elles sont, les unes confluentes, les autres solitaires et de volume différent; elles témoignent de l'inoculation qui s'est faite par voisinage.

Déformation aortique. — Au niveau de l'abcès, l'aorte est adhérente à la paroi de cet abcès. Le fait de l'existence de la gibbosité a déterminé dans ce vaisseau un changement de calibre et de direction tout à fait remarquable. L'aorte thoracique suit naturellement la direction de la colonne vertébrale qui la soutient; parvenue à l'angle de la gibbosité, cette aorte devient sinueuse, et dans une étendue de 4 à 5 centimètres elle décrit une courbure antéro-postérieure, en S courte, qui est le résultat de l'adhérence de l'aorte à la poche. Puis, sur la colonne lombaire, l'aorte reprend sa direction rectiligne. Mais, du fait même de la courbure et de l'inflexion aortique que je viens de signaler, il résulte que ce vaisseau a subi un aplatissement au niveau de la gibbosité; il était en quelque sorte enserré dans l'angle des deux tronçons vertébraux. Ainsi s'explique qu'il ait subi une dilatation dans la portion thoracique, c'est-à-dire au-dessus de l'obstacle; tandis qu'en bas, au contraire, recevant moins de sang, son calibre s'est rétréci. La différence de calibre qui existe entre les deux parties thoracique et abdominale de l'aorte est d'autant plus frappante, que, juste en regard de la gibbosité, l'origine des principales artères abdominales contribue encore à diminuer le calibre de l'aorte abdominale. Nous avons pris à l'état frais les dimensions du calibre du vaisseau avec le compas d'épaisseur. Voici ces dimensions :

	Millimètres.	
Calibre de la crosse de l'aorte avant la naissance du tronc brachio-céphalique........................	16	—
Calibre de l'aorte thoracique au-dessous de l'origine des carotides.................................	12	—
Calibre de l'aorte immédiatement au-dessus de la gibbosité, au niveau de la 9ᵉ vertèbre dorsale........	12	—
Calibre de l'aorte immédiatement au-dessous du mal de Pott, au niveau du corps de la 2ᵉ vertèbre lombaire..	8	— 1/2
Calibre de l'aorte avant sa bifurcation..............	7	— 1/2
Calibre de l'iliaque interne........................	6	—

OBS. XVI. — *Mal de Pott dorso-lombaire. — Deux abcès symp-*

tomatiques. — Tuberculose des trompes, de l'ovaire et de l'utérus. — Tuberculose des ganglions voisins des altérations viscérales et des abcès. — Légère courbure de l'aorte avec adhérence de la partie postérieure de ce vaisseau. (Voir fig. 11, p. 93.) — Drouhin (Eugénie), quatre ans, entrée à l'hôpital le 12 janvier 1886, y est morte le 5 février. Cette enfant a déjà été soignée à l'hôpital pour des abcès à la jambe droite. Il reste une hyperostose de la partie moyenne du tibia, ainsi qu'un petit trajet fistuleux et une cicatrice ancienne. Une gibbosité existe au niveau de la région dorso-lombaire et sera décrite plus loin. On s'est aperçu depuis une quinzaine de jours de la présence d'une collection fluctuante à la cuisse gauche. La peau est amincie et l'abcès est prêt à s'ouvrir.

Quelques jours après l'entrée de l'enfant, l'abcès s'ouvre spontanément; on agrandit l'incision, on fait le grattage et on draine; l'état général devient mauvais; fièvre vespérale, etc.

Mort le 5 février.

Autopsie. — Poumons. — Pas de tubercules pulmonaires; il y a cependant de gros noyaux caséeux dans les ganglions bronchiques qui sont très développés.

Foie. — Toute la face convexe du foie adhère au diaphragme par un tissu conjonctif très serré. Il y a, en un mot, une péri-hépatite très marquée. Le foie est un peu décoloré et gras; on ne voit pas de tubercules à sa surface. Le péritoine ne présente pas de granulations tuberculeuses.

La gibbosité décrit une courbe arrondie, qui comprend trois vertèbres; la partie culminante correspond à la première vertèbre lombaire. Il n'y a pas d'abcès postérieur.

Vaisseaux en rapport avec la face antérieure du rachis. — L'aorte décrit une légère courbe latérale, et adhère par sa face postérieure à un tissu lardacé qui la sépare des vertèbres malades. Plus bas, au-dessous de la bifurcation du vaisseau, l'artère iliaque interne et surtout l'externe sont reçues dans une gouttière qui adhère à une poche d'abcès tuberculeux qui remplit la fosse iliaque gauche. Cette adhérence se continue jusqu'au ligament de Fallope.

La veine cave et ses branches afférentes n'offrent rien à noter. La veine iliaque externe adhère à la poche comme l'artère correspondante.

Il existe une série de ganglions lymphatiques échelonnés le long du détroit supérieur du bassin, et remontant jusqu'au foyer du mal de

Pott, en suivant le trajet des vaisseaux. Ces ganglions sont nombreux, mais leur volume n'est pas très considérable. Dans leur épaisseur on voit de petits points ramollis. Les altérations ganglionnaires constituent un des points intéressants de l'autopsie

Lésions vertébrales. — Le corps de la première vertèbre lombaire est ulcéré dans une certaine étendue ; il est ulcéré et brisé de haut en bas et d'avant en arrière. L'ulcération se prolonge en avant sur la face antérieure de ce corps, mais la destruction est surtout profonde sur la deuxième vertèbre lombaire dont le corps a disparu à peu près totalement. Le corps de la troisième lombaire est ulcéré superficiellement. Un noyau tuberculeux existe à la surface du corps de la onzième vertèbre dorsale.

Le canal médullaire est ouvert dans le foyer au niveau de la deuxième vertèbre lombaire.

De la lésion osseuse partent deux abcès tuberculeux : l'un, à gauche, suit la gouttière lombaire, s'insinue dans l'épaisseur du psoas-iliaque, et remplit toute la fosse iliaque. Il se continue dans la cuisse, puis remonte vers la fesse en contournant le fémur ; de sorte qu'en bas il suit un trajet ascendant ; sur la paroi de cet abcès sont de nombreux ganglions lymphatiques disposés parallèlement à sa direction. De l'autre côté se trouve un autre abcès développé en arrière du rein qui en constitue la paroi. Cette poche descend également avec le psoas dans la fosse iliaque.

Organes génito-urinaires. — Au niveau des pavillons de chaque trompe, droite et gauche, se trouve une tumeur de la grosseur d'une noisette, remplie de matière tuberculeuse. La trompe droite présente un aspect moniliforme ; les renflements sont formés par de la matière tuberculeuse, ainsi que je m'en suis assuré par des incisions. L'ovaire droit est sain ; le gauche est confondu avec la trompe et contient dans son épaisseur une masse tuberculeuse que l'on met à découvert par une coupe. La plupart des ganglions pelviens, les ganglions lombaires et ceux qui sont placés le long de l'artère utéro-ovarienne sont engorgés et renferment de petits noyaux tuberculeux. La cavité utérine est aussi remplie par de la matière tuberculeuse qui la distend et qui paraît s'arrêter au niveau du col.

Obs. XVII. — *Mal de Pott dorsal.* — *Poche d'abcès descendant dans la cuisse et remontant ensuite dans la fesse ; nécrose du corps de la onzième vertèbre dorsale.* — *Adhérence de l'aorte ; plicature de ce vaisseau.* (Voir fig. 10, p. 91.) — Deloges (Louis), âgé de trois ans, entre le 6 février 1885.

Cet enfant, atteint de mal de Pott dorsal, porte depuis deux mois une tumeur volumineuse, fluctuante, au niveau de la partie supérieure et externe de la cuisse droite. Cette tumeur n'est pas réductible. L'articulation coxo-fémorale est libre. Le coude droit en demi-flexion est atteint d'ostéo-arthrite tuberculeuse. L'enfant présente en même temps des signes manifestes de rachitisme: ventre globuleux, chapelet thoracique, épiphyses volumineuses, amaigrissement considérable.

État général très affaibli; le 10 février l'enfant est pris de broncho-pneumonie et meurt.

Autopsie. — Poumon gauche sain, sans tubercules; le poumon droit présente des traces de broncho-pneumonie récente. On trouve un ganglion bronchique très volumineux; péri-hépatite évidente. Reins normaux.

La *gibbosité dorsale* arrondie est formée par les apophyses épineuses des cinq dernières vertèbres dorsales. Elle n'est pas très proéminente. Le corps de la onzième dorsale est nécrosé en totalité et partagé en trois séquestres à peu près d'égal volume; ils sont mobiles dans une poche médiane. Le corps de la dixième dorsale est ulcéré de haut en bas et d'avant en arrière. Le canal vertébral semble faire partie de la poche.

État des vaisseaux au-devant du mal de Pott. Aorte. — L'aorte, à partir de la crosse, se trouve sur la partie latérale gauche de la colonne dorsale à sa place normale; elle est encore à gauche au niveau du foyer du mal de Pott; plus bas, au niveau du corps de la première vertèbre lombaire, elle se rapproche insensiblement du plan médian. Par suite de l'inflexion vertébrale, le tronc aortique forme une courbe concave en avant. Lorsqu'on infléchit la gibbosité comme cela a lieu durant la vie, l'aorte montre une plicature profonde, transversale, correspondant à la dépression de la gibbosité. Cette dépression transversale se trouve sur la paroi antéro-latérale du vaisseau, qui paraît amincie. Il semblerait qu'il y ait une interruption dans la continuité des tuniques. On comprend d'autant mieux l'existence de cette plicature que l'aorte adhère par sa face postérieure à une poche médiane placée au niveau du mal de Pott.

La veine cave n'offre rien d'anormal.

Du mal de Pott part une première poche qui pénètre dans les

origines du psoas, suit ce muscle dans la fosse iliaque, arrive dans la cuisse sous les vaisseaux fémoraux jusqu'au niveau du petit trochanter; en dehors, elle se développe de bas en haut, remonte vers la fesse jusqu'au delà de l'épine iliaque antéro-supérieure. Elle est donc descendante jusqu'au petit trochanter, puis affecte un trajet ascendant en dehors. Au niveau du petit trochanter, elle est sous-jacente aux muscles adducteurs, puis elle arrive sous le grand fessier et remonte vers la fesse. L'origine de ce grand abcès est le foyer vertébral; à ce niveau, il existe une cavité médiane et latérale. Sa paroi adhère en avant à l'aorte. Des débris osseux et de la matière caséeuse remplissent l'abcès.

Ganglions lymphatiques. — On trouve au niveau du foyer vertébral quelques petits ganglions lymphatiques sur les parties latérales de l'aorte et lui adhérant; il en existe aussi quelques-uns à la région prévertébrale lombaire; d'autres assez développés sont placés le long de l'artère iliaque externe contre la paroi de l'abcès qui adhère au vaisseau; on en trouve aussi au pli de l'aine. Les ganglions inguinaux, les cruraux, tous ceux qui sont placés au-devant de la poche sont très développés et forment des masses considérables.

Obs. XVIII. — *Mal de Pott dorsal.* — *Abcès médian et latéral intra-thoracique traversé par les artères intercostales.* — *Infiltration tuberculeuse des poumons.* (Voir fig. 13, p. 99.) — Cette malade, fillette de quatre ans et demi, entre à l'hôpital Trousseau le 21 janvier 1884, pour un mal de Pott siégeant à la région dorsale supérieure. On constate à son entrée les signes d'une broncho-pneumonie double, à laquelle l'enfant succombe au bout de sept jours, le 27 janvier.

Autopsie. — Le poumon droit est adhérent. Le tissu pulmonaire dans toute son étendue et des deux côtés est parsemé de granulations tuberculeuses. C'est un type de phthisie aiguë pulmonaire généralisée.

Foie normal. — Cœur et reins normaux.

Les ganglions qui avoisinent la poche de l'abcès sont gris et infiltrés de matière tuberculeuse. La lésion osseuse siège sur les sixième et septième vertèbres dorsales; il y a entre ces deux vertèbres un creux dans lequel le pouce peut entrer. Cet intervalle est occupé par un abcès médian qui se prolonge de chaque côté et fait deux saillies symétriques du volume d'un marron dans la cavité pleurale. L'aorte et l'œsophage, placés à côté l'un de l'autre, se sont creusé une gouttière à la face antérieure de cet abcès, mais leur paroi n'est pas envahie par les éléments tuberculeux. Quelques artères intercostales traversent l'abcès. Il n'y a pas de trajet fistuleux faisant communiquer la poche avec l'extérieur.

Obs. XIX. — *Mal de Pott dorsal chez une fille de quatre ans.* — *Petit abcès médian et latéral.* — *Incurvation aortique avec plissement de ce vaisseau qui adhère à la paroi de l'abcès.* (Voir fig. 16 et fig. 17, p. 101.) — La gibbosité est considérable, et, vue par la face dorsale, elle est constituée par six ou sept vertèbres qui dessinent sous les téguments une courbure arrondie. Le point culminant de la gibbosité correspond à la huitième vertèbre dorsale. Lorsqu'on a enlevé la pièce, on remarque qu'il existe un angle ouvert en avant, formé par les deux tronçons vertébraux. Les deux limites de cet angle sont constituées en haut par les huitième et septième corps vertébraux dorsaux qui se dirigent en arrière, en bas par les dixième et neuvième corps dorsaux qui se dirigent aussi en arrière. L'angle formé par ces deux segments est ouvert en avant et peut se fléchir considérablement. Dans cet angle se trouve l'aorte, qui suit les tronçons vertébraux; mais au niveau de l'angle elle a subi un refoulement en avant, et elle présente un aspect plissé résultant de ce qu'elle adhère à ce niveau à une poche d'abcès tuberculeux. Cette poche médiane correspond au foyer de destruction vertébrale, et elle se développe dans les gouttières vertébrales sous la forme de deux saillies arrondies du volume d'une noix. L'œsophage occupe sa place à côté de l'aorte; il est moins adhérent à la poche que ce vaisseau; aussi paraît-il avoir conservé sa direction normale.

Obs. XX. — *Mal de Pott dorso-lombaire chez un garçon de cinq ans.* — *Inflexion aortique.* (Voir fig. 14 et fig. 15, p. 100.) — Entré à l'hôpital le 7 juillet 1884, cet enfant est malade depuis l'âge de six mois; il a marché pendant dix-huit mois, puis il s'est arrêté tout d'un coup, ses jambes ne pouvant plus le porter; il ne marche pas encore aujourd'hui. Il présente des abcès en suppuration, dont un est situé au-dessus de la fesse gauche, et un autre au-dessous de l'œil droit. L'enfant a de plus une sacro-coxalgie; il succombe le 15 février 1885.

Autopsie. — La gibbosité comprend une saillie correspondant à environ cinq vertèbres, dont trois dorsales et deux lombaires. La douzième dorsale est saillante. On constate que le tronçon supérieur de la colonne vertébrale fait un angle aigu avec le tronçon inférieur, et de plus il passe en arrière.

Les parties molles qui recouvrent le corps des vertèbres forment une couche dense, épaisse, et adhèrent à l'aorte et au diaphragme en avant, latéralement au psoas; elles limitent une cavité placée entre les os; cette cavité renferme un pus crémeux. Lorsqu'elle est ouverte, on constate une destruction osseuse, portant sur le corps de la douzième dorsale; ce corps est détruit suivant un plan incliné de haut en bas et d'avant en arrière. Cette obliquité explique la luxation en arrière du tronçon supérieur. La destruction est en effet complète d'avant en arrière, et le canal vertébral ouvert; aussi le déplacement dans le sens antéro-postérieur était-il aisé. L'enfant était d'ailleurs paralytique. Le disque intervertébral placé entre la douzième dorsale et la première lombaire a disparu.

Sur le côté de la neuvième dorsale, dans la gouttière latérale droite, loin du foyer précédent, existe un petit foyer caséeux superficiel avec un abcès en regard, du volume d'un gros pois.

La veine cave n'offre rien à noter. L'aorte adhère par sa partie postérieure au tissu néoplasique placé en regard de la destruction osseuse. Ce vaisseau, lorsque le tronçon supérieur est fléchi, ce qui est la règle sur le vivant, décrit une courbure antérieure à angle prononcé. Il existe sur lui une plicature transversale profonde ; l'angle entre les deux parties de l'aorte est presque droit ; de plus, l'aorte est placée un peu à gauche.

L'artère coupée transversalement au-dessus de cette inflexion, on voit que le pli transversal arrive presque au contact de la paroi opposée de ce vaisseau, et la lumière de l'aorte est réduite à une simple fente.

Obs. XXI. — *Mal de Pott dorsal. — Abcès intra-thoracique médian et latéral. Adhérence de la poche au lobe moyen du poumon droit, à l'aorte et à la veine azygos. — Ganglions bronchiques caséeux. —* Déjean (Eugénie), entrée à l'hôpital Trousseau le 22 octobre 1885, morte le 29 novembre 1885, à la suite d'une broncho-pneumonie tuberculeuse.

Autopsie. — La gibbosité, légère, correspond aux sixième, septième et huitième vertèbres dorsales. La courbure est arrondie. Il existe une poche médiane et latérale du volume d'un petit œuf de pigeon. Cette poche, après avoir occupé la partie médiane du rachis,

en face d'une saillie osseuse que l'on sent derrière elle, vient proéminer de chaque côté dans la gouttière vertébrale. Du côté droit,
elle adhère au lobe moyen du poumon par des adhérences très
serrées. Cette adhérence se prolonge jusque dans la scissure inter-
lobaire ; on voit même la poche ayant envahi le tissu pulmonaire
qui se confond avec sa paroi. La poche présente d'ailleurs des prolongements lobulés. En avant l'aorte adhère à la paroi de l'abcès
et s'est creusé une gouttière au-devant de lui. L'œsophage et la
trachée sont indépendants. La veine azygos au contraire adhère
à la paroi. Notons enfin de nombreux ganglions caséeux autour du
hile du poumon.

Obs. XXII. — *Pachyméningite tuberculeuse et ossification de la
dure-mère. Mal de Pott dorsal.* — La pièce anatomique, qui est conservée dans ma collection de l'hôpital Trousseau, montre seulement
les points suivants : La surface externe de la dure-mère est transformée en paroi d'abcès tuberculeux. Elle est remplie de foyers caséeux infiltrant les fongosités qui ont remplacé le tissu fibreux. On
voit aussi quelques granulations tuberculeuses agglomérées à la
surface interne de la dure-mère. La moelle paraît saine. La surface
externe de la dure-mère est ossifiée par places et cela dans la plus
grande partie de l'étendue de la pièce, soit sur une longueur de 5 à
7 centimètres. Ces plaques de consistance assez dure se laissent
néanmoins entamer par l'ongle ; leur surface externe est couverte de
petites aspérités, ce qui leur donne un aspect rugueux. De plus, on
remarque un petit nombre d'autres saillies plus volumineuses. La
plus grande épaisseur de ces plaques atteint de 3 à 4 millimètres.

Obs. XXIII. — *Mal de Pott cervico-dorsal.* — *Compression de la
moelle par une lame osseuse.* — *Myélite interstitielle et sclérose.* —
Double canal central dans la moelle cervicale. (Voir fig. 19, p. 118 ;
fig. 20, p. 119, et fig. 21, p. 125.) — Terret (Louis), âgé de sept ans et
demi, entre le 3 mai 1886 à l'hôpital Trousseau, salle Lugol, n° 54,
service de M. le docteur Cadet de Gassicourt.

Son père tousse beaucoup ; sa mère et sa sœur sont bien portantes.
Il a eu la rougeole et la varicelle. Onze mois avant l'entrée à
l'hôpital est apparue la déformation que l'on observe actuellement
à la région cervico-dorsale. Quelque temps après le début de la
gibbosité, la marche du sujet est devenue difficile, la tête ne se

maintenait dans la station qu'avec l'aide de la main placée sous le menton.

Au moment de l'entrée à l'hôpital, la marche était impossible depuis trois semaines.

État actuel. — L'enfant ne peut remuer ses membres inférieurs qui sont extrêmement amaigris. La paralysie est flasque ; le réflexe rotulien est aboli ; il n'y a pas d'épilepsie spinale. Le cou est comme enfoncé entre les épaules, et, à la région cervico-dorsale, le rachis présente une gibbosité formée par les trois premières vertèbres dorsales et les deux dernières cervicales. Cette gibbosité est irrégulière, non douloureuse à la pression. Deux apophyses épineuses forment une saillie plus accentuée à sa surface. Le reste de la colonne dorsale, au-dessous de la gibbosité, est enfoncé, rentré, au lieu de former sa courbure convexe ordinaire en arrière. La colonne lombaire n'est pas déformée. Le thorax est aplati latéralement et le sternum très saillant en avant. Quand l'enfant s'assied sur son lit, il soutient sa tête avec ses mains sous le menton. Depuis qu'il est à l'hôpital, il a de l'incontinence des urines et des matières fécales. Les membres supérieurs ont conservé leurs mouvements et leur sensibilité est normale.

L'appétit est bon ; les yeux gros, un peu saillants ; la muqueuse labiale est bleuâtre ; on entend quelques râles en auscultant la poitrine ; le cœur est normal.

6 décembre. — Depuis deux jours l'enfant se plaint d'étouffements. Hier soir il a eu une crise violente de dyspnée et ce matin la cyanose des lèvres et des extrémités persiste ; l'oppression est extrême. L'enfant gémit, il a conservé toute sa connaissance. T. 38°. Râles très fins et très nombreux dans les deux poumons, surtout aux bases ; la sonorité de la poitrine est peu modifiée. Cœur normal ; 140 pulsations ; respirations, 60.

7 décembre. — Mort ce matin à deux heures par asphyxie.

Autopsie. — L'angle vertébral est très prononcé et le segment supérieur du rachis se place à angle aigu sur le segment inférieur ; une poche tuberculeuse occupe l'angle dièdre de ces segments. Dès qu'elle a été ouverte, il s'écoule un liquide purulent, granuleux, et on aperçoit une vaste cavité reposant sur la face antérieure du segment inférieur et pénétrant en arrière dans le canal rachidien. Cette cavité est circonscrite de tous côtés par des fongosités. Lorsque, après l'avoir ouverte, on redresse les deux segments du rachis, il

apparaît une disposition intéressante : une lame osseuse de la partie
postérieure du corps vertébral le plus élevé du segment inférieur se
montre pareille à une apophyse odontoïde recouverte de fongosités.
Lorsqu'on remet les segments en flexion, cette lame osseuse s'applique sur la face antérieure de la moelle qui, à ce niveau, est aplatie, et qui par conséquent est à nu dans la cavité précédente.

Le canal vertébral étant ouvert en arrière, on constate que la
moelle décrit un angle droit au niveau de la gibbosité. La dure-
mère en ce point est recouverte d'une couche graisseuse plus épaisse
qu'au-dessus et au-dessous, injectée, un peu ramollie, non adhérente.
On incise la dure-mère sur la ligne médiane postérieure. Cette
membrane n'est nullement épaissie ; elle n'est pas injectée, mais elle
adhère en avant, sur une étendue de quelques centimètres, à la
membrane du foyer tuberculeux. Cette adhérence peut facilement
être détruite.

La moelle ne présente pas d'altération apparente au niveau de
l'angle d'inflexion, mais au-dessus, sur une longueur d'un centimètre
environ, elle est aplatie d'avant en arrière ; elle semble en même
temps rétrécie transversalement. Cependant ce n'est là qu'une apparence, car le compas démontre que le diamètre transversal n'est
pas diminué dans la région de la gibbosité.

Examen histologique. — La moelle cervicale, au niveau du renflement, ne présente pas d'autre altération qu'une légère sclérose
des cordons de Goll.

C'est à la région cervico-dorsale, à la partie supérieure de la zone
où s'exerçait la compression et même un peu au-dessus, qu'on observe les lésions de la myélite interstitielle. On trouve à ce niveau
une sclérose diffuse de toute la moelle, portant principalement sur
la périphérie et sur la plus grande partie des cordons antéro-latéraux, ainsi que sur la partie la plus profonde des cordons de Goll,
au voisinage de la substance grise. La moelle est sillonnée d'épaisses
travées conjonctives ; il y a une prolifération embryonnaire abondante, tant dans la substance blanche que dans la substance grise,
et les parois des vaisseaux présentent des noyaux en grande quantité. Les cellules nerveuses sont altérées ; elles sont pâles, peu colo-
rées par les réactifs ; leur aspect est trouble et l'on ne distingue
plus leurs prolongements. Cependant on reconnaît que les cellules
du groupe externe des cornes antérieures sont normales et contrastent d'une manière évidente avec celles des autres groupes.

Plus bas, dans la région qui était le siège de l'aplatissement décrit plus haut, la myélite interstitielle est moins accusée. On trouve seulement un peu de sclérose à la périphérie dans les cordons antéro-latéraux. Les cellules nerveuses présentent des altérations semblables à celles que nous venons d'indiquer, mais un plus grand nombre de ces cellules sont normales, notamment celles des cornes antérieures. En outre on constate dans cette partie de la moelle une déformation de la corne antérieure gauche qui est pointue, effilée, et se prolonge plus loin dans la substance blanche que la corne correspondante du côté droit. Cette dernière est arrondie et globuleuse. (Voir fig. 19, p. 118.)

Au-dessous, dans la partie de la moelle qui répondait à la pachyméningite, la déformation de la corne antérieure gauche s'accentue d'une façon bien plus marquée, au point que cette corne devient à peine reconnaissable et se confond avec les travées scléreuses qui existent à ce niveau. D'ailleurs, la moitié gauche de la moelle, dans son ensemble, est atrophiée en cette région et beaucoup plus petite que la moitié droite. Les cellules nerveuses sont très altérées ; la corne antérieure gauche n'en contient que des vestiges.

Toutes ces altérations s'atténuent à mesure que l'on descend plus bas. La déformation de la moelle disparaît ; les cellules en voie de désintégration deviennent de moins en moins nombreuses. La sclérose est aussi plus légère, mais elle ne revêt pas nettement la forme de la sclérose descendante ordinaire ; elle porte principalement sur la périphérie des cordons antéro-latéraux.

Des préparations des racines nerveuses, faites par dissociation, n'ont pas montré d'altération.

La masse caséeuse est formée de faisceaux conjonctifs, au milieu desquels il existe une prolifération embryonnaire abondante et de nombreux tubercules avec des cellules épithélioïdes et des cellules géantes.

A la région cervico-dorsale, il y a une particularité qui mérite d'être signalée, c'est la présence d'un double canal central. La lumière de ces deux canaux est nettement visible ; ils sont situés à peu de distance l'un de l'autre et tapissés tous deux par un épithélium cylindrique. Cette disposition n'existe pas dans les autres régions de la moelle. (Voir fig. 20, p. 119.)

Obs. XXIV. — *Mal de Pott lombo-sacré, tuberculose sacrée et*

*sacro-iliaque. Pachyméningite sacrée. Altération du nerf crural
au contact d'un abcès tuberculeux; altération des muscles de la cuisse.*
(Voir pl. III, p. 112, pour la pachyméningite, et fig. 22, p. 131, pour
les altérations des nerfs.) — Trenier (Eugénie), âgée de six ans
et demi, entre à l'hôpital Trousseau, salle Giraldès, n° 4, le 16 août
1886.

On ne trouve aucun antécédent tuberculeux dans la famille. L'enfant, bien portante jusqu'à quatre ans, commence à cet âge à boiter
de la jambe droite en se plaignant de souffrir au niveau du genou;
en même temps elle se met à tousser. A cinq ans apparaît une saillie
à la région sacrée, puis un abcès sur la partie latérale du sacrum;
elle entre à l'hôpital Trousseau le 13 juillet 1885. On fait alors une
injection d'éther iodoformé dans l'abcès, puis l'ouverture et le grattage. Sortie de l'hôpital le 27 février 1886, avant d'être guérie. Rentrée à l'hôpital le 16 août 1886.

État actuel. — La gibbosité commence à la deuxième vertèbre lombaire et s'étend jusqu'au sacrum. Les dernières vertèbres lombaires
et le sacrum font saillie en arrière entre les deux crêtes iliaques
postérieures; celles-ci paraissent être remontées. Le coccyx s'arti-
cule à angle droit sur la partie inférieure du sacrum et se dirige
horizontalement en avant. Le sommet de la gibbosité correspond
à la base du sacrum.

De chaque côté de la ligne médiane existe un trajet fistuleux en
relation avec les articulations sacro-iliaques. Le cathétérisme de ces
trajets conduit à droite dans l'articulation sacro-iliaque et à gauche
sur la partie postérieure de l'os iliaque. On ne trouve pas d'abcès
dans la cavité abdominale.

Membre inférieur droit. — L'enfant tient d'habitude la cuisse fléchie sur le ventre et la jambe sur la cuisse, mais cette position n'est
pas permanente. L'enfant peut allonger son membre; toutefois la
cuisse reste un peu fléchie. Les muscles antérieurs de la cuisse, le
droit antérieur et le tenseur du fascia lata opposent une certaine
résistance à l'extension. Ni le chatouillement plantaire, ni la percussion du tendon rotulien ne provoquent de réflexes.

Il y a quelques ganglions volumineux dans l'aine droite. En
arrière du cou-de-pied droit se trouvent des fongosités et cette articulation est immobile. Les ongles sont recourbés dans le sens lon-
gitudinal. Celui du gros orteil présente des rayures transversales.
Il existe un point douloureux sur le nerf sciatique au niveau de la

cuisse. Les muscles de la cuisse sont amaigris, mais non pas flasques ; il y a plutôt un état de demi-contracture.

Membre inférieur gauche. — La cuisse et la jambe de ce côté sont fléchies ; le pied est en demi-extension ; les efforts de l'enfant le ramènent à l'angle droit ; de même la jambe se fléchit incomplètement ; les muscles de la cuisse sont légèrement contracturés. Par l'effet du chatouillement, les orteils se raidissent tantôt en flexion, tantôt en extension. Les réflexes sont moins diminués que du côté opposé ; pas de réflexe tendineux ; pas d'épilepsie spinale, ni d'un côté ni de l'autre. Les ongles des orteils sont recourbés en volute. Des deux côtés, les pieds sont le siège d'une abondante desquamation épidermique.

Il n'y a pas de paralysie, mais les deux membres sont d'une extrême maigreur. Au niveau du grand trochanter existe une plaque demi-violacée, hémorrhagique, du diamètre d'une pièce de deux francs.

10 décembre. — Respiration rude des deux côtés dans la fosse susépineuse. L'enfant perd ses urines ; elles ne contiennent pas d'albumine. La gibbosité est enflammée ; la peau, érythémateuse à sa surface. L'enfant succombe d'épuisement le 15 décembre.

Autopsie. — On voit : des taches rouges sur la face interne des condyles du fémur et sur la face interne des pieds, au niveau des grands trochanters ; de l'œdème dans une région limitée à la face interne de la cuisse gauche, à la face postérieure des deux mollets et sur le pied gauche.

Viscères. — *Poumons.* — Le lobe inférieur droit est congestionné. Un ganglion tuberculeux très tuméfié est en contact avec la bronche gauche. Quelques granulations tuberculeuses sont disséminées à la surface des plèvres, et on ne trouve que très peu de tubercules dans les poumons.

Foie. — Volumineux, gras.

Reins. — Ils dépassent en bas d'un centimètre le niveau de la crête iliaque. Le rein droit est gros, décoloré, peut-être un peu graisseux. Le gauche est volumineux et congestionné.

Examen du mal de Pott. — Il existe dans la fosse iliaque gauche un abcès qui a détruit en partie le psoas et l'iliaque et qui remonte en arrière du rein. Ce rein constitue la paroi antérieure de l'abcès.

Le nerf crural est dans la poche, il est rouge, vascularisé. Une portion de ce nerf et de ses branches terminales est réservée pour l'examen histologique.

Les ganglions iliaques sont engorgés le long des vaisseaux iliaques, moins volumineux du côté droit.

Le nerf obturateur gauche, au moment où il s'engage dans le canal sous-pubien, est rouge, vascularisé.

Le nerf crural droit compris dans le muscle psoas semble altéré. Le muscle psoas est noir, verdâtre, et paraît aussi altéré. Au niveau de l'arcade fémorale, le nerf crural droit est un peu vascularisé. Le nerf obturateur paraît altéré, mais dans sa partie inférieure.

Les nerfs sciatiques sont sains.

Squelette. — La colonne lombaire présente à droite des altérations peu étendues; à gauche elle est saine. L'abcès de la fosse iliaque a son origine plus bas. Du côté droit, on constate sur la partie latérale de la quatrième lombaire, à la fois sur le corps et sur l'apophyse transverse, une ulcération superficielle au-dessous de laquelle le tissu est mou, friable, présentant en un mot les caractères de la carie tuberculeuse. La cinquième offre la même altération sur le côté droit du corps et sur l'apophyse transverse.

Les os qui concourent à former l'articulation sacro-vertébrale sont malades; ils présentent en divers points des ulcérations et des fongosités.

Le sacrum est le siège des altérations principales. On y voit, à la partie supérieure, du côté gauche, un ostéophyte reposant sur un tissu mou; le sacrum est rejeté en avant, luxé, pour ainsi dire, sur la partie antérieure du corps de la cinquième lombaire. Sur la partie médiane, immédiatement au-dessous de l'articulation sacro-vertébrale, se trouve un séquestre jaunâtre, parfaitement mobile, haut d'un centimètre et large de 6 à 7 millimètres; il est placé dans une petite loge tapissée de fongosités contenant encore trois séquestres plus petits. Tout autour de ces séquestres, le sacrum est irrégulier, recouvert d'os nouveau. A la partie inférieure, cet os est rouge, très dur, en particulier au niveau de la troisième vertèbre, qui est manifestement hypertrophiée.

Articulations sacro-iliaques. — La partie articulaire du sacrum du côté droit, présente presque dans toute son étendue des altérations profondes; en effet, toute la partie adjacente du sacrum est réduite à l'état de séquestre dur, criblé de petits trous. La partie correspondante de l'os iliaque ne présente que des altérations minimes. Du côté gauche, les altérations articulaires sont superficielles; l'os iliaque est dénudé, dur à la partie supérieure, recouvert de fongosités. En arrière, au niveau de la jonction du sacrum avec la cinquième lombaire, c'est-à-dire à la partie supérieure de l'articulation sacro-iliaque et en dehors d'elle, on trouve un petit séquestre entouré de fongosités. Ce sont ces altérations osseuses qni ont donné naissance à l'abcès constaté du côté gauche dans le psoas-iliaque.

Canal lombo-sacré. — Ce canal, examiné après l'ablation de la moelle et des nerfs de la queue de cheval, est tapissé par une membrane grisâtre, épaisse, qui n'est autre que la dure-mère, dont l'aspect est ainsi modifié depuis le niveau de la deuxième lombaire jusqu'à la première portion du canal sacré. Dans cette étendue, la dure-mère est doublée sur sa face externe par une couche grisâtre, purulente. Sa face interne présente également un aspect gris blanchâtre un peu plus accusé qu'à l'état normal. Au niveau de l'articulation sacro-iliaque, un séquestre tend à pénétrer dans le canal sacré. La dernière vertèbre lombaire est enfoncée dans le sacrum entre les deux os iliaques. Le canal sacré a sa paroi postérieure proéminente en avant. En somme, le mal de Pott est plutôt sacré que lombaire.

Examen histologique. — La moelle lombaire est saine, de même que les nerfs de la queue de cheval.

Nerf crural gauche. — Les coupes transversales de ce nerf montrent que les faisceaux des tubes nerveux sont écartés les uns des autres par un tissu conjonctif abondant, contenant un grand nombre d'éléments embryonnaires. Les faisceaux nerveux eux-mêmes présentent une diminution très appréciable des tubes à myéline; le tissu conjonctif intra-fasciculaire est épaissi et forme des travées irrégulières qui séparent les tubes nerveux. Sur les préparations faites par dilacération, on voit, au milieu du tissu embryonnaire dont il est dificile de les isoler, des tubes nerveux normaux, et d'autres offrant les lésions de la névrite dégénérative. (Voir fig. 22, p. 131.)

Nerf crural droit. — On y observe un épaississement très prononcé du tissu conjonctif interposé aux faisceaux nerveux. Mais ces faisceaux paraissent normaux sur les coupes transversales, et la dissociation des nerfs ne montre point d'altération des tubes à myéline.

Le nerf obturateur droit montre, au milieu de la plupart des tubes restés sains, un certain nombre de tubes dégénérés offrant la segmentation caractéristique de la myéline en boules régulières.

Le muscle couturier gauche présente en quelques points des fibres

musculaires très grêles en voie de disparition, en même temps
qu'une accumulation de noyaux à leur voisinage. Sur les préparations faites par dissociation, on rencontre quelques fibres granuleuses.

Dans le muscle couturier droit, la majorité des faisceaux sont normaux, mais il existe des faisceaux entiers présentant une atrophie
très avancée. Dans ces derniers, les fibres musculaires sont très di-
minuées de volume; un grand nombre offrent à différents degrés
la dégénérescence graisseuse. Les noyaux sont multipliés dans ces
faisceaux dégénérés, et le tissu conjonctif qui les sépare est notablement épaissi. (Voir fig. 30, p. 196, et fig. 31, p. 197.)

Le biceps fémoral gauche présente des fibres dégénérées granuleuses et contenant des noyaux disposés en série.

Obs. XXV. — *Mal de Pott lombo-sacré.* — *Pachyméningite tuberculeuse.* — *Température des membres inférieurs.* — Pichenau (Jeanne),
âgée de trois ans et demi, entre à l'hôpital Trousseau, salle Giraldès, n° 10, le 11 janvier 1886.

Cette enfant fut opérée à Saint-Louis à l'âge de neuf mois d'une
tumeur du côté gauche du thorax.

A deux ans, ophthalmie; six mois plus tard, rougeole; après cela
apparait, à la partie postérieure de la région lombaire, une tumeur
qui augmente peu à peu de volume et finit par s'ouvrir. Il y a environ
un an, il s'est produit un abcès dans l'aine. L'enfant a commencé à
marcher à deux ans, mais toujours avec difficulté, en appuyant ses
mains sur les genoux pour se soutenir; plus tard, après l'apparition de l'abcès de l'aine, elle a cessé de pouvoir marcher.

État actuel. — La gibbosité formée par le sacrum et les cinq vertèbres lombaires est médiane et arrondie. De chaque côté de la
gibbosité, il y a une saillie formée par les muscles sacro-lombaires
contracturés, avec douleur intense à la pression. Au niveau et au
pourtour de la gibbosité, il s'est développé des phénomènes inflammatoires qui expliquent la sensibilité douloureuse de la région. Une
circulation veineuse très accusée couvre de ses réseaux non seulement le pourtour de la gibbosité, mais le ventre, le thorax, les
membres inférieurs. Un énorme abcès soulève la région fessière
droite; on voit à sa surface la trace d'une ancienne ponction.

Membre inférieur droit. — Tous les muscles sont atrophiés. Les
mouvements du membre sont libres mais douloureux. La sensibilité
cutanée et plantaire est un peu exagérée, les réflexes tendineux sont

normaux. Il n'y a pas d'épilepsie spinale. Les orteils et les ongles sont recourbés en griffe. Les ganglions de l'aine droite sont tuméfiés.

Le membre inférieur gauche est dans un état analogue à celui du membre droit, mais avec des altérations moins prononcées.

Cachexie très avancée. Température moyenne prise pendant dix jours consécutifs dans les mêmes conditions : dans l'aisselle 37°,3 ; au niveau de la gibbosité, 36°,7 ; sur la colonne vertébrale, entre les angles inférieurs des omoplates, 35°,3 ; sur la plante du pied droit, 25°,1 ; sur la plante du pied gauche, 25°,6.

Autopsie. — *Examen du squelette.* — Au-devant de la colonne lombaire et du sacrum on trouve plusieurs ganglions du volume d'une noisette, caséeux, accolés aux veines iliaques. Depuis les deuxième et troisième lombaires jusqu'à la partie inférieure du sacrum s'étend une cavité fongueuse dont la paroi est formée de tissu fibreux lardacé, épais. La région lombaire est fortement fléchie sur le sacrum ; cette flexion est due à la destruction de plusieurs vertèbres. Le tissu fibreux enlevé, on aperçoit une séparation nette et complète entre les troisième et quatrième vertèbres lombaires ; le cartilage intermédiaire a disparu complètement. La surface des deux vertèbres est dénudée, rougeâtre. Les parties latérales de ces vertèbres sont également ramollies et altérées. Les quatrième et cinquième lombaires sont en partie détruites, en partie à l'état de séquestres. L'articulation sacro-vertébrale est le siège de productions caséeuses qui s'avancent en arrière jusque dans le canal lombo-sacré ; d'ailleurs ce canal se trouve en communication avec les foyers caséeux au niveau de l'articulation lombo-sacrée et au niveau de l'union des troisième et quatrième lombaires.

' *Sacrum.* — Cet os est le siège d'altérations de même ordre ; les premières pièces ne sont altérées que superficiellement ; on voit cependant au niveau des trous sacrés des prolongements fongueux communiquant avec ceux du canal sacré. Les séquestres, qui se détachent avec une grande facilité, sont constitués par du tissu osseux dense.

La gibbosité arrondie a pour centre de mouvements l'intervalle des troisième et quatrième lombaires. Les apophyses épineuses et transverses sont saines.

La moelle lombaire n'est pas altérée, non plus que les nerfs de la queue de cheval.

La dure-mère est épaissie sur une étendue de 8 centimètres en

arrière du foyer osseux ; on y trouve des tubercules agglomérés.
L'examen histologique de cette membrane, fait par Achard, y
montre des éléments tuberculeux bien caractérisés et aux différentes
phases de leur développement.

Obs. XXVI. — *Mal de Pott dorsal. — Adhérence de la paroi tuberculeuse du foyer à la dure-mère. Épaississement de cette membrane.*
— Enfant de trois ans, ayant un mal de Pott qui date du cours de
la première année. — Mort de tuberculose pulmonaire.

La gibbosité comprend les six dernières vertèbres dorsales. Le
travail de destruction porte sur le corps de la onzième vertèbre dorsale et sur celui de la dixième vertèbre. Le corps de la onzième a
disparu totalement ; il n'en reste pas de traces. Le corps de la dixième
est ulcéré à sa surface antérieure et présente une petite cavité centrale. Le foyer qui résulte de cette destruction de tout un corps vertébral est tapissé par une couche de fongosités qui, au niveau de la
face extérieure de la dure-mère, se confond avec cette membrane.
La dure-mère est très épaissie à ce niveau. La moelle n'est pas altérée ; on n'aperçoit sur elle aucune trace d'inflammation, mais elle
a subi une forte inflexion en avant.

Obs. XXVII. — *Mal de Pott au début. — Granulations tuberculeuses
sur la dure-mère en regard du mal de Pott. — Cavité tuberculeuse du
sternum. — Ganglions trachéo-bronchiques infiltrés de tubercules et
comprimant le nerf pneumo-gastrique.* — Garçon de deux ans et
demi, mort subitement avec des signes d'oppression, toux coqueluchoïde (compression du pneumo-gastrique).

Autopsie. — Sternum. — En suivant le trajet fistuleux qui part de
la peau sur la ligne médiane (ouverture d'un ancien abcès tuberculeux), on arrive dans une cavité qui sépare le sternum en deux portions. Cette cavité est partout tapissée par la membrane ordinaire
des abcès tuberculeux, qui forme des saillies mamelonnées au sommet desquelles on voit à l'œil nu des tubercules jaunâtres. Cette division du sternum se trouve à 2 centimètres environ au-dessus de
l'appendice xyphoïde. Le fragment inférieur du sternum est tout à
fait porté en arrière et véritablement luxé dans le thorax. Quant
au fragment supérieur, il fait saillie en avant. Les extrémités de ces
deux fragments sont partout recouvertes par la membrane tuberculeuse, qui forme une loge entre elles.

Colonne vertébrale. — On trouve au centre du neuvième corps vertébral dorsal une portion jaunâtre, dense, infiltrée de matière caséeuse ; autour, une zone blanche, plus anémiée ; plus en dehors enfin, une zone rouge vasculaire d'ostéite raréfiante. Partant de la portion jaunâtre, un trajet fistuleux étroit, d'un diamètre de deux millimètres, arrive à la surface du corps vertébral, et de là naît un abcès tuberculeux, reposant sur la dure-mère, qui est recouverte d'une nappe caséeuse et qui présente à sa surface interne le long des vaisseaux quelques granulations jaunâtres. L'articulation du huitième corps avec le neuvième est en partie détruite.

Poumons. — Granulations à la surface des plèvres ; quelques gros tubercules aux sommets des poumons ; emphysème.

Ganglions. — Gros ganglions trachéo-bronchiques caséeux, ; l'un d'eux, très considérable, refoule le pneumo-gastrique sur la trachée au-dessus de la bronche droite et adhère à la gaine de ce nerf ; il est bien manifeste que le nerf est comprimé.

Obs. XXVIII. — *Mal de Pott dorso-lombaire.* — *Crises douloureuses.* — *Gibbosité postérieure et latérale.* — Colson (Auguste), âgé de neuf ans, entre le 23 février 1878 à l'hôpital Sainte-Eugénie, salle Napoléon, n° 3.

La mère de l'enfant a perdu un frère et une sœur poitrinaires. Elle a eu six enfants, dont cinq sont morts, la plupart de maladies cérébrales.

L'enfant a eu la rougeole à quatre ans ; déjà auparavant il avait eu des maux d'yeux d'assez longue durée et des ganglions engorgés dont il porte encore les traces. Il s'enrhume assez facilement ; maigre, blond, d'apparence assez chétive, il présente encore quelques attributs de son tempérament lymphatique.

Jusqu'à il y a deux ans, l'enfant marchait sans se plaindre ; pourtant la mère remarquait qu'il se fatiguait vite ; il avait d'ailleurs marché assez tard, à dix-huit mois. Il y a deux ans, en revenant de l'école, sans motif, il se plaignit d'une douleur assez vive dans les reins, douleur qui l'arrêta et le fit tomber. Pendant huit jours, ces douleurs persistèrent nuit et jour ; la marche était tout à fait impossible. A la suite de cette crise, l'enfant cessa de souffrir, reprit ses jeux ; mais il était évident qu'il se fatiguait plus vite qu'un enfant de son âge, et qu'il se tenait voûté. L'année dernière, sans motif, l'enfant eut une nouvelle crise de douleur. Cependant il a continué de marcher jusqu'à il y a quinze jours, époque à laquelle il a été pris de nouveau de douleurs vives, surtout pendant la nuit ; il jetait des cris ; on était obligé, pendant huit ou dix minutes, de le lever, de le faire marcher. Ces accès se renouvelaient deux ou trois fois pendant la nuit.

État actuel. —Pendant la marche, l'enfant tient le tronc immobile, et l'examen de la partie inférieure du dos montre qu'il existe un léger gonflement de la masse sacro-lombaire droite dans toute la région dorso-lombaire inférieure. Avec ce gonflement vertical, il y a aussi un gonflement transversal du même côté. La ligne des apophyses épineuses se dévie graduellement à droite depuis la dixième ou onzième vertèbre dorsale jusqu'à la deuxième lombaire. Inversement, elle se porte brusquement à gauche au-dessous de la deuxième lombaire. Elle reprend plus bas sa direction médiane. De là, deux courbures, en prenant pour point de repère la saillie latérale de la deuxième lombaire. La première de ces courbures est longue ; la seconde est courte. On est donc en présence d'une gibbosité latérale sans proéminence antéro-postérieure marquée. Quant à la douleur, l'exploration des apophyses épineuses par la pression n'en provoque qu'une légère, tandis que la pression sur la partie latérale droite en fait naître de très vives. L'enfant se plaint en même temps de douleurs spontanées dans le ventre. De plus, on a remarqué parfois de l'incontinence d'urine et quelques difficultés dans la miction, surtout le matin.

La famille de l'enfant n'a pas voulu le laisser à l'hôpital.

Obs. XXIX. — *Mal de Pott dorsal avec attaques épileptiformes et crises douloureuses du côté droit du thorax.* — Cet enfant, âgé de huit ans, est présenté à ma consultation le 14 décembre 1886.

Dans les premiers jours d'octobre 1884, il fut atteint d'une fièvre muqueuse qui le tint au lit pendant trois semaines environ. Il semblait parfaitement rétabli, avait repris ses habitudes et jouissait d'un très bon appétit, lorsque, sans cause apparente, le dimanche 9 novembre, à sept heures du matin, il fut trouvé dans son lit sans mouvement, les yeux *blancs,* ayant perdu complètement connaissance ; une demi-heure auparavant, il avait causé avec sa bonne et rien n'indiquait qu'il pût être malade. Dix minutes ou un quart d'heure plus tard, l'enfant avait de violentes convulsions, il écumait, sa bouche était déviée ; la jambe, le bras et l'œil du côté droit étaient agités par des mouvements saccadés ; le côté gauche au contraire était complètement paralysé ; l'enfant ne pouvait pas parler et ne reconnaissait personne. Le médecin mandé aussitôt administra de l'ipéca, du bromure de potassium, un lavement d'assa fœtida. Ces moyens n'agissant pas et les convulsions continuant toujours, on fit placer le malade dans un bain, une sangsue fut appliquée au niveau de la malléole. Puis l'enfant fut reporté dans son lit ; l'état convulsif prit fin et le calme revint, mais sans que le malade parût encore reprendre sa connaissance ; il était alors environ midi. Vers trois heures, il essaya de parler, mais d'une façon à peine intelligible ; on comprit cependant qu'il demandait à boire, et c'est après avoir avalé un grand verre d'eau sucrée, aromatisée avec de l'eau de fleur d'oranger, qu'il dit très distinctement : « Elle est bonne. » Au même moment il remua un peu son bras droit. La crise avait donc duré depuis sept heures du matin jusqu'à trois heures de l'après-midi ; la convalescence fut assez rapide. Le médecin prescrivit des calmants, des bains de tilleul, pour atténuer l'effet du climat de Monaco, trop excitant pour le malade. Celui-ci reprit peu à peu ses habitudes, mais toute leçon de lecture, tout ce qui pouvait fatiguer le cerveau fut supprimé d'après l'ordonnance du docteur, qui recommanda en outre d'éviter tout ce qui devait contrarier l'enfant. Ses forces revinrent cependant avec beaucoup de lenteur ; il ne pouvait pas courir sans se plaindre de douleurs vives au côté gauche ; il marchait en relevant l'épaule droite et en se courbant ; il se fatiguait très vite. Le médecin de Monaco ne savait à quoi attribuer ces dispositions, et c'est dans cet état que sa mère l'a conduit, en 1885, à Saint-Germain-lez-Corbeil.

L'enfant a continué à se plaindre de douleurs du côté droit et à marcher mais difficilement ; il lui était impossible de courir ; les docteurs B. et M. avaient prescrit simplement des frictions sur le côté et sur l'épine dorsale avec un liniment dont ils avaient donné la formule. Les douleurs, qui revenaient par crises, étaient restées sans explication. Au mois de mars 1886, l'enfant fut atteint d'une pleurésie droite avec un épanchement peu abondant qui ne tarda pas à se résorber ; il dut garder le lit pendant cinq semaines. Depuis lors la santé ne s'est pas rétablie d'une manière complète. Les douleurs du côté droit ont reparu. En faisant des frictions avec le liniment prescrit, on s'est aperçu un jour de la déviation de la colonne vertébrale. Sur le conseil du docteur B., on fit porter à l'enfant un corset qui a paru le soutenir suffisamment pendant les premiers temps. Mais la marche de la maladie n'a pas été arrêtée; les douleurs de côté ont reparu plus vives, et le 5 décembre dernier est survenue une nouvelle crise convulsive qui a duré de une heure à cinq heures de l'après-midi. Pendant les jours précédents on avait déjà observé des accidents nerveux passagers consistant en une sorte de vertige avec perte de connaissance momentanée. Au moment de la crise du 5 décembre, le médecin de l'enfant, qui était présent, a noté que la perte de connaissance était absolue et que l'enfant était complètement insensible; la jambe et le bras droits, le côté droit de la face étaient le siège de mouvements cloniques. Le lendemain l'enfant paraissait revenu à la santé.

Depuis qu'on s'est aperçu de l'existence de la gibbosité, d'autres symptômes ont apparu : faiblesse des jambes, impressions particulières; l'enfant a la sensation qu'il marche sur des tapis. A deux reprises, il a eu le soir de violentes douleurs le long du rachis et irradiées dans le côté gauche du ventre; ces douleurs paraissent avoir été causées par la fatigue de la marche.

Les renseignements précédents nous sont fournis par les parents de l'enfant et par le docteur B., qui l'a observé et traité. Nous apprenons encore qu'il n'existe aucun antécédent tuberculeux dans la famille. La mère, durant le premier mois de sa grossesse, fut prise d'une grande frayeur qui occasionna une crise de nerfs avec des pleurs et un léger tremblement. L'enfant a toujours été nerveux, impressionnable; mais il s'était toujours bien porté jusqu'en octobre 1884, c'est-à-dire jusqu'à l'âge de six ans.

Depuis trois mois, les jambes sont paralysées légèrement et fléchissent sous le poids du corps pendant la marche.

On voit actuellement une gibbosité dorsale arrondie, correspondant aux septième, huitième, neuvième et dixième vertèbres dorsales.

Du côté droit du thorax, la matité est absolue en arrière et latéralement sur les deux tiers inférieurs de la plèvre. La paralysie est complète et flasque avec atrophie des muscles. Les réflexes rotuliens sont conservés. Il n'y a pas d'épilepsie spinale, pas d'anesthésie. Le malade est très constipé, mais la miction se fait librement, et les urines sont claires; il y a un amaigrissement notable.

Depuis le 14 décembre, jour où j'ai vu cet enfant, il est resté couché sur son lit ou sur sa voiture, il a cessé de souffrir; à deux examens successifs, dans le cours de l'année 1887, l'enfant se porte bien et ne ressent aucune douleur ; la paralysie a disparu, mais il présente une atrophie très marquée des muscles des membres inférieurs.

Obs. XXX. — *Mal de Pott à forme nerveuse. Début marqué par des crises douloureuses régulièrement périodiques au niveau du rachis et se montrant par séries séparées par des intervalles de calme.* — Cette observation a été transcrite à peu près littéralement telle qu'elle nous a été communiquée par le docteur B., de Péronne.

L'enfant est un garçon de dix ans à l'époque où on me l'a conduit à Paris en 1886 ; il habite la campagne et je ne l'ai vu qu'une fois. — Voici donc l'observation du docteur B :

« Le seul renseignement étiologique que l'on puisse recueillir est que le grand-père paternel de cet enfant est mort dans un âge avancé, mais manifestement tuberculeux. Le père et la mère ne toussent jamais. L'enfant a eu une bonne hygiène et une bonne nourriture.

« *Le 27 février 1885.* — L'enfant souffre depuis quelques jours de crises très douloureuses revenant le soir, vers dix heures environ ; deux heures après qu'il est couché, il se plaint de son dos et montre lui-même la région dorso-lombaire.

« On le déshabille complètement et on le couche sur une table pour examiner la colonne vertébrale. A la percussion méthodique, aucune vertèbre n'est sensible ; le rachis est souple ; je le fais plier en avant et en arrière en tenant l'enfant dans mes mains ; toutes les vertèbres glissent bien sans souffrance. Mon diagnostic est très hésitant. Je repousse toute idée d'arthrite ou d'ostéite vertébrale, et je pense à quelque colique néphrétique produite par des sables uratiques ; je fais examiner les urines, on ne trouve rien. L'enfant avait un peu de constipation, nous lui donnons de légers laxatifs, la solution de Coirre au chlorydro-phosphate de chaux et des bains. L'enfant continue à souffrir toutes les nuits, ayant souvent deux crises, l'une vers dix heures du soir, l'autre vers trois ou quatre heures du matin.

« *Le 28 mars.* — J'appelle un confrère ; il pense à des vers intestinaux et prescrit quelques vermifuges, sans aucun effet. La constipation persistant, huit jours plus tard je fais prendre une petite dose de sedlitz granulé tous les matins. Au bout de quelques jours de cette médication, tout s'améliore, et vers le 15 avril les crises cessent.

« Au commencement de juillet, l'enfant, qui semblait guéri,

souffre de nouveau, pendant huit jours, de crises qui reviennent vers dix heures du soir ; mais ces crises sont très atténuées. — On reprend les laxatifs le 3 août. — Varicelle. — Pas d'examen de la colonne vertébrale.

« *Novembre*. — Crise de médiocre intensité durant quinze jours. — L'enfant a eu une coqueluche moyennement forte en septembre.

« *Janvier 1886*. — L'enfant a eu deux jours de fièvre vers le 25 décembre ; il marche bien, ne souffre pas ; il a pu faire 4 kilomètres à pied, mais il portait la tête un peu penchée ; le corps se tenait droit.

« *Le 15 février*. — L'enfant fait encore une course d'un kilomètre sans accuser aucune souffrance, mais il a trébuché en marchant.

« *Le 22 février*. — Crises modérées vers dix heures du soir, semblables à celles de l'année précédente.

« *Le 27 février*. — La mère s'aperçoit que l'enfant traîne la jambe gauche, qu'il la tourne en marchant.

« *Le 28 février*. — Il tombe à chaque pas et ne marche qu'en se tenant aux murs.

« *Le 2 mars*. — J'examine la colonne vertébrale : la première vertèbre dorsale fait saillie. La percussion sur toutes les autres apophyses épineuses n'est pas douloureuse ; il y a une certaine raideur du rachis. — Vésicatoire en bande à la région dorsale, puis à la région lombaire. — L'enfant se tient encore debout, mais sans pouvoir marcher ; il soulève sa jambe droite sans trop de difficulté et la maintient en l'air deux ou trois secondes ; la jambe gauche est levée avec beaucoup de peine et retombe de suite. La sensibilité est conservée sous toutes ses formes ; les réflexes paraissent un peu exagérés.

« *Le 4 mars*. — On couche l'enfant sur un lit ferme, sans oreiller, avec la tête renversée autant que possible. Au moment de l'application des vésicatoires et les jours suivants, la douleur avait cessé, mais elle est revenue depuis et se produit toujours par accès vers dix heures du soir.

« *Le 14 mars*. — Nouvel examen de la colonne vertébrale : les premières vertèbres lombaires au niveau desquelles l'enfant localisait toujours sa douleur, sont sensibles à la percussion. La mère a remarqué que l'enfant a parfois de la peine à uriner et que sa verge est presque toujours en érection.

« En résumé, depuis un an se sont développés une série de signes dont le principal est la douleur sous forme d'accès. Ces douleurs, très vives, sont revenues d'abord constamment aux mêmes heures pendant un mois ; elles se montraient toujours dans la journée. Les examens du rachis plusieurs fois répétés en février et mars 1885 sont restés négatifs. Guérison en apparence complète du 15 mars au commencement de juillet 1885, puis huit jours de douleurs légères ; varicelle en août ; coqueluche légère en septembre ; petite crise de douleurs en novembre ; rien durant l'hiver jusqu'aux mois de février et de mars, époque à laquelle on trouve une saillie de la première vertèbre dorsale ; un peu plus tard les premières vertèbres lombaires sont sensibles ; le mal de Pott est alors évident. »

Obs. XXXI. — *Mal de Pott dorsal supérieur.* — *Crise épileptoïde caractérisée par des contractures généralisées.* — Ch. (Georges), âgé de vingt et un mois, est présenté à ma consultation le 23 mai 1887. Son père est atteint de tuberculose pulmonaire.

Cet enfant a été élevé au sein jusqu'à seize mois, âge auquel il a commencé à marcher. A dix-neuf mois, il a été atteint d'une bronchite ; pendant cette maladie il marchait péniblement. A l'âge de vingt mois, c'est-à-dire il y a un mois, une saillie de la colonne vertébrale a été remarquée par le médecin. Peu de jours après cette constatation l'enfant eut un matin une crise de contracture généralisée qui dura environ trois minutes. Pendant cette crise la face était congestionnée, violacée.

Actuellement on constate une gibbosité au niveau des troisième et quatrième vertèbres dorsales. A certains moments la marche est difficile, d'autres fois elle est plus aisée. La région de la gibbosité est douloureuse.

Obs. XXXII. — *Mal de Pott dorsal.* — *Contractures spasmodiques.* — Jeanne S. est âgée de cinq ans. — Son père tousse souvent ; il a eu, il y a huit ans, une fièvre typhoïde compliquée de fluxion de poitrine et de pleurésie. Sa mère est nerveuse et a des attaques d'hystérie. Sur les cinq enfants dont se composait la famille, trois sont morts : un de fièvre typhoïde, un autre de variole, le troisième mort-né. Il reste un petit garçon en bonne santé et la petite malade atteinte de mal de Pott.

Celle-ci s'est bien portée jusqu'à l'âge de deux ans, époque à laquelle on s'aperçut d'une gêne dans la marche, d'une attitude vicieuse, d'un changement du caractère qui devint triste et grognon. Un appareil de Bonnet fut immédiatement appliqué. Six mois plus tard, on constata la présence d'une gibbosité. Au bout d'un an, on sortit l'enfant de l'appareil pour lui faire faire un corset, qu'elle porta six mois. Comme ce corset ne pouvait plus être toléré, on remit l'enfant dans la gouttière de Bonnet. Il y a trois mois, on a constaté des contractures des jambes. La mère n'avait pas remarqué de paralysie avant la contracture. L'enfant n'avait pas souffert. Aucun trouble, ni du côté de la vessie, ni du côté du rectum.

État actuel. — Il existe une gibbosité régulière, médiane, sans déviation latérale, avec une proéminence de la paroi costale du côté droit ; cette gibbosité s'étend de la troisième à la septième vertèbre dorsale. On ne trouve pas de douleur sur le trajet du rachis. Le thorax est déformé ; il est saillant en avant, globuleux. On observe des contractures spasmodiques, intermittentes, de tous les muscles des membres inférieurs, principalement des muscles postérieurs. Ces contractures augmentent sous l'influence des mouvements provoqués pendant l'examen de la malade ; tantôt c'est une simple raideur musculaire qui se produit ; tantôt c'est une véritable contracture qui a de la tendance à persister, et alors les membres se mettent dans une inflexion plus ou moins prononcée. Ces phénomènes sont également marqués des deux côtés.

Les membres sont légèrement atrophiés ; il n'existe pas de trouble de la sensibilité cutanée ; la sensibilité profonde est plutôt exagérée, ce qu'indiquent les contractures provoquées. La raideur musculaire rappelle les caractères de la catalepsie. On ne peut provoquer aucune trépidation épileptoïde par le relèvement du pied ; le réflexe rotulien est aboli. Les muscles se contractent vivement sous l'influence de l'électricité.

Obs. XXXIII. — *Mal de Pott cervical. — Symptômes laryngés, gêne de l'inspiration. — Gangrène de la vulve.* — Sh. (Marie), âgée de deux ans, entre à l'hôpital Sainte-Eugénie le 23 octobre 1877.

Ses parents et ses grands-parents sont bien portants. Cette enfant, qui est unique, n'a jamais été malade avant l'époque actuelle. Cependant la mère a toujours remarqué une certaine gêne de la respiration ; elle fait observer que cette gêne était plus grande la nuit, que des râles remplissant la poitrine rendaient la respiration sonore, mais elle n'a jamais vu de crises de suffocation. On ne sait à quelle cause attribuer la gangrène de la vulve. Il semble résulter du dire de la mère qu'on pourrait admettre qu'il y ait eu des rapprochements insolites. D'un autre côté, on peut se demander s'il existe un rapport entre l'accident vulvaire et le mal de Pott.

Au moment de l'entrée on constate, en effet, une gangrène superficielle de la vulve occupant la face cutanée et une petite portion de la face muqueuse des grandes lèvres. Il n'y a eu antérieurement aucune des maladies qu'on retrouve habituellement dans l'étiologie de cette gangrène.

4 décembre 1877. — Il y a quelques jours, l'enfant a été prise brusquement d'une laryngite accompagnée d'une gêne de l'inspiraration, l'expiration restant facile. La voix de l'enfant était un peu cassée. A ce moment, une épidémie d'angine couenneuse régnait dans l'hôpital, de telle sorte que nous avons cru que l'enfant était elle-même prise de cette maladie.

L'examen de la gorge n'ayant rien révélé, un vomitif n'ayant amené aucun soulagement, l'examen attentif du cou a fait découvrir une gibbosité légère au niveau de la septième vertèbre cervicale. Cette gibbosité comprend aussi la sixième cervicale et la première dorsale, mais le point culminant correspond à la septième cervicale. La percussion du sommet de la poitrine montre, surtout à droite, un certain degré d'empâtement. On suppose qu'il y a compression du pneumogastrique par un abcès symptomatique.

Il n'y a, d'ailleurs, ni anesthésie ni paralysie motrice. Les muscles intercostaux paraissent fonctionner normalement.

On n'a pu suivre cette malade, qui a été ramenée chez elle par sa mère.

Obs. XXXIV. — *Mal de Pott lombaire simulant durant la vie une coxotuberculose double.* — *Trajets d'abcès symptomatiques contournant de chaque côté le col du fémur ; épaississement secondaire de la capsule fémorale du côté gauche.* — Pfertzel (Marie-Anne), âgée de onze ans, entre le 11 décembre 1877 à l'hôpital Sainte-Eugénie, salle Sainte-Eugénie, n° 34.

Cette fillette est envoyée à l'hôpital pour une double coxalgie suppurée ayant amené les désordres suivants : A droite, les mouvements de la jointure sont très limités. L'extension est impossible, ainsi que l'abduction et la rotation en dehors. La pression sur la tête et le petit trochanter est douloureuse. Au niveau de la partie postérieure de la cuisse, à son origine, se trouve un orifice fistuleux remontant vers la hanche, mais restant sous-cutané. Les altérations

de la hanche ne peuvent être appréciées autrement que par l'impos-
sibilité des mouvements de la cuisse. Le gonflement qui existe au
niveau du grand trochanter pourrait faire croire que cette saillie
est atteinte, et non l'articulation. Les parties molles périarticulaires, la jambe et la cuisse sont très amaigries.

A gauche, l'état est le même; les mouvements sont difficiles;
l'extension ne peut se faire, la rotation en dehors est très limitée,
la douleur à la pression est encore vive. Comme du côté droit, on
trouve en arrière l'ouverture d'un vaste abcès qui n'est pas très
ancien; le trajet qui fait suite à cet orifice se dirige aussi du côté
de la hanche sans y parvenir. Il est difficile de déterminer exactement l'origine de cet abcès. Un certain nombre de raisons peuvent
faire croire qu'il vient de l'articulation; le fémur n'est pas augmenté de volume. L'enfant reste constamment les cuisses fléchies
avec une courbure lombaire assez considérable. Cette fillette, qui est
dans le marasme à son entrée à l'hôpital, succombe le 13 janvier.

Autopsie (15 janvier 1878). — Il existe une fusée purulente dans
le psoas droit, dans l'épaisseur même de ce muscle. Elle descend
derrière le petit trochanter, le contourne, passe en arrière du fémur
en haut, et vient former derrière le col un cloaque qui s'ouvrait sur
la peau. Cette fusée, poursuivie en haut, arrive jusqu'au corps des
dernières vertèbres lombaires qui sont atteintes d'ostéite. L'articulation de la hanche est absolument saine. Le prolongement de la
synoviale sous le psoas est un peu épaissi et forme un petit bourrelet fongueux, mais l'articulation proprement dite est intacte. Les
cartilages et la synoviale sont absolument normaux. La fusée purulente est en plein muscle et non sur la face postérieure du muscle.

Du côté gauche, fusée purulente analogue descendant en avant
du fémur, contournant le col et venant aussi en arrière s'ouvrir
à la peau. Ici, la face antérieure de la capsule est épaissie et fongueuse, la synoviale est également épaissie en bourrelet au niveau
de sa réflexion sur le col. Toutefois, s'il y a arthrite fongueuse,
à proprement parler, la cavité articulaire est saine ainsi que les
os; tout se borne à l'épaississement synovial par continuité de
tissu.

Les troisième, quatrième et cinquième vertèbres lombaires sont
altérées, ainsi que les fibro-cartilages correspondants. L'état de
ces vertèbres rappelle celui d'os qui ont macéré longtemps dans
les foyers de suppuration avec un mélange de sang. Les os sont

noirs, imbibés d'une sanie purulente qui leur donne une coloration noirâtre et ardoisée.

Le foie est volumineux et gras. Dans le rein gauche, la substance corticale est dégénérée, jaunâtre, grasse ; la substance médullaire a subi la même altération ; le rein droit présente un mélange de parties congestionnées et de parties jaunâtres.

Les poumons ne sont pas tuberculeux ; on ne trouve qu'un noyau tuberculeux crétacé dans le sommet du poumon gauche.

OBS. XXXV. — *Mal de Pott dorsal supérieur ; contractures provoquées par l'examen de l'enfant et par la marche.* — Hérault (François), âgé de sept ans et demi, entre à l'hôpital Trousseau le 6 janvier 1886. Sa mère a été soignée à l'hôpital Saint-Louis pour un lupus de la face qui durait depuis quatre ans et qui a été guéri l'année dernière. Étant jeune fille, elle avait eu des poussées périodiques d'érysipèle de la face.

Depuis trois mois environ, l'enfant se plaint de douleurs lombaires ; depuis quinze jours, il ne peut plus marcher.

État actuel (7 janvier 1886). — Il existe à la région dorsale une gibbosité considérable, étendue de la première à la quatrième dorsale. Cette courbure est exclusivement médiane. Les quatre premières vertèbres dorsales sont sensibles à la pression. Lorsqu'on fait exécuter les mouvements, il se produit une contracture très accusée des muscles. Cette contracture est moindre au repos. On provoque facilement la trépidation épileptoïde par le relèvement de la plante du pied. La sensibilité est normale, le réflexe rotulien conservé. Lorsqu'on fait marcher l'enfant, il se raidit et avance difficilement ; mais si on l'examine quelques heures plus tard, on voit que la contracture a disparu entièrement. Il peut faire mouvoir ses jambes dans tous les sens. La trépidation épileptoïde ne peut plus être provoquée. La sensibilité est normale. Les mains sont cyanosées.

OBS. XXXVI. — *Mal de Pott lombaire, hydarthrose du genou.* — Wiard (Henri), âgé de huit ans, entre à l'hôpital Trousseau, salle Denonvilliers, n° 43.

Cet enfant fit une chute dans la rue le 2 mai ; il put se relever sans éprouver de douleur et continuer à marcher sans le moindre accident. Le lendemain, 3 mai, se montrait un gonflement du genou

qui est allé en augmentant depuis. Au moment de l'entrée à l'hôpital
on trouve une hydarthrose abondante. Les autres jointures ne sont
pas douloureuses ; il n'y a pas de réaction fébrile. On pense tout
d'abord à un épanchement traumatique ; mais l'examen plus complet
du malade révèle l'existence d'un mal de Pott. Une légère gibbosité
correspond aux deuxième, troisième et quatrième vertèbres lombaires ; la troisième est surtout saillante. Le rachis forme en même
temps une légère convexité droite. De ce côté, la masse musculaire sacro-lombaire est bombée et dure, sans œdème de la région ; à
gauche, il y a aplatissement relatif. Pas de douleur locale ni sur les
vertèbres, ni dans le voisinage. Aucune trace d'abcès par congestion,
ni d'engorgement ganglionnaire aux aines. Aucun symptôme médullaire : ni douleur, ni fourmillements dans les jambes, ni troubles de
la marche.

Ponction du genou, le 11 mai 1887.

Le membre étant allongé, la tension du liquide prise avec l'hémo-
dynamomètre de Lüdwig est de 5 à 6 millimètres ; lorsqu'on fléchit
le membre à 90° (et on ne peut aller plus loin), la tension s'élève
à 30 millimètres. Le liquide extrait par cette ponction présente la
consistance de la synovie ; il est huileux, sa coloration est louche ;
on recueille environ 20 grammes de liquide. Les culs-de-sac de
la synoviale sont épaissis et gonflés. On applique un bandage ouaté
compressif.

Le 1er juin, le liquide est à peine reproduit ; on cesse la compression, et on met un appareil inamovible. La guérison est complète le
15 juin.

Obs. XXXVII. — *Mal de Pott dorsal supérieur. Déformation rachitique et gibbosité très accentuée du thorax. Paraplégie. Eschares.
Œdème des membres inférieurs. Érection.* — Mijon (Émile), âgé de
dix ans, entre, le 5 décembre 1877, à l'hôpital Sainte-Eugénie, salle
Napoléon, n° 15.

Sa mère est bien portante ; son père est un peu voûté, peut-être
un peu rachitique. Vers l'âge de deux ans, l'enfant a eu une singulière déviation du thorax, pour laquelle aucun appareil n'a été appliqué. Il y a quatre ans, Mijon marchait normalement et pendant longtemps ; mais, il y a trois mois, il a commencé à se fatiguer et à
refuser de marcher. Depuis cette époque, il a éprouvé des douleurs
dans le côté droit ; il laissait quelquefois échapper ses matières invo-

lontairement. Son caractère s'est modifié : il est devenu violent, emporté ; aujourd'hui il est doux ; il est d'ailleurs intelligent. Malgré cet ensemble de troubles, il n'a pas cessé d'aller en pension jusqu'au mois de septembre dernier ; il avait abandonné ses jeux, mais il allait à l'école avec plaisir. A partir d'octobre, Mijon n'a plus voulu se lever. La paralysie s'est prononcée davantage. Une bosse dorsale s'est montrée au mois d'avril dernier.

Déformation actuelle du thorax. — Le sternum se dirige très obliquement de bas en haut et d'arrière en avant; l'extrémité sternale supérieure, le nez et le front sont sur un même plan quand l'enfant est dans la position horizontale. Les côtes sternales, recouvertes par les pectoraux, donnent en haut à la poitrine la forme d'un écusson saillant qui va rejoindre les épaules ; tandis que de chaque côté du sternum, à l'origine des fausses côtes, il existe deux creux énormes, deux gouttières où l'on peut enfoncer la main et qui se dirigent en arrière et en haut vers l'angle postérieur de l'omoplate. Ces gouttières sont osseuses et limitées en dedans par le sternum, en dehors par la saillie des fausses côtes. Il existe des dépressions très accentuées au niveau des cartilages, mais moins profondes à mesure qu'on remonte vers le corps osseux des côtes. Ces dépressions sont dues manifestement aux muscles dentelés, à la portion de ces muscles qui s'insère aux septième, huitième, neuvième et dixième côtes. Le bord inférieur du thorax correspondant aux fausses côtes est relevé et assez ouvert. On comprend alors que le diamètre antéro-postérieur du thorax soit augmenté, ainsi que le diamètre transverse, tandis que le diamètre vertical est diminué. Ce sont les seules marques de rachitisme que porte l'enfant ; les malléoles sont normales, les os de la jambe ne sont pas arqués, les genoux ne sont pas gros, les membres supérieurs ne sont pas déformés.

Mal de Pott. — La gibbosité occupe la région dorsale depuis la septième vertèbre cervicale jusqu'à la septième dorsale ; elle est très considérable. Elle n'est pas arrondie, elle n'est pas non plus angulaire, parce qu'il y a deux vertèbres, les quatrième et cinquième dorsales, qui sont aussi saillantes l'une que l'autre. La gibbosité est médiane ; les bords des omoplates sont très écartés.

De la disposition de la courbure il résulte que la tête paraît comme rentrée dans les épaules ; par suite d'une courbure cervicale à concavité postérieure très prononcée et très courte, la nuque a, pour ainsi dire, sa place sur la gibbosité. Au-dessous de la gibbosité, au lieu de la convexité dorsale ordinaire, il existe une concavité qui s'étend jusqu'à la première lombaire où la colonne vertébrale devient droite. Quand le sujet est assis, on aperçoit une légère courbure latérale. Les vibrations thoraciques sont plus fortes au-dessus qu'au-dessous de la gibbosité. La voix prend à son niveau un timbre métallique éclatant qu'elle n'a pas au-dessous. Les mouvements du rachis sont très faciles au-dessous de la gibbosité.

Rien du côté des voies urinaires, ni incontinence, ni miction trop fréquente ; quelquefois perte involontaire des matières. Rien du côté des membres inférieurs ni du côté des yeux. Au début, l'enfant avait ressenti des douleurs de côté ; elles ont disparu depuis l'apparition de la gibbosité. Expectoration quelquefois difficile, accompagnée d'étouffements.

Sur les membres inférieurs la sensibilité est normale ; quelques fourmillements dans le pied gauche, quelques crampes dans les mollets, diminution des mouvements volontaires, marche impossible sans appui, tels sont les troubles principaux. Au lit, les deux membres sont allongés, les pieds dans l'extension, en équinisme ; la flexion du pied est impossible ; la jambe ne peut non plus se fléchir sur la cuisse qu'avec un certain effort ; il y a donc de la contracture musculaire. Les mouvements volontaires de flexion de la jambe et de la cuisse ne se font qu'après un long effort. Lorsqu'on a répété ces mouvements deux ou trois fois, ils deviennent plus aisés.

Les réflexes sont plus marqués à droite qu'à gauche ; de même l'épilepsie spinale est facile à provoquer à droite.

20 février. — L'enfant allait bien, lorsqu'il y a trois jours, il s'est produit un œdème des membres inférieurs avec légère dilatation veineuse vers le cou-de-pied. Cet œdème a augmenté ; aujourd'hui il occupe la paroi abdominale. Les veines de cette paroi abdominale sont un peu dilatées ; la respiration est un peu gênée. Le pouls est petit, presque filiforme. Les bruits du cœur sont irréguliers et confus, peut-être accompagnés d'un très léger souffle.

Des escharres se produisent au niveau de l'épine iliaque postérieure et supérieure, en arrière du grand trochanter gauche, sur le grand trochanter droit, au niveau des deux malléoles externes, au niveau du cinquième métatarsien droit, au niveau du talon gauche, au niveau du condyle interne du fémur gauche. La paralysie des membres inférieurs est complète depuis une dizaine de jours.

25 février. — La sensibilité est entièrement abolie sur le pied gauche, presque complètement sur le pied droit et sur les deux jambes; elle est très affaiblie sur les cuisses. Les mouvements volontaires sont nuls des deux côtés, mais les mouvements réflexes sont extrêmement prononcés. La moindre piqûre provoque des mouvements réflexes de tout le membre. L'enfant n'a pas conscience de ces piqûres. L'œdème des deux membres inférieurs a diminué notablement; il existe un léger épanchement dans le genou gauche.

Nous avons remarqué hier et aujourd'hui une érection que l'exposition à l'air des organes génitaux rend plus marquée. Tympanisme abdominal très prononcé.

6 mars. — Même état. Œdème considérable de la peau de la verge avec rougeur et léger phymosis inflammatoire. L'œdème des membres est un peu moins accentué. Incontinence vésicale et rectale.

11 mars. — La verge est rouge, œdémateuse; le scrotum est sain, de même que les parties voisines. L'érection persiste. L'œdème des deux membres inférieurs a presque disparu; quelques petites eschares superficielles qu'ils présentaient se sont cicatrisées; celles du grand trochanter et du sacrum sont, au contraire, devenues énormes de même que celles du talon gauche et de la malléole externe. En un mot, les eschares qui sont le siège d'une pression continue s'agrandissent, les autres se cicatrisent. Léger météorisme abdominal.

22 mars. — La congestion de la verge et les érections ont disparu.

8 avril. — Mort par asphyxie. On n'a pu faire l'autopsie, l'enfant étant réclamé.

Obs. XXXVIII. — *Mal de Pott dorsal supérieur.* — *Vaste abcès symptomatique.* — *Altération superficielle de quinze corps vertébraux.* (Voir pl. II, p. 57.) — Garçon de quatre ans, mort en 1887. — Venu du service des chroniques sans renseignements.

Autopsie. — Il existe une gibbosité dorsale supérieure saillante dont le sommet est formé par la troisième vertèbre dorsale; le segment inférieur est porté en arrière et tend à remonter en haut et à droite; le segment supérieur a une direction inverse. En avant et sur la colonne vertébrale, on note un vaste abcès s'étendant en haut jusqu'à la cinquième vertèbre cervicale, occupant toute la région thoracique et allant jusqu'à la deuxième lombaire; la paroi de cet énorme abcès est doublée par la plèvre pariétale et la plèvre médiastine.

Incisée, la paroi interne de l'abcès se montre avec un aspect grisâtre, tomenteux ; des fongosités abondantes recouvrent les corps vertébraux. Ces fongosités par places et particulièrement sur les côtés des vertèbres sont plus épaisses, plus résistantes, et forment des tractus qui s'étendent de la colonne vertébrale à la paroi voisine de la poche sur une longueur d'un centimètre et demi environ.

Les corps vertébraux, qu'on ne peut distinguer qu'après avoir gratté l'épaisse couche de fongosités qui les recouvre, sont malades dans toute l'étendue qui répond à la poche, c'est-à-dire de la cinquième cervicale à la deuxième lombaire. Ces corps vertébraux ont une coloration grisâtre ; ils présentent à leur surface antérieure une foule d'ulcérations qui s'étendent jusqu'aux apophyses transverses.

Au milieu de ces ulcérations, on note sur la plupart des vertèbres malades des cavernes pouvant loger un gros pois, presque une noisette, et remplies par une substance jaunâtre, épaisse. Ces cavernes ont leurs plus grandes dimensions sur les dernières vertèbres dorsales.

Les disques intervertébraux eux-mêmes sont altérés à leur face superficielle ; les bords qui les délimitent sont devenus irréguliers ; en un mot, l'ulcération des corps vertébraux s'est étendue sur eux.

Enfin il existe dans la cavité thoracique un second abcès indépendant du précédent. Cet abcès, qui a le volume d'un gros œuf de dinde, est situé à la partie supérieure du thorax, du côté droit ; il s'étend en hauteur du deuxième au quatrième espace intercostal. Sa membrane d'enveloppe est doublée à la partie interne par la plèvre pariétale que l'abcès a décollée de la paroi costale et refoulée dans la cavité thoracique. Cet abcès est en rapport avec une ostéite ulcéreuse de la troisième côte qui est dénudée dans une étendue de 6 à 7 centimètres ; il proémine exclusivement dans le thorax.

Obs. XXXIX. — *Mal de Pott lombaire.* — *Luxation spontanée latérale de la colonne lombaire sur le sacrum.* — *Tuberculose sacro-iliaque.* — *Trajets fistuleux multiples.* (Voir fig. 29, p. 195.) — Boulanger, âgé de neuf ans et demi, mort en novembre 1884 ; mal de Pott remontant à trois ans.

Autopsie. — Les deux poumons sont infiltrés de tubercules.

Altérations du rachis. — Les altérations osseuses portent sur le corps de la dernière vertèbre lombaire et seront décrites plus loin. L'articulation sacro-vertébrale est aussi atteinte ; son cartilage a disparu et des fongosités s'engagent dans le corps de la dernière vertèbre dénudée et ulcérée. Ce qui frappe tout d'abord, c'est le déplacement qu'a subi la colonne lombaire par rapport au sacrum. Il y a une luxation incomplète et latérale. L'axe de la portion lombaire de la colonne se dirige de haut en bas et de droite à gauche d'une façon très accusée. Le corps de la dernière vertèbre, en effet, a glissé sur le sacrum de droite à gauche dans une étendue de plus d'un centimètre, et il repose par le bord de son extrémité, qui est plus à gauche, sur l'articulation sacro-iliaque; en même temps, il semble que la colonne soit un peu portée en avant, car l'angle sacro-vertébral est à peine accusé. Tel est le fait saillant.

Les altérations osseuses siègent en outre sur la deuxième pièce du sacrum; l'articulation sacro-iliaque gauche est en partie détruite; il y a une ostéite raréfiante fongueuse; de même, en haut, le quatrième corps vertébral présente une altération identique, limitée à la partie latérale. Quant au cinquième corps, il est aussi le siège d'un foyer analogue d'ostéite; il est usé de telle sorte qu'il a pris la forme d'un coin à sommet latéral. La partie gauche conserve sa hauteur normale de 4 centimètres environ; la partie droite n'a que 3 centimètres à peine. On s'explique ainsi le glissement de ce corps vers la gauche. Les lésions osseuses ont donné naissance à des trajets fistuleux qui s'ouvrent sur la peau en arrière par cinq orifices.

Obs. XL. — *Mal de Pott lombaire.* — *Luxation spontanée de la deuxième vertèbre lombaire sur la troisième.* — *Abcès médian et latéral non ouvert en rapport avec le foyer osseux.* — Garçon de six ans, mort dans le service de Triboulet. (Voir fig. 27, p. 187.)

Autopsie (janvier 1886). Le mal de Pott est placé au niveau de la troisième vertèbre lombaire; le corps de cette vertèbre ainsi qu'une partie du disque qui la sépare de la seconde ont en partie disparu, et il existe à ce niveau un foyer intra-osseux communiquant avec un abcès à la fois médian et latéral.

La partie supérieure de la colonne vertébrale placée au-dessous du mal de Pott est infléchie en arrière, mais en même temps elle est fortement portée à gauche.

L'axe de la colonne vertébrale n'est pas placé sur le prolongement de l'axe du sacrum et des dernières lombaires : il y a, en un mot, un déplacement latéral gauche du corps de la deuxième vertèbre lombaire. Ce déplacement est de plus d'un centimètre.

L'abcès tuberculeux a le volume de deux marrons situés de chaque côté de la colonne vertébrale. Dans les loges de l'abcès on trouve de la matière caséeuse et quelques débris osseux.

En arrière, on n'observe qu'une gibbosité peu considérable qui ne permet pas de reconnaître la luxation latérale existante.

Obs. XLI. — *Mal de Pott lombo-sacré.* — *Altération de cinq vertèbres lombaires, du sacrum et de l'articulation sacro-coccygienne.* — *Abcès volumineux et multiples.* (Voir fig. 36, p. 357.) — Albert B.-Ch., âgé de cinq ans, entre, le 18 septembre 1886, à l'hôpital Trousseau, salle Denonvilliers, n° 47. A partir de l'âge de vingt mois, il a eu successivement une bronchite, une coqueluche, une variole, une rougeole ; il n'a jamais pu marcher seul. Déjà un an avant son admission à l'hôpital, il se plaignait de douleurs lombaires et de douleurs au niveau de l'articulation sacro-iliaque.

Le père de cet enfant est mort tuberculeux ; une sœur est morte à seize mois de méningite tuberculeuse ; un frère de onze ans est bien portant.

État actuel. — La gibbosité, apparue seulement il y a cinq mois, est formée par les trois dernières vertèbres lombaires et presque tout le sacrum ; la pression à sa surface est douloureuse. De chaque côté les masses musculaires sont tuméfiées, contracturées.

Membre inférieur droit. — Les muscles ne sont ni atrophiés, ni paralysés, ni contracturés ; tous les mouvements sont normaux. Il n'y a pas d'épilepsie spinale ; le réflexe rotulien est augmenté. Les ganglions de l'aine sont tuméfiés.

Membre inférieur gauche. — A la face antéro-externe de la cuisse existe un énorme abcès portant les traces de plusieurs ponctions antérieures. Le mouvement d'abduction est limité, les autres mouvements sont normaux. Le genou est demi-fléchi, mais on peut l'étendre facilement et sans douleur. Les muscles voisins de l'abcès sont contracturés ; ceux de la jambe et du pied sont normaux. La sensibilité est intacte ; légère trépidation épileptiforme. Les réflexes du genou et ceux du pied sont exagérés, les ongles des orteils sont recourbés en griffe ; les ganglions de l'aine sont tuméfiés.

Attitude. — L'enfant peut se tenir debout, mais la jambe gauche reste demi-fléchie et déjetée en dehors.

Le 16 décembre, ouverture de la poche de l'abcès froid ; grattage.

Les jours suivants apparaissent une élévation de la température et des vomissements. Mort le 4 janvier.

Autopsie. — Dans la fosse iliaque interne gauche existe une poche occupant la gaine du psoas-iliaque. Cette poche remonte sur la partie latérale du rachis jusqu'au niveau de la première vertèbre lombaire. Elle présente une surface rouge demi-inflammatoire. Inférieurement, elle descend sous l'arcade crurale au-devant du fémur, à 3 ou 4 centimètres au-dessous du petit trochanter. Dans la fosse iliaque externe gauche, à la face externe et supérieure de la cuisse, existe aussi une poche énorme dont les parois sont formées en partie par la peau et les muscles fessiers infiltrés de fongosités. Les parois sont rouges dans la partie déclive, d'un blanc jaunâtre dans la partie supérieure. Les muscles fessiers sont détruits en grande partie et ne viennent plus s'insérer au grand trochanter, qui apparaît tout dénudé. Cette vaste poche a plusieurs diverticules parmi lesquels deux sont plus étendus ; l'un remonte le long de l'os iliaque, sous les muscles fessiers, passe par l'échancrure sciatique et arrive jusqu'à la partie malade du sacrum ; l'autre descend, contourne le col du fémur et communique avec la poche précédemment décrite au-devant de cet os. On trouve sur la face antérieure du sacrum de petits ganglions légèrement tuméfiés, et, en contact avec la concavité de l'os, un abcès qui descend jusqu'au coccyx.

Squelette. — Sur le côté gauche de la première vertèbre lombaire est creusée une caverne pouvant loger un gros pois : c'est le point de départ des abcès des fosses iliaques ; sur la deuxième lombaire existe une deuxième cavité moins grande, remplie de matière jaunâtre. Cette dernière cavité n'est pas en communication avec l'abcès voisin ; elle n'a aucun retentissement à l'extérieur. On voit aussi sur la partie latérale gauche de la troisième lombaire, un peu en arrière, une lésion superficielle. Cette vertèbre présente d'autres altérations plus importantes en avant et du côté droit ; l'ulcération de la face antérieure n'a pas moins de 2 à 3 millimètres de profondeur.

Le disque qui sépare la troisième lombaire de la quatrième est à peu près complètement détruit. Les faces articulaires correspondantes des vertèbres sont dénudées et friables. De cette lésion résulte une certaine mobilité de la troisième vertèbre lombaire sur la quatrième. La quatrième lombaire est aussi très altérée ; sa face antérieure est dénudée et partiellement ulcérée ; elle présente en

certains points un aspect grisâtre, et elle a la consistance de la
carie dure. Quant à la cinquième lombaire, elle est réduite à son arc
postérieur, tout le corps ayant disparu.

Sacrum. — La première vertèbre sacrée est détruite en grande
partie ; en réalité, il ne reste du corps de cette première vertèbre que
trois ou quatre séquestres, dont deux sont de forme discoïde, avec le
diamètre et l'épaisseur d'une pièce de 2 francs.

Il résulte de ces lésions que la colonne vertébrale est très mobile
sur le sacrum. Le sacrum est fortement incliné en avant ; cette inclinaison a produit à la partie inférieure de la région lombaire une convexité marquée qui, sur le vivant, faisait croire à une lésion n'intéressant que les vertèbres lombaires, alors que le sacrum était le siège
principal de l'altération tuberculeuse.

A la partie inférieure du sacrum, au niveau de l'articulation de
cet os avec le coccyx, on constate une petite altération siégeant
au niveau même de l'extrémité articulaire ; on trouve là deux séquestres de très petite dimension dépendant du sacrum. Enfin, sur
la face antérieure de tout le sacrum et des trois dernières lombaires, existe un vaste abcès en rapport avec les altérations de ces
vertèbres. Le canal lombo-sacré est rétréci par les séquestres qui
se trouvent au niveau de l'articulation lombo-sacrée.

Viscères. — Les poumons ne contiennent pas de tubercules ; les
bases sont congestionnées. Le foie est volumineux, de couleur jaune
clair, dépressible, friable ; type de foie gras. Appareil biliaire normal. A la surface du cerveau plusieurs veines sont oblitérées par
des caillots, les uns blancs, les autres rouges ; cette lésion paraît
due à des troubles de la circulation veineuse avant la mort. La
substance corticale des reins est pâle, décolorée.

Obs. XLII. — *Mal de Pott lombaire.* — *Luxation latérale du
rachis.* — *Vaste cavité comprenant deux corps vertébraux (2° et
3° lombaires); fragments osseux libres.* — *Abcès symptomatiques latéraux.* — *Changement de direction du sacrum.* — *Angle sacro-vertébral
très prononcé.* — *Tuberculose de l'articulation sacro-coccygienne.* (Voir
fig. 25 et fig. 26, p. 186.)

Autopsie. — *Enfant de douze ans.* — Le foyer tuberculeux occupe
surtout le troisième corps lombaire, qui a disparu presque entièrement. Il ne reste de ce corps qu'une lame inférieure transversale,
érodée en avant, qui divise la cavité existant à ce niveau en deux

étages. En effet, le disque placé au-dessous ayant complètement disparu, il en résulte qu'à ce niveau, entre lui et la lame précédente, il y a une cavité secondaire. Le deuxième corps vertébral a disparu en grande partie; il n'en reste plus qu'une lame supérieure avec le fibro-cartilage correspondant demeuré intact. La cavité correspond donc à ces deux corps profondément altérés. En arrière, la dure-mère rachidienne est dénudée et forme la paroi du foyer.

Sur les parties latérales, quelques fragments des lames sont séparés et adhèrent aux muscles. Dans cette grande cavité qui a presque 3 centimètres de hauteur en avant on trouve quelques fragments osseux libres, vestiges des corps vertébraux disparus. Du foyer naissent deux poches latérales, dont l'une, celle de droite, descend en avant jusqu'à la base du sacrum.

La partie supérieure de la colonne a subi une légère déviation latérale; elle est portée un peu vers la gauche; les corps des quatrième et cinquième lombaires forment une saillie en avant qui se continue directement avec le promontoire sacré. Le sacrum au-dessous du promontoire ne décrit pas de concavité; il forme une ligne droite avec le coccyx dont la pointe est relevée en arrière. Cette direction de la colonne sacrée d'avant en arrière et en ligne droite de manière à former un angle presque droit avec le promontoire, est un fait remarquable; il a pour résultat une flexion en arrière au niveau des articulations sacro-iliaques et une concavité postérieure exagérée de la région lombo-sacrée. La direction du sacrum d'arrière en avant et de haut en bas rétrécit le diamètre antéro-postérieur du bassin.

Lorsqu'on fléchit fortement le tronçon supérieur du rachis sur l'inférieur, on ne détermine pas à proprement parler une gibbosité, mais seulement une légère saillie arrondie.

Obs. XLIII. — *Mal de Pott lombaire.* — *Luxation spontanée de la seconde vertèbre lombaire sur la troisième.* — *Abcès médian et latéral guéri par épaississement fibreux de la paroi.* (Voir fig. 32, p. 211.) — Garçon de six ans, mort dans le service de M. le docteur Triboulet en janvier 1884.

Nous n'avons pas de renseignements cliniques sur la marche de la maladie.

Autopsie. — Le mal de Pott est placé au niveau du corps de la troisième vertèbre lombaire. Le corps de cette vertèbre ainsi que le disque qui la sépare de la seconde ont en partie disparu, et il existe une cavité à ce niveau. Cette cavité est étroite et communique avec un abcès à la fois médian et latéral. La partie supérieure de la colonne vertébrale placée au-dessus du mal de Pott est infléchie en arrière, mais en même temps elle est fortement portée à gauche ; l'axe de la colonne vertébrale n'est plus placé sur le prolongement de l'axe du sacrum et de la colonne lombaire inférieure. Il existe en un mot un déplacement latéral à gauche du corps de la deuxième vertèbre lombaire. Ce déplacement est de plus d'un centimètre. L'abcès tuberculeux a la forme d'un petit œuf. Dans cet abcès on trouve de la matière caséeuse sèche, en très petite quantité et quelques débris osseux. Il est indépendant de tout foyer vertébral : on peut le considérer comme guéri, car sa paroi est forte, dense, et ressemble à un fibrome ; elle a en moyenne plus de 2 centimètres d'épaisseur.

En arrière on n'observe qu'une gibbosité peu considérable, ne permettant pas de reconnaître la luxation latérale dont j'ai parlé.

Obs. XLIV. — *Mal de Pott dorsal avec volumineux abcès descendant jusqu'à la cuisse. — Guérison spontanée.* — A. D..., âgé de neuf ans, a un mal de Pott dorsal, évoluant depuis trois ans. Cet enfant, mal surveillé, n'a jamais suivi de traitement régulier ; depuis six mois il porte un corset en cuir moulé. Dans ces derniers mois, les douleurs dorsales et intercostales sont revenues très aiguës, et les parents ont conduit l'enfant à Paris pour consulter.

A cette époque, novembre 1883, je constate avec le docteur Poirier, chef des travaux anatomiques de la Faculté, qui m'a communiqué cette observation, l'existence d'un abcès en bissac occupant la fosse iliaque et la partie de la cuisse correspondant au triangle de Scarpa ; en ce dernier point la tumeur a le volume d'une grosse orange. Je conseille le repos au lit et une compression ouatée sur la saillie de l'abcès.

Cinq mois plus tard, avril 1884, j'ai revu l'enfant ; l'abcès avait à peu près complètement disparu ; on sentait seulement un peu d'empâtement de la région. A diverses reprises j'ai revu l'enfant, maintenant guéri avec une gibbosité très prononcée. Il est impossible de retrouver trace de l'ancien abcès ; les tissus de la région inguinale ont repris leur souplesse normale (août 1886).

TABLE DES MATIÈRES

PREMIÈRE LEÇON

MAL DE POTT

ANATOMIE PATHOLOGIQUE

ALTÉRATIONS DU RACHIS

DEUXIÈME LEÇON

TROISIÈME LEÇON

ÉTIOLOGIE

SYMPTOMES

QUATRIÈME LEÇON

CINQUIÈME LEÇON

MAL VERTÉBRAL POSTÉRIEUR

SIXIÈME LEÇON

MAL SOUS-OCCIPITAL

ANATOMIE PATHOLOGIQUE

ÉTIOLOGIE

SYMPTOMES

SEPTIÈME LEÇON

TUBERCULOSE SACRO-ILLIAQUE

DIAGNOSTIC

TRAITEMENT

TUBERCULOSE DU SACRUM, DE L'ARTICULATION SACRO-COCCYGIENNE ET DU COCCYX

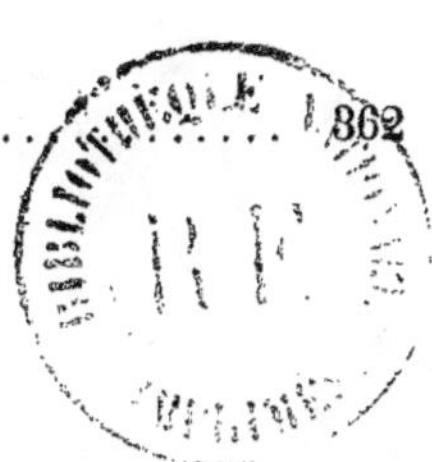

www.ingramcontent.com/pod-product-compliance
Lightning Source LLC
Chambersburg PA
CBHW061257030726
47595CB00001B/92